HELMUT KURY
Im Gehirn des Bösen

HELMUT KURY

Im Gehirn des Bösen

Die spektakulärsten Fälle eines Gerichtsgutachters

Piper München Zürich

Mehr über unsere Autoren und Bücher:
www.piper.de

MIX
Papier aus verantwor-
tungsvollen Quellen
FSC **FSC® C083411**
www.fsc.org

ISBN 978-3-492-05619-9
© Piper Verlag GmbH, München 2014
Gesetzt aus der Swift
Satz: Greiner & Reichel, Köln
Druck und Bindung: CPI books GmbH, Leck
Printed in Germany

Inhalt

In den Fällen, die ich beschreibe, wurden Orte (soweit sie überhaupt genannt werden), Namen und Berufe verändert – kurz: alles, was die Identifizierung eines Menschen ermöglicht. Mir ging es darum, in diesem Buch über die Wirklichkeit zu berichten, über Straftäter, ihre Biographien, ihre Wesensart, ihre Lebenswege vor, während und nach der Haft, die Frage, wie gefährlich sie (noch) sind – aber natürlich zugleich dafür zu sorgen, dass niemand mit seiner wahren Identität kenntlich gemacht wurde.

Thomas L.

Am ersten Maisonntag zieht der 17-jährige Thomas durch eine Waldschneise zwischen zwei Wohngebieten einer niedersächsischen Kleinstadt. Die Gegend ist ländlich.

Es ist etwa 18 Uhr. An einer Wegkreuzung kommt Thomas ein Mädchen entgegen, sie schiebt ihr Fahrrad neben sich her, es geht etwas bergauf. Auf dem Gepäckträger hat sie eine Picknickdecke festgeschnallt. Thomas schätzt sie auf etwa 16 Jahre, sie hat lange Haare, trägt eine Jeans. Am Vortag hat er sie kurz auf dem Festplatz in der Stadt gesehen, auf dem gerade Schausteller gastieren. Mit ihren Freundinnen hatte sie am Autodrom angestanden. Sie hat ihm gefallen.

Thomas geht auf das Mädchen zu und fragt sie, ob sie mit ihm zum Festplatz gehen wolle.

»Ich lad dich auf ein Bier oder eine Cola ein«, sagt er.

»Nein«, entgegnet sie ohne zu zögern. »Ich muss nach Hause.«

Sie steigt auf ihr Fahrrad, will an Thomas vorbei. Aber der hält sie am Arm fest. Er ist einen Kopf größer als sie.

»Komm doch mit. Lass uns was trinken gehen«, sagt er noch einmal zu dem Mädchen, lässt sie nicht los. Ihre aufkommende Angst dringt nicht zu ihm durch, auch nicht, als sie sich aus seinem Griff befreien will und ihn anschreit: »Geht's noch? Was glaubst du, wer du bist? Lass mich in Ruhe.« Sie greift nach seiner Schulter und versucht ihn wegzustoßen, ist jetzt in Panik. Das Fahrrad fällt zu Boden. Sie tritt nach ihm, windet sich. Thomas lässt nicht los. Mit der freien Hand zieht er aus seiner Hosentasche ein Butterfly-Messer, das er stets mit sich führt.

Er rammt ihr die Klinge mit voller Kraft in die Seite. Das Mädchen fällt auf die Knie. Thomas sticht in schneller Folge weiter auf sie ein, in die Brust, die Oberarme, den Rücken. Als das Mädchen sich noch einmal aufzurichten versucht, sich von ihm wegdrehen will, rammt Thomas ihr das Messer ein letztes Mal heftig von hinten in den Oberkörper. Er trifft ihr Herz, es ist der tödliche Stich.

Ihren Arm hält Thomas weiterhin fest, setzt sich für einige Minuten neben sie auf den Boden. Das Oberteil des Mädchens und ihre Hose sind blutverschmiert. Thomas hat Blutspuren an seinem Pullover und an seinen Händen. Schließlich löst er seinen Griff, steht auf und wirft das Messer, das neben ihm auf dem Waldweg liegt, hinter sich ins Gebüsch. Er zieht den toten Körper eine Böschung hinab und lässt ihn dort hinter einer Hecke liegen. Langsam geht er nach Hause.

Die Meldung vom Leichenfund geht bei der Polizei am Abend der Tat ein. Drei Jugendliche, die am Waldrand Fußball gespielt hatten, entdecken das Mädchen zufällig noch vor Einbruch der Dunkelheit. Sie haben die Blutspuren auf dem Weg gesehen, folgten den Schleifspuren den kleinen Hang hinunter und finden die Leiche. Sie rufen ihren Trainer herbei, der die Polizei verständigt.

Einen Tag später hört Thomas in den Radionachrichten den Aufruf an mögliche Zeugen, sich bei der Polizei zu melden. Die ganze Stadt spricht von der Bluttat. Nathalie Reichhart, 14 Jahre alt − Thomas erfährt so den Namen seines Opfers. Und dass nach einem jungen Mann gefahndet werde.

Am darauffolgenden Abend erwarten zwei Beamte der Personenfahndung Thomas in der Wohnung seiner Mutter.

Wortlos und ohne Gegenwehr folgt er ihnen zum Wagen. Er wird zur Vernehmung gebracht, liest während der Fahrt den Haftbefehl, der ihm ausgehändigt wurde, leugnet zunächst alles. Doch ein Spaziergänger hat Thomas mit seinem blutverschmierten Pullover auf der Straße nahe dem Waldstück gesehen und eine präzise Täterbeschreibung abgegeben. Den endgültigen Beweis für seine Tat liefern die Spuren an dem Messer. Schließlich gesteht Thomas, dass er das Mädchen erstochen hat.

Da er noch keine 18 Jahre alt ist, fällt seine Tat unter das Jugendgerichtsgesetz. Ein junger Strafverteidiger übernimmt sein Mandat, tritt als Pflichtverteidiger sehr engagiert auf. Während des gesamten Prozesses schweigt Thomas. Mit zehn Jahren Haft wird er wegen Mordes zur Höchststrafe verurteilt.

Während Thomas vor Gericht stand, hielt ich mich zufällig wegen des Auftrags über ein Gutachten zur Kriminalprognose häufiger in Niedersachsen auf. Der Fall, mit dem ich beschäftigt war, hatte sich nicht weit entfernt von der Stadt ereignet, in der Thomas den Mord begangen hatte. Ich erinnere mich noch sehr genau, wie tief gehend der Schock bei vielen in der Gesellschaft saß – in ganz Deutschland –, dass das junge Mädchen quasi aus dem Nichts derart grausam getötet worden war. Mit über 20 Messerstichen. Es gab keine gemeinsame Vorgeschichte von Täter und Opfer.

Der extremste Fall in dieser Richtung, den ich je bearbeitet habe, handelte von einem Mann, der eine Frau angriff, die ihm auf dem Bürgersteig entgegenkam: Zwischen den beiden fiel kein Wort, sie hatten sich nie zuvor gesehen. Es war ein kühler Winterabend, gegen 19 Uhr. Die Straße war in dem Moment menschenleer. Als die Frau an dem Mann vorbeiging, zog er ein Messer und rammte es ihr in die Schulter, dann noch einmal in den Rücken. Sie kam gar nicht mehr dazu zu schreien, so schnell hatte der Angreifer zugestochen. Der zweite Messerstich hatte die Lunge getroffen. Dass sie nicht verblutete, verdankte die Frau dem Zufall: Nur wenige Minuten nach dem Angriff ging ein 52-jähriger Lehrer die Straße entlang, weil er seine Aktentasche mit Schulheften, die er korrigieren wollte, im Auto vergessen hatte. Er verständigte den Notarzt, und die Frau überlebte, weil sie so schnell ärztliche Hilfe erhielt. Hätte der Lehrer seinen Weg zum Auto nur zehn Minuten später angetreten, wäre die Verwundung tödlich gewesen: Die Frau wäre verblutet.

Der Täter griff in den darauffolgenden Wochen noch zwei weitere Frauen an, ebenfalls am frühen Abend, mitten auf der Straße. Bei seiner dritten Tat gab es zwei Zeugen: Ein Ehepaar sah, wie die Frau zu Boden fiel, sie hatten am Fenster gestanden und darüber gesprochen, in ihrem Vorgarten einen Baum fällen zu lassen. Das Ehepaar sah, wie der Täter in sein Auto sprang. Sie konnten das Nummernschild erkennen. So kam die Polizei ihm auf die Spur.

Das Gericht beauftragte mich mit einem Schuldfähigkeitsgutachten. Völlig emotionslos und gefasst berichtete der Mann, ein 38-jähriger, arbeitsloser Schreiner, der geschieden und Vater eines Jungen war, wie er die Frauen angefallen hatte. Er war ein etwa 1,80 Meter großer Mann, mit sportlicher Figur und modischem Haarschnitt; eigentlich – so hätte man meinen können – musste er bei Frauen gut ankommen.

Die zweite Frau, die er attackiert hatte, war den schweren Verwundungen im Brustbereich erlegen. Als ich ihn damit konfrontierte, schien ihn das nicht zu berühren. Als Motiv für seine Taten gab der Schreiner seinen Hass auf Frauen an. Auch hier sprach er vollkommen emotionslos: Sowohl seine Ex-Frau als auch die Freundin, mit der er anschließend zusammen gewesen sei, hätten ihn mit anderen Männern betrogen. Er sagte das mit erhobenem Kopf, nicht die geringste Gefühlsregung war erkennbar. Zum Vergleich: Täter, die in einem momentanen Affekt handeln, sinken oft in sich zusammen, wenn sie über die Tat sprechen müssen, sind über ihr Verhalten im Nachhinein selbst erschrocken und können sich selbst meist nicht erklären, wie es dazu kommen konnte. Ihnen treten oft Tränen in die Augen, die Empathie mit dem Opfer ausdrücken, teilweise aber auch Selbstmitleid wegen der eigenen Situation bedeuten können.

Die Ex-Frau des Schreiners und seine Ex-Freundin, die ich ebenfalls beide im Rahmen der Exploration befragte, erklärten, seine Unfähigkeit, sich wirklich auf eine Beziehung einzulassen, habe sie von ihm weggetrieben. Er habe wenig Interesse gezeigt, sich ernsthaft zu binden und eine gemeinsame Zukunft zu planen.

Der Mann wurde zur Höchststrafe verurteilt: lebenslange Freiheitsstrafe mit besonderer Schwere der Schuld. In meinem Gutachten hatte ich ihn für schuldfähig erklärt. Zum selben Schluss war auch der zweite Gutachter gekommen, ein Psychiater, der an dem Fall arbeitete. Der Schreiner litt, wie beide Gutachter feststellten, unter einer dissozialen Persönlichkeitsstörung. Was ihn kennzeichnete, war die außergewöhnliche Kälte – man könnte auch sagen, Leere – in seiner Gefühlswelt. Sie findet sich bei einigen Tätern, die derart schwerste Verbrechen begehen.

Als Auslöser für den ersten Übergriff gab der Schreiner an, er sei kurz zuvor von einer Nachbarin abgewiesen worden, mit der er habe ausgehen wollen. Das habe seinen Hass gesteigert. Weder diese Frau noch die anderen, die er zufällig angriff, hatten ahnen können, was geschieht. Täter wie den hier beschriebenen könnte man als tickende Bomben bezeichnen, die sich lange Zeit in unserer Gesellschaft bewegen, ohne je zuvor durch »abweichendes«, gar gewaltsames Verhalten aufgefallen zu sein. Irgendwann kann es dann zu einer Gewalttat kommen, der Anlass kann ein von außen betrachtet minimaler sein. So war es auch bei Thomas L.

Im Fall von Nathalies Ermordung äußerte sich ihre Mutter als einzige Angehörige: Thomas, dafür trat sie öffentlich ein, müsse in einer psychiatrischen Einrichtung untergebracht werden. Sie sprach sich gegen eine harte Bestrafung aus, das könne ihre Tochter auch nicht mehr ins Leben zurückbringen. Sie sagte auch – was ich als Zeichen menschlicher Größe empfand –, dass sie in einigen Jahren unter Umständen zu einem Gespräch mit ihm bereit sei. Vorausgesetzt, er unterziehe sich einer Therapie und sein Engagement dabei sei erkennbar. Eine außergewöhnliche Reaktion, die mir in all den Jahren meiner Praxis in dieser Ausgeprägtheit nur in wenigen Fällen begegnet ist.

Die Medien berichteten wochenlang auf den Titelseiten über den Mord. Nicht wenige Kommentare suggerierten, man müsse endlich härter gegen Gewalttäter vorgehen, vor allem gegen Jugendliche, schließlich würde deren Gewaltbereitschaft steigen, Jugendkriminalität sei zunehmend ein Problem. Unter Politikern, die sich öffentlich zu Nathalies Ermordung äußerten, wurde Gerhard Schröders prägendes Zitat immer wieder aufgegriffen: »Wegschließen – und zwar für immer.« Nur wenige Kommentare schlugen einen weniger sanktionsorientierten Ton an.

Acht Jahre nach Thomas' Verurteilung rief mich sein Strafverteidiger an, der sich inzwischen einen Namen als Experte in Sachen Sicherungsverwahrung gemacht hatte. Er kannte sich in der entsprechenden Rechtsprechung bestens aus, hatte in den Jahren nach Thomas' erstem Prozess schon mehrere große Fälle zu dieser Thematik betreut, setzte sich für seine Klienten intensiv ein und wusste alle rechtlichen Möglichkeiten zu nutzen.

Er fragte, ob er mich dem Landgericht in Niedersachsen als Prognosegutachter in dem Prozess vorschlagen dürfe, bei dem es vor allem auch um die Frage gehen würde, ob aus Sicherheitsgründen bei Thomas eine nachträgliche

Sicherungsverwahrung verfügt werden müsse. Diese anzuordnen ist seit einigen Jahren auch bei Tätern möglich, die zum Zeitpunkt der Tat noch nicht volljährig waren. Bis zum Jahr 2002 war es rechtlich nur möglich, die Sicherungsverwahrung im Strafurteil anzuordnen. Dann wurde die Möglichkeit eingeführt, dass das Gericht sich die Sicherungsverwahrung im Strafurteil vorbehält, darüber endgültig entschieden werden sollte dann im Laufe der Strafhaft unter Heranziehung der inzwischen gewonnenen weiteren Erkenntnisse über die Entwicklung des Täters. Mitte 2004 trat dann das »Gesetz zur Einführung der nachträglichen Sicherungsverwahrung« in Kraft. Auch in den Folgejahren bis heute wird die Regelung der Sicherungsverwahrung unter Experten kontrovers diskutiert, vor allem auch die Frage, ob sie das angestrebte Ziel, eine größere Sicherheit vor (schweren) Straftaten, wirklich erreicht und ob es keine besseren Alternativen dazu gibt.

Geht es um die nachträgliche Sicherungsverwahrung, setzt das Gericht immer mindestens zwei unabhängige, externe Gutachter ein, um die mögliche Rückfallwahrscheinlichkeit des Täters, seine Kriminalprognose, einzuschätzen. Der Vorsitzende Richter im Fall »Thomas« stimmte dem Antrag des Verteidigers zu. Ich bekam den Auftrag zur Erstellung eines Prognosegutachtens von der zuständigen Strafvollstreckungskammer. Wie üblich rief ich nach Auftragseingang und Zusendung der Gerichtsakten, die mit der Auftragserteilung eingingen, in der Justizvollzugsanstalt an und verabredete einen ersten Untersuchungstermin, wobei ich gleichzeitig darauf hinwies, dass diese Untersuchung aller Voraussicht nach mehrere Tage in Anspruch nehmen werde. Vor einem ersten Treffen arbeite ich immer auch die Akten der Justizvollzugsanstalt, die Gefangenenpersonalakten, durch. In diesen werden vor allem Entwicklungen während der Haft festgehalten: Ob der Inhaftierte etwa Auffälligkeiten zeigt, ob es zu Disziplinarmaßnahmen gekommen ist, ob er an Resozialisierungsprogrammen teilgenommen hat, etwa an einer Therapie und wie die Entwicklung von den Anstaltsfachleuten eingeschätzt wird. Diese Angaben stellen für externe Gutachter wie mich immer »wertvolles Material« dar.

Die Aufträge für kriminalprognostische Begutachtungen von Inhaftierten kommen in aller Regel von den zuständigen Strafvollstreckungskammern, teilweise auch von den Justizministerien oder den Vollzugsanstalten selbst. Manchmal tragen auch Anwälte oder Gefangene Anfragen an mich heran. In solchen Fällen verweise ich stets auf die Vollzugsanstalten bzw. die Strafvollstreckungskammern und bitte, dort einen Antrag für eine Begutachtung zu stellen. Nimmt man solche »privaten« Aufträge an, gerät man sonst in die Gefahr, dass auch die Gutachten als »Privatgutachten« und damit leicht als »Parteigutachten« angesehen werden, was sie auch an Gewicht verlieren lässt, selbst wenn man in gleicher Weise vorgegangen wäre wie bei einem »offiziellen« Auftrag.

Hinzu kommt, dass die Strafvollzugsbehörden eigene Überlegungen hinsichtlich der Gestaltung der Freiheitsstrafe im Hinblick auf eine Wiedereingliederung in Freiheit anstellen, deren Berücksichtigung unter Umständen wichtig ist. Als »Privatgutachter« hat man nicht automatisch Zugang zu den Akten, was eine Begutachtung erheblich erschweren kann. Bei »offiziellen« Aufträgen bekommt man bei der Auftragserteilung in der Regel automatisch die Gerichtsakten mitgeschickt, hat auch Zugang zu weiteren Akten zu der Sache, vor allem den Gefangenenpersonalakten, die von den Vollzugsanstalten geführt werden und in denen, wie angeführt, das Verhalten des Täters in Haft, Stellungnahmen der Vollzugsanstalt, etwa Berichte über Behandlungsmaßnahmen und deren Erfolg, oder das geplante weitere Vorgehen mit Begründung enthalten sind.

Vier Wochen nach Auftragserteilung traf ich Thomas in der Vollzugsanstalt zum ersten Mal: ein mittelgroßer, kräftiger junger Mann, mit breiter Stirn und für seine Jahre recht alt wirkendem Gesicht. Er hatte deutlich sich abzeichnende Tränensäcke und Falten, die tief von der Nase zum Mund verliefen. Auf den ersten Blick wirkte er verklemmt und hölzern. Er stolperte in den Raum, riss sich dann aber sichtlich zusammen und zeigte sich mir gegenüber – und das erlebe ich in der Regel – ausgesprochen höflich. Die Mehrheit der Täter, bei denen es um nachträgliche Sicherungsverwahrung bzw. um eine Einschätzung der weiteren Gefährlichkeit geht, hofft natürlich auf eine positive Prognose, auf Haftentlassung. Und selbstverständlich arbeitet sie daran, sich dementsprechend gut zu präsentieren – ob allein oder gemeinsam mit dem Anwalt. Da die jeweilige Vollzugsanstalt dem Häftling meinen Besuch ankündigt, ist mein Gegenüber auf die Gespräche meist gut vorbereitet.

Ich habe in all den Jahren meiner Tätigkeit nur einmal erlebt, dass ein Häftling mir gegenüber ausfallend und aggressiv wurde: ein Sexualstraftäter, ein großer Mann mit wuchtigen Schultern, der von Beruf Kfz-Mechaniker war. Ich hatte mich im Fall seiner Exploration für eine zügige Konfrontation mit seinen Taten entschieden. Er hatte seine Partnerin, die er etwa ein halbes Jahr vor der Tat kennengelernt hatte, bei einem Treffen in seiner Wohnung vergewaltigt und so schwer geschlagen, dass sie an den Folgen der Verletzungen verstarb. Er bestritt vehement, die Frau vergewaltigt zu haben, obwohl Zeugen aus einer Nachbarwohnung das laute Schreien der Frau gehört und dann die Polizei gerufen hatten. Der Kfz-Mechaniker vertrat die Meinung, dass er als Mann gegenüber seiner Freundin ein »Anrecht« auf Sex gehabt habe, dieses »Recht« habe er sich nehmen wollen, eine Vergewaltigung sei das nie gewesen. Je mehr ich ihn mit seinen »Vergewaltigungsmythen« konfrontierte und mit der Frage, wieweit er sich Gedanken darüber gemacht habe, dass diese Frau aus einer früheren Beziehung eine 5-jährige Tochter hinterlassen habe, die jetzt in einem Heim lebe, umso unwilliger wurde er und umso mehr machte er mir deutlich, dass er sich damit nicht auseinandersetzen wolle. Plötzlich sprang der Mann auf und schrie auf mich ein, ich solle meinen Mund halten. Mein »Maul«, genauer gesagt. Er schlug mit den Fäusten auf den Tisch und sah so aus, als wolle er als Nächstes mich schlagen.

Innerlich hatte ich einen solchen Moment natürlich schon oft durchgespielt, war im ersten Moment dennoch überrumpelt. Doch ich fing mich rasch und stand ebenfalls auf, sagte laut, aber mit ruhiger Stimme, um Autorität auszudrücken, er solle sich auf der Stelle hinsetzen. Mir war klar, dass es nur weiterer Sekunden bedürfte, bis Beamte der Vollzugsanstalt den Raum beträten – was dann auch geschah, da diese den Lärm gehört haben. Wie wenig der Mann seine Aggressionen im Griff hatte, spielte für sein Gutachten natürlich eine wesentliche Rolle – ebenso wie seine Haltung: Er hatte sich mit dem Tatgeschehen und seiner Schuld nicht auseinandergesetzt. Vielmehr sah er die Schuld für alles beim Opfer. Es gibt noch andere, weniger augenfällige Merkmale im Täterverhalten, die neben dem, was der Inhaftierte sagt, eine große Bedeutung für die Kriminalprognose haben können. Das sogenannte Nonverbale Verhalten, das vor allem von in dieser Hinsicht wenig geübten Tätern weniger als das verbale kontrolliert werden kann, spielt bei der Persönlichkeitseinschätzung des Gegenübers eine wesentliche Rolle. Vor allem bei mehreren Gesprächen, im Laufe derer die Inhaftierten in der Regel mehr und mehr die Kontrolle über das eigene Verhalten abbauen, kann man wichtige zusätzliche Informationen gewinnen. Das ist ein Grund, warum ich in aller Regel mindestens zwei Gespräche mit dem zu Begutachtenden führe. Auch bei dem Kfz-Mechaniker ging ich so vor und fand meine Vermutung in seinem nonverbalen Verhalten bestätigt. Der andere Gutachter, der in diesem Fall beauftragt worden war, kam ebenfalls zu dem Schluss, dass die mangelnde Selbstkontrolle bedeutete, er könne jederzeit wieder zur Gefahr für die Allgemeinheit werden.

Grundsätzlich ist nach meinen Erfahrungen beim Erstellen von Prognosegutachten eines der wichtigsten Elemente die Zeit. Mehrere Treffen mit dem Inhaftieren sind notwendig – ich prüfe auch immer, ob Informationen aus Gesprächen mit Anstaltsbediensteten, etwa Therapeuten, oder Angehörigen, die für die Wiedereingliederung nach einer Haftentlassung eine Rolle spielen, wie etwa die Partnerin oder Ehefrau, zu der der Inhaftierte nach Entlassung ziehen möchte, wichtig sein könnten. Natürlich bespreche ich das mit dem Inhaftierten und frage ihn, ob er damit einverstanden ist. Er muss ja etwa einen Therapeuten von dessen Schweigepflicht entbinden. Spreche ich mit einer Ehefrau, wird die selbstverständlich vor dem Gespräch über den Grund aufgeklärt und gefragt, ob sie Angaben machen möchte. Ich habe es noch nie erlebt, dass ein Inhaftierter oder ein Angehöriger einen solchen Gesprächswunsch abgelehnt hat. Dieses Vorgehen ist vor allem vor dem Hintergrund zu sehen, dass Prognosegutachten mit zu den schwierigsten Fragestellungen gehören, die an psychowissenschaftliche Gutachter herangetragen werden, deshalb ist es wichtig, aus möglichst vielen Quellen Informationen heranzuziehen.

All diese Schritte sind zwar nur teilweise festgelegte Standards für Gutachter, ich halte sie jedoch bei der Beantwortung der schwierigen Frage des zukünftigen Legalverhaltens von vielfach langjährig Inhaftierten für unerlässlich. Denn es gibt auch Gutachten, die nur auf Basis der Gerichtsakten und der Akten der Vollzugsanstalt erstellt werden. Etwa, wenn sich der Betroffene weigert, mit dem Gutachter zusammenzuarbeiten, oder eine Exploration nach kurzem Kontakt wieder abbricht.

Ich erlebe in meiner Praxis oft, dass die Selbstwahrnehmung des Täters – vor allem nach einer langen Haftdauer –

sehr von der Wahrnehmung von Verwandten oder der Partnerin abweicht. Beides erfährt man als Gutachter nur im Gespräch. Und ich verweise hier in erster Linie auf die Ehefrauen und Partnerinnen, da in Deutschland der weitaus größte Teil der schweren Straftaten wie Mord, Totschlag oder Vergewaltigung von Männern begangen wird.

Neben den aus den Gesprächen gewonnenen Ergebnissen sind die Informationen aus den Akten der Staatsanwaltschaft bzw. des Gerichts ebenso wichtig wie der Vergleich mit der Gefangenenpersonalakte der Justizvollzugsanstalt. Gerade die Entwicklung oder aber die innere Stagnation von Menschen, die schwere Straftaten begangen haben, werden schon während der Haft dokumentiert und finden sich etwa in Protokollen über Vollzugsplankonferenzen, an denen auch das Behandlungspersonal, wie Psychologen oder Sozialarbeiter, teilnimmt. Falls ich in meinen Gesprächen zu anderen Ergebnissen komme als diese Stellungnahmen während der Haftzeit, spreche ich darüber in der Regel zum einen mit dem zuständigen Vollzugspersonal, vor allem Psychologen oder Sozialarbeitern, und unter Umständen auch mit dem Häftling selbst.

Das Gespräch mit dem zuständigen Vollzugspersonal ist auch insoweit wichtig, als ich mich bei meinen Prognosen immer bemühe, möglichst konkrete Vorschläge für das weitere Vorgehen zu machen. Das gilt sowohl für den Fall, dass aus meiner Sicht die Haftbedingungen für den Inhaftierten noch nicht gelockert werden können oder er noch nicht entlassen werden kann, da die Gefahr einer weiteren (schweren) Straftat zu groß ist, als auch dann, wenn ich Lockerungen oder gar eine Entlassung unter Sicherheitsgesichtspunkten für gerechtfertigt halte. Gerade die Fachleute aus dem Strafvollzug können da wesentliche Hinweise geben, was in »ihrer« Anstalt machbar ist, was sie empfehlen würden und wo sie Probleme sehen. Ich wäge die einzelnen Punkte dann ab und mache auf dieser Basis einen möglichst detaillierten

Vorschlag. Am Ende jeder Exploration nenne ich dem Häftling mein vorläufiges Ergebnis, das meist mit meiner endgültigen Stellungnahme übereinstimmt, da es nach der Sammlung aller relevanten Informationen jetzt nur noch um die letzte Auswertung und Niederschrift geht. Für mich ist dieses abschließende Gespräch mit dem Inhaftierten wichtig, um ihm zu vermitteln, dass man ihn ernst nimmt. Aber auch um seine Reaktion zu erfahren, was vor allem dann von Bedeutung ist, wenn man zu einem für ihn ungünstigen Ergebnis kommt: Das Rückfallrisiko als zu hoch einschätzt, um eine Entlassung befürworten zu können. Dann teile ich ihm auch mit, was ich für ihn in seiner weiteren Entwicklung für wichtig halte, und bespreche mit ihm, inwieweit er bereit ist, bei den einzelnen vorgeschlagenen Punkten mitzuarbeiten. Die Antwort hierauf ist wiederum Teil des Gutachtens.

Bei Beginn einer Exploration stelle ich mich dem Inhaftierten kurz vor, erkläre ihm den Gutachtenauftrag und die Fragestellung, wie ich vorgehen werde, wie lange die Untersuchung etwa dauern wird, dass sie aus Gesprächen und eventuell psychologischen Testuntersuchungen bestehen wird, und verweise ihn auf die Freiwilligkeit seiner Mitarbeit. Weiterhin betone ich, dass alle seine Ausführungen, wenn sie relevant für die Fragestellung sind, in das Gutachten eingehen, dass ich nicht der therapeutischen Schweigepflicht unterliege, ganz im Gegenteil die Pflicht habe, den Auftraggeber umfassend zu informieren. Schließlich weise ich darauf hin, dass das Gutachten nach Fertigstellung an den Auftraggeber gehe, in der Regel die Strafvollstreckungskammer, dass der Beweiswürdigung durch das Gericht nicht vorgegriffen wird, sondern dieses letztlich die Entscheidung treffen werde. Ich betone, dass ich das Gutachten nach bestem Wissen und Gewissen mache, unparteiisch, ohne Ansehen der Person. Am Schluss der Information frage ich den Inhaftierten, ob er bereit ist, bei dem Gutachten mitzuarbeiten. Ich informiere ihn auch darüber, dass ich die Akten kenne – vor allem auch das Urteil –, ich die für mich wichtigen Informationen aber gern aus seinem Munde hören möchte.

Um »das Eis zu brechen«, beginnen die Treffen oft mit der Frage, wie es dem Häftling während seiner Strafe in der Vollzugsanstalt ergeht und wie er mit dem Freiheitsentzug zurechtgekommen ist. Anschließend schlage ich in der Regel vor, dass wir erst über seine Lebensgeschichte sprechen und dann in einem zweiten Schritt auf die Straftat(en) eingehen. Ich verwende viel Zeit auf die Frage, wie der Inhaftierte aufgewachsen ist, ob er Geschwister hat, vor allem auch wie der Erziehungsstil der Eltern war, ob diese Auffälligkeiten gezeigt haben wie zum Beispiel Aggressivität, ob er geschlagen wurde und wenn ja, in welcher Weise, ob es in der Familie Alkoholprobleme gab oder die Ehe der Eltern schwierig war, ob sie geschieden wurde, wie heute der Kontakt zu seinen Familienangehörigen ist.

In einem zweiten Schritt spreche ich mit dem Täter über die Hintergründe der Straftat(en), wie es aus seiner Sicht dazu kam. In den allermeisten Fällen schildern die Täter das Tatgeschehen anders, als es im Urteil steht. Vielfach »entlasten« sie sich dadurch, dass sie die Tat(en) weniger schlimm beschreiben und einen Teil der Verantwortung auf das Opfer oder den Mittäter verlagern, vielleicht auch einen Teil der Taten leugnen.

Thomas berichtete mir, wie er den Aufruf der Polizei am folgenden Tag während der Arbeit im Radio gehört habe. In dem Getränkehandel, in dem er als Aushilfe arbeitete, hätten alle über die Tat gesprochen. Gesucht wurden Zeugen und mögliche Hinweise auf den Täter. Der Kollege, mit dem Thomas das Leergut aus einem Lieferwagen gehoben habe, habe den Kopf geschüttelt, lauthals geschimpft und geflucht: »So ein Schwein.« Er selbst, erinnerte sich Thomas, habe ihm zugestimmt, habe in diesem Moment tatsächlich auch so empfunden: Als habe all das nichts mit ihm zu tun. Er habe sich zwar etwas unsicher gefühlt und nervös, aber zugleich als »sehr weit entfernt gewesen von all dem«. Ein Phänomen, das man bei Tätern, die schwere Verbrechen begangen haben, nicht selten findet. Das schreckliche Geschehen wird »verdrängt«, man will es nicht wahr haben, ist selbst über die Tat erschrocken.

Die Tatsache, dass Thomas so empfand und auch davon berichtete, dass er keine Sekunde an das Opfer gedacht habe – nur an sich selbst –, kann ein erstes Zeichen für mangelnde »emotionale Schwingungsfähigkeit« sein. Die Frage, ob Nathalie, das ermordete Mädchen, in seinen Gedanken aufgetaucht sei, er die letzte Erinnerung an sie vor Augen gehabt habe, verneinte Thomas. Er habe am Tag nach dem Mord nur noch an sich und seine Lage gedacht, das Opfer sei ihm eigentlich nicht in den Sinn gekommen, er habe das Mädchen ja auch gar nicht gekannt. Auch das ein interessanter Punkt – die Feststellung, dass er das Mädchen gar nicht gekannt habe.

Ich konfrontierte ihn mit den Fakten des Mordes: Die 20 Zentimeter lange Klinge seines Butterfly-Messers war bis zur vollen Länge in Nathalies Körper eingedrungen. Wie heftig er seinen Angriff ausgeführt hatte, davon zeugten die Rippenbrüche. An mehreren Einstichstellen war die Stanzmarke des Messers in der Haut erkennbar, auch das ein Merkmal dafür, mit welcher Wucht Thomas zugestochen hatte. Nathalies linke Herzkammer war sechs Mal durchstochen worden, beide Lungenflügel hatte Thomas mehrfach getroffen. Thomas war nach dem ersten Stich in ein Stakkato verfallen, 20 Mal hatte er dem Mädchen das Messer in den Körper gerammt; wahrscheinlich hatte der Angriff nicht länger als 30 oder 40 Sekunden gedauert.

Ich erklärte ihm, dass Polizisten in diesem Zusammenhang oft von »Overkill« sprechen; er hatte auf Nathalie weiter eingestochen, auch nachdem sie bereits tödlich verletzt war und sich nicht mehr bewegte. Dieser »Blutrausch« kann darauf hindeuten, dass sich im Täter jahrelang viel Aggression und Wut angestaut hat, die jetzt, nach einem nach außen hin »banalen« Ereignis, ausbricht und von ihm nicht mehr gestoppt werden kann.

Thomas räumte auf Nachfrage ein, dass seine Reaktion auf Nathalies Ablehnung, mit ihm mitzugehen – die er frei heraus zugab –, ihn sehr verletzt habe, ja, sein Verhalten weise auf seine »Fähigkeit« zu Grausamkeit und Gewalt hin. Das Mädchen habe keine Chance gehabt, ihm etwas entgegenzusetzen oder zu entkommen. Immer wieder betonte er, er könne sein Verhalten aus heutiger Sicht auch nicht mehr verstehen.

Thomas gab zu, dass er beim Anblick von Nathalie gehofft hatte, sie für sich zu gewinnen: er, der eigentlich nie etwas zustande brachte mit einem so schönen Mädchen, das wäre endlich die Wende in seinem Leben gewesen. Als er Nathalie damals auf dem Festplatz gesehen hätte, habe er das Gefühl gehabt, alles sei möglich. Und dass er eine echte Chance bei ihr haben könnte.

Sein Gesicht war, während er erzählte, relativ starr im Ausdruck, er berichtete mit monotoner Stimme, Gefühlsregungen waren nicht zu erkennen. Er war konzentriert. Gefasst. Ruhig. All das erlebe ich, wie schon kurz erwähnt, nicht selten bei Tätern besonders schwerer und brutal ausgeführter Verbrechen, vor allem, wenn die Taten (teilweise) geleugnet werden und keine therapeutische Behandlung stattgefunden hat. Diesen Menschen fehlt weitgehend die Fähigkeit, Gefühle zu empfinden bzw. zuzulassen, sie haben wenig emotionale Schwingungsfähigkeit. Sie kennen positive Emotionen – wenn überhaupt – nur sehr rudimentär, haben diese etwa in der Kindheit vonseiten der Eltern oder der Erziehungspersonen kaum oder gar nicht erfahren, wurden selten oder nie in den Arm genommen, haben beispielsweise ihre Kindheit oder einen wesentlichen Teil davon in Heimen verbracht, sind dort von wechselnden Erzieher(innen) betreut worden, die ihnen nicht mehr als eine »professionelle Zuwendung« geben konnten. Sowohl das »Einüben« positiver Gefühle wie Liebe und Vertrauen ist wichtig, aber auch der Umgang mit sogenannten negativen Gefühlen wie Aggression oder Frustration.

Studien beschreiben, dass die Entwicklung von emotionaler Schwingungsfähigkeit entscheidend mit den eigenen Sozialisationserfahrungen in der frühen Kindheit zusammenhängt. Inwieweit man von klein auf Zuwendung, Sorge und positive Gefühle erfahren hat, ist maßgeblich wegweisend für eine spätere psychische Gesundheit, hat vielfach Einfluss auf die Gewaltbereitschaft, aber auch andere psychische Störungen. Frühkindliche Sozialisationsschäden, schlechte Erziehungsbedingungen, Vernachlässigung, Missbrauch, wozu in meinen Augen auch schwere körperliche Strafen zählen, bedingen diese. Kann in der Kindheit keine stabile, gute emotionale Beziehung zu den Erziehungspersonen aufgebaut werden – in der Regel zu Mutter und Vater, gelegentlich auch zu anderen Verwandten, wie Großmutter und Großvater –, wirkt sich das häufig deutlich auf das weitere Verhalten aus.

Dass emotionale Muster tief in der Psyche sitzen, liegt daran, dass sie früh geprägt werden. Ob ein Mensch zu Zorn neigt, zu Traurigkeit oder Lebensfreude, ist aber auch schon teilweise in den Genen angelegt, wie etwa von neuropsychologischer Forschung betont wird. Auf etwa 30 bis 50 Prozent schätzen manche Wissenschaftler den genetischen Einfluss auf das Wesen eines Menschen. Dann aber – und das zu betonen ist mir wichtig – hängt es entscheidend von den Erfahrungen in der Kindheit ab, wie stark sich die Veranlagung tatsächlich entwickelt. Vor allem die Bindungserfahrungen in den ersten drei Jahren sind nach Entwicklungspsychologen wichtig und dann, im weiteren Verlauf der Kindheit, natürlich offensichtlich prägende Erfahrungen wie Gewalt und Vernachlässigung, aber auch die Tatsache, keinen beständigen »Emotionspartner« zu haben. Kinder wollen in Kontakt sein, wollen und müssen an der sie beaufsichtigenden und erziehenden Person oder den Personen den Umgang mit Emotionen, Frust, Ärger, Aggression »üben«. Findet diese »Einübung« nicht statt, kann darin der Beginn von abweichendem, im weiteren Verlauf des Lebens auch straffälligem Verhalten liegen.

Ich erinnere mich, dass ein 31-jähriger Straftäter, den ich nach einer langen Haftstrafe wegen mehrerer Körperverletzungen in Therapie hatte, mir eines Tages völlig emotionslos erzählte, am kommenden Wochenende werde seine Freundin aus der gemeinsamen Wohnung ausziehen. Wie unbewegt er darüber sprach, irritierte mich sehr.

Also fragte ich ihn, wie lange er mit der Frau zusammengelebt habe. Er entgegnete: zehn Jahre. Weiterhin vollkommen emotionslos erzählte er von der Beziehung.

Reaktionen wie diese zeugen von der nur wenig oder gar nicht vorhandenen emotionalen Schwingungsfähigkeit. Die Tatsache, dass eine Beziehung nach einer Dekade auseinandergeht, bringt in Menschen, die Emotionen im Normalbereich erleben, viele Gefühle hoch: Angst, Trauer, vielleicht auch Wut und Enttäuschung.

Die Ursache für das emotionale Muster dieses Täters lag in seiner Biografie. Nur wenige Wochen nach seiner Geburt war er in das erste Kinderheim gekommen; bis er zwölf Jahre alt war, hatte er in fünf verschiedenen Heimen gelebt. Seine Eltern, sagte er mir, habe er nie kennengelernt. Die Erzieher im Kinderheim, berichtete er weiter, seien bemüht gewesen, hätten aber im Grunde angesichts der vielen Kinder, um die sie sich kümmern müssten, nie Zeit gehabt. Es sei immer nur das Nötigste passiert: anziehen, essen, in den Kindergarten oder die Schule bringen – und hier knüpft an, was ich zuvor beschrieben habe: Als Kind und heranwachsender

Junge hatte dieser Mann keine Gelegenheit gehabt, Gefühle wirklich einzuüben, zu erleben und zu spüren. Was für die positiven ebenso gilt wie für die negativen; letztere sind so wichtig, da man zum einen lernt, sie zu kontrollieren, und sie uns zugleich schützen. Angst lässt uns fliehen, Wut lässt uns kämpfen. Schamgefühl sichert das Einhalten sozialer Regeln und schützt somit vor dem Ausschluss aus der Gruppe. Da der Mann vielfach wechselnde ErzieherInnen erlebt hatte, hatte er sich an keine gefühlsmäßig binden können. Er handelte in seinem Erwachsenenleben dann zum einen unverhältnismäßig brutal und empfand zugleich keine Empathie für seine Opfer. Diese Sozialisationsschäden entschuldigen nicht straffälliges Verhalten, aber sie können es erklären und aufzeigen, wo hinsichtlich einer Resozialisierung, etwa in Behandlungsprogrammen, angesetzt werden sollte.

Es gibt unter den Menschen, die schwere Straftaten begehen, immer wieder auch psychopathische Motive, doch kommen diese im Vergleich zu den psychosozialen Ursachen relativ selten vor. Es ist keineswegs so, dass etwa »Geisteskranke« besonders häufig straffällig werden.

Auch die Biografie von Thomas wies die für einen Gutachter – man könnte sagen – »klassischen« Merkmale auf, die ein gewaltbereites Verhalten bedingen und zugleich deutlich machen, dass Taten wie der Mord an Nathalie eben nicht »aus dem Nichts heraus« geschehen. Zwar ist die Wahl des Opfers auf schreckliche und auch für mich als Gutachter bis heute verstörende Weise »zufällig«, aber dass Thomas die »Fähigkeit« zu einer solchen Tat hatte, hatte sich über Jahre der Vernachlässigung und seelischen Misshandlung entwickelt.

Anders als der Täter, der von klein auf weitgehend ohne »emotionalen Partner« aufwuchs, gab es diesen in Thomas' Leben zumindest zeitweise. Zugleich zeigt seine Geschichte auf, wie ein tief gehendes Trauma aufgrund von Verlust und der anschließenden Vernachlässigung, die positiven emotionalen Erfahrungen drastisch überlagern kann.

Thomas wird in Ostdeutschland nahe der tschechischen Grenze geboren. Seine Mutter ist 21 Jahre alt, lebt in einem Einlieger-Appartement im Souterrain ihres Elternhauses. Wohnzimmer mit Schrankbett. Küche. Bad. Wenig Tageslicht. Der Großvater ist Schlosser, ein konservativer Mann. Als Thomas geboren wird, will er seinen Enkelsohn nicht sehen. Ein Bastard, sagt er. Thomas' Großmutter ist eine liebenswerte, aber schwache Frau – ihr Rheuma ist so stark, dass sie die Wohnung nie verlässt. Ihr fehlt es auch an Kraft, anderer Meinung zu sein als ihr Ehemann. Er gibt den Ton an. Also hält sie sich von Thomas fern. Die Tochter wird in ihrer Wohnung im Keller nur deshalb geduldet, weil der Vater nicht noch mehr Gerede im Dorf will. Die Gerüchte, wer wohl Thomas' Vater sei, treiben ohnehin permanent durch die kleine Gemeinde. Dass es ein Gastarbeiter aus Polen ist, der gar nichts von der Schwangerschaft weiß, gibt Thomas' Mutter nicht einmal gegenüber ihrer besten Freundin preis.

Als Thomas drei Monate alt ist, bringt seine Mutter ihn – dem Druck ihres Vaters nachgebend – schließlich in ein Heim in der nächsten größeren Stadt, etwa 45 Kilometer entfernt. Eine schöne Einrichtung, hell, das gefällt ihr. Doch dort kann Thomas nicht lange bleiben, zwei Betreuerinnen kündigen, die Stellen werden nicht neu besetzt; die Säuglinge und Kleinkinder, die zuletzt aufgenommen wurden, müssen auf andere Einrichtungen verteilt werden. Thomas wird in einem Heim untergebracht, das sogar näher an seinem Heimatort gelegen ist. Ein Vorteil, meint die für ihn zuständige Kinderschwester. Sie schlägt vor, das Baby an den Wochenenden zu seiner Mutter zu geben. Damit die Verbindung erhalten bleibt. Der Großvater stimmt unwillig zu, nachdem ihn die Heimleitung kontaktiert hat. Keinesfalls will er vor irgendjemandem sein Gesicht verlieren und in der Öffentlichkeit zu erkennen geben, wie er zu seinem Enkel steht.

Inzwischen ist Thomas sechs Monate alt, wird nachts alle zwei Stunden wach und weint. Er bekommt die ersten Zähne. Das Schlafzimmer der Großeltern liegt über dem Zimmer, in dem Thomas' Wiege neben dem Bett seiner Mutter steht. Das Bettchen müsse in einem anderen Raum aufgestellt werden, verlangt der Großvater. Das Geschrei halte kein Mensch aus. Er ist wütend, das Kind wieder unter seinem Dach zu haben. Die Küchenzeile in der Wohnung der Mutter ist zu schmal, um die Wiege dort unterzubringen, deshalb wird sie ins Bad geschoben. In der fensterlosen Wärme des Raumes liegt das Baby von Freitagnachmittag bis Montagmorgen. Oft lässt die Mutter Thomas schreien.

Für Thomas' Exploration traf ich mich auch mit seiner Mutter: einer freundlichen, aber – wie sich im Gespräch rasch herauskristallisierte – relativ unselbstständigen Frau, die von der damaligen Situation überfordert gewesen und von ihren Eltern immer klein gehalten worden war.

Nur ein paar Wochen nachdem Thomas das erste Mal zu seiner Mutter geschickt wurde, bittet die für ihn zuständige Betreuerin die Heimleitung, das Arrangement rückgängig zu machen; nach den Tagen, die das Kind bei der Mutter verbringt, kehrt es schreiend und verstört ins Heim zurück, und niemand zu Hause macht sich die Mühe, den kleinen Jungen im Windelbereich zu säubern und ihn ordentlich zu pflegen. Es gibt für ihn in der eigenen Familie keine Fürsorge, auch keine Zuneigung.

Thomas' Mutter, das wurde während unseres Treffens deutlich, tat sich sehr schwer damit, Emotionen zu zeigen, sie hatte es als Kind selbst nie anders erfahren. Ihr Vater war streng, hatte sie oft geschlagen, vielfach unter Alkoholeinfluss. Und ihre Mutter war schwach und hatte ihr nicht helfen können. Dass Thomas fortan von ihr ferngehalten werden sollte, erzählte sie mir unbewegt. Thomas' Mutter beschrieb den Druck, den ihr Vater auf sie ausgeübt habe. Ob sie über andere Wege nachgedacht habe, um das Kind bei sich zu behalten, fragte ich sie. »Nein.« Das sei ihr nie in den Sinn gekommen.

Etwa ein Jahr später lernt sie bei der Geburtstagsfeier einer Schulfreundin einen Mann kennen: Georg, Ende vierzig. Er lebt ein paar Ortschaften entfernt, ist Bäcker und betreibt seit einigen Jahren sein eigenes Geschäft samt Café.

Er geht am selben Abend mit Thomas' Mutter nach Hause. Einen Monat später zieht sie bei ihm ein. Die beiden sind glücklich. Als sie nach einem halben Jahr Beziehung die Hochzeit planen, erfährt Georg, dass sie einen Sohn hat. Zu ihrer Überraschung reagiert er begeistert, wendet sich umgehend an das Kinderheim, um zu versuchen, Thomas zu ihnen zu holen. Er ist ein aufrichtiger, liebevoller, herzlicher Mann, der sich seit Langem ein Kind wünscht – und, das machte mein Gespräch mit Thomas' Mutter deutlich, offensichtlich auch keine Probleme mit einem Stiefkind hat. Thomas erzählte mir während der Exploration, seine Mutter und Georg hätten nie ein Wort darüber verloren, dass dieser nicht sein leiblicher Vater sei. Ein Schulkamerad habe ihn mal aufgezogen: Georg sei ja gar nicht Thomas' richtiger Vater. Aber Thomas ist das egal.

Er liebt Georg, hängt an ihm und vertraut ihm. Der Ziehvater ist groß gewachsen, ein Berg von einem Mann, mit warmen Augen, Humor und Wohlwollen für den Jungen. Als Thomas eingeschult wird, sitzt Georg jeden Abend mit ihm zusammen am Küchentisch, um bei den Hausaufgaben zu helfen. Er kümmert sich für den Jungen um Termine beim Kinderarzt, meldet ihn im Schwimmunterricht und zum Fußballtraining an, übernimmt aktiv die Planung des Alltags, geht am Wochenende mit ihm Radfahren oder Wandern. Auch für Thomas' Mutter regelt Georg alltägliche Anforderungen, gibt ihr Halt und Sicherheit. Der Ziehvater ist

Thomas' emotionaler Bezugspunkt, er weiß nun zwar, dass es nicht sein »richtiger« Vater ist, das ist für ihn aber kein Problem. Er spricht Georg nie darauf an.

Auf die Frage, was er später im Leben machen wolle, erzählte mir Thomas, habe er stets strahlend geantwortet: »Die Bäckerei übernehmen.« Er schreibt in der Zeit, in der Georg zu seiner Familie gehört, fast ausnahmslos gute Noten, besucht jetzt die Realschule. Gemeinsam mit dem Ziehvater malt er sich aus, wie er später hinter der Ladentheke stehen wird, er darf auch schon im Geschäft mithelfen.

Doch Georg muss für seine Bäckerei unter dem Druck der wachsenden Zahl großer Supermärkte Konkurs anmelden. Die Eltern beschließen, neu anzufangen. Irgendwo anders. Die Wahl fällt auf eine kleine niedersächsische Stadt. Die Mutter liebt die Heide, verdient sich durch Aushilfsarbeiten und als Putzfrau in einer Schule etwas Geld dazu. Georg hat in der Gegend Familie – zwei Tanten und einige Cousins. Da Thomas gerade die siebte Klasse abgeschlossen hat, inzwischen 13 Jahre alt ist, scheint der Moment für einen Umzug günstig, der Einschnitt nicht zu groß.

Georg arbeitet fortan in einer Fabrik in der Nähe des Wohnortes in Schichtarbeit. Bleibt er über Nacht fort, stellt sich Thomas frühmorgens oft den Wecker und wartet auf der Küchenfensterbank sitzend auf ihn. Wenn Georg zu Hause angekommen ist, frühstücken beide zusammen, oft ist die Mutter auch dabei. Manchmal bringt Georg ihn dann sogar noch in die Schule, ehe er sich zum Schlafen hinlegt. Thomas bittet Georg um Erlaubnis, von seinem gesparten Taschengeld eine Playstation kaufen zu dürfen und zudem einige Videofilme. Georg legt noch etwas Geld drauf, damit es für die Einkäufe reicht.

Thomas hat die Angewohnheit, am Wochenende morgens zu seinen Eltern ins Bett zu kommen. Im Bett liegend frühstücken sie und schauen sich Zeichentrickfilme an. Manchmal darf Thomas mit Georg Videospiele für Kinder spielen.

Mehr und mehr beginnt Thomas, sich auch allein mit Videospielen zu beschäftigen, Georg bringt ihm gelegentlich welche mit und erlaubt Thomas, sich vom gesparten Taschengeld auch selbst welche zu kaufen.

Oft radelt Georg gegen vier Uhr morgens entlang der Landstraße zur Arbeit. In einer Kurve erfasst ihn ein Auto, der Fahrer ist betrunken, 2,5 Promille. Noch auf dem Weg ins Krankenhaus stirbt Georg an seinen schweren Kopfverletzungen. Thomas sitzt trotzdem weiterhin morgens auf der Fensterbank in der Küche, sieht hinaus, als warte er auf ihn. Wochenlang. In der Schule wird er immer stiller, zieht sich zurück, ist zunehmend isoliert. Seine Klassenlehrerin unternimmt mehrere Versuche, Thomas' Mutter klarzumachen, dass der Junge Hilfe brauche. Aber die Mutter ist so mit sich selbst, ihrer eigenen Trauer um den Verlust des Partners beschäftigt, dass sie auf die Vorstöße der Lehrerin nicht eingehen kann, sie ist völlig überfordert, bisher hat Georg immer alles erledigt.

Nachts hört Thomas seine Mutter immer wieder weinen, morgens steht sie immer seltener auf, um ihm Frühstück zu machen, über das ganze Unglück redet seine Mutter nie mit ihm, beide versuchen, mit dem Drama allein fertig zu werden. Das Gespräch mit ihr machte mir deutlich, wie überfordert sie mit ihrem eigenen Schmerz war. Sie konnte ihrem Sohn keinen Halt bieten, lässt diesen allein – für Thomas wird dieses unbearbeitete Trauma alles verändern und sein weiteres Leben bestimmen.

Die Vernachlässigung im Alltag zeigt unmittelbare Folgen. Er kommt zu spät zur Schule. Ständig. Seine Noten rutschen ab, Thomas wechselt von der Real- auf die Hauptschule, bemüht sich dort gar nicht erst um Freundschaften, und die anderen Jugendlichen gehen auch nicht auf ihn zu, mögen ihn nicht besonders, er wird zum Einzelgänger. Er redet in der Schule nur noch, wenn er im Unterricht vom Lehrer aufgerufen wird. Und zu Hause wird auch kaum gesprochen.

Seine Mutter hält das Alleinsein nicht aus, fällt tief in eine Depression. Den neuen Freund für die Mutter sucht Thomas schließlich gemeinsam mit ihr aus, sie will es nicht allein entscheiden. Überhaupt kann sie seit Georgs Tod keinen Entschluss fassen. Thomas ist dreizehn Jahre alt, muss – meiner Einschätzung nach – zu früh zu viel Verantwortung übernehmen und ist mit seinem Verlust zugleich vollkommen allein.

»Der Neue«, so nennt ihn Thomas, wirkt anfangs nett, verliert aber, nachdem er bei der Mutter und Thomas eingezogen ist, bald sein Interesse an dem Jungen. Der zieht sich mehr und mehr in sein Zimmer zurück, führt dort ein Eigenleben und kommt nur zu den Mahlzeiten heraus.

Wie wichtig »dem Neuen« der Alkohol ist, wird nach ein paar Wochen deutlich.

Einmal sagt Thomas seiner Mutter, dass er »den Neuen« doch nicht möge. Dass ihm von dem Geruch nach Bier übel werde. Die Mutter schimpft, Thomas sei undankbar. Bittet er sie fortan um etwas – ihre Hilfe beim Lernen, ein frisch bezogenes Bett, den Kauf einer neuen Hose –, sagt sie immer öfter Nein. Oder gar nichts. Thomas fühlt sich ausgeschlossen, ist ein Außenseiter – sowohl in der Familie als auch sonst.

Ein weiterer Verlust kommt hinzu, der Thomas den Halt nimmt: Sein einziger Freund zieht zurück nach Österreich. Ein Nachbarsjunge. Die Eltern stammen aus Linz. Fünf Kinder. Als das sechste unterwegs ist, will der Vater wieder in seine Heimat. Der Freund, dessen Geschwister und Eltern sind Thomas' einzige Anlaufstelle gewesen, der einzige Platz, an dem er nach Georgs Tod noch Wärme und Zuwendung erfahren hat; in der großen Familie fühlte er sich willkommen.

Also bemüht Thomas sich, doch wieder die Sympathie »des Neuen« zu gewinnen. Doch der wird ihm gegenüber zunehmend abweisend, auch verletzend. Immer häufiger spricht er mit Thomas in harschem Ton, verbietet ihm vieles – Thomas muss plötzlich fragen, wenn er sich etwas zum Essen aus dem Kühlschrank nehmen möchte, er darf seine Hausaufgaben nicht mehr im Wohnzimmer machen, muss nach der Schule erst einmal bei den Arbeiten im Haushalt helfen. Kommt Thomas den Regeln nicht nach, reagiert »der Neue« mit rigiden Erziehungsmaßnahmen.

Thomas gab im Rahmen der Exploration an, als der Partner seiner Mutter das erste Mal gegen ihn gewalttätig geworden sei, ihn in alkoholisiertem Zustand geschlagen habe, sei sein Vertrauen in ihn gänzlich verschwunden – auch in die Mutter, die der Szene tatenlos zusah, ohne einzugreifen. Es sei Sache des Mannes im Haus, gab sie wiederum im Gespräch an, den Jungen zu erziehen. Thomas hatte beim Ausräumen der Einkaufstüten ein Glas mit eingelegten Früchten fallen lassen, woraufhin »der Neue« ihn zweimal ohrfeigte und, als er sich wehrte, ihm auch einen Faustschlag versetzte. Sie habe mit ihrem Partner keinen Stress haben wollen, sagte die Mutter mir noch, auch deshalb habe sie ihm Thomas' Erziehung fortan überlassen. Der Hintergrund für ein derartiges Verhalten ist nicht selten: Der oder die Trauernde empfinden alles – egal was – als besser als die Leere, die sich nach dem Verlust breitmacht. Und so ignoriert Thomas' Mutter auch weiterhin, dass »der Neue« den Jungen schlägt; einmal wehrt sich Thomas, schreit zurück, »der Neue« sei nicht sein Vater, habe ihm nichts zu sagen, geschweige denn vorzuschreiben. Er tritt nach dem großen, kräftigen Mann. »Der Neue« ist Frührentner, hat auf dem Bau gearbeitet. Er verprügelt Thomas mit einem Stock.

Als Thomas sich ein weiteres Mal gegen »den Neuen« zur Wehr setzt, platzt die Mutter damit heraus, dass Georg nicht Thomas' leiblicher Vater war. Es mag ein unbeholfener Versuch gewesen sein, die Situation zu beenden. Aber Thomas fühlt sich einmal mehr von seiner Mutter verraten. Er flüchtet sich in sein Zimmer und weint. Die Mutter kümmert sich nicht um ihn, orientiert sich nur an ihrem jetzigen Lebenspartner. Das bedeutet auch, dass sie sich mehr und mehr dem Alkohol zuwendet. Bald beginnt sie, auch tagsüber zu trinken. Thomas muss sich zunehmend um alles allein kümmern. Wäsche. Essen. Schule.

Nachdem er eine ganze Weile nur schlechte Noten schreibt, schafft er es – inzwischen 15 Jahre alt – in einer Mathematikarbeit auf eine 2. Er geht zum Münztelefon in der Aula und ruft seine Mutter noch aus der großen Pause an, um ihr davon zu erzählen. Ihre Freude ist aufrichtig, sie beglückwünscht Thomas. Nach der Schule läuft er aufgeregt und froh nach Hause.

Doch nicht seine Mutter erwartet ihn, sondern nur »der Neue«. Er steht am offenen Küchenfenster und raucht. Von Weitem, sodass es die im Hof sitzenden Nachbarn hören, schreit er Thomas entgegen: »Bild dir bloß nichts ein auf deine Note. Auch ein blindes Huhn findet mal ein Korn.« Als die Mutter abends von einer Freundin nach Hause kommt, verliert sie über die Note kein Wort mehr.

Nach der 10. Klasse geht Thomas von der Schule ab. Er beginnt eine Bäckerlehre und träumt insgeheim noch immer von einem eigenen Laden, denkt an Georg. Nach einem halben Jahr bricht er die Lehre ab, mit seinem Meister gerät Thomas immer wieder aneinander. Im Anschluss beginnt er eine Ausbildung zum Kraftfahrzeugmechatroniker. Doch auch diese führt er nicht zu Ende, seine Leistungen sind nicht gut genug. Er beginnt schließlich als Aushilfe in einem Getränkehandel zu arbeiten. Dort macht er nur noch das Nötigste, hat keine Ziele mehr. »Der Neue« hält ihm vor, er solle endlich mal sein Leben anpacken, im Berufsleben vorankommen. Manchmal macht er sich über Thomas' »Junggesellenleben« lustig, wie er es nennt. »Hast du überhaupt schon mal eine angefasst?« »Der Neue« ist in solchen Momenten nicht zu bremsen, macht anzügliche Bemerkungen über Frauen, die Thomas zum Teil erst versteht, nachdem er den einen oder anderen Begriff im Internet gesucht hat.

Einmal fasst Thomas sich ein Herz, eine frühere Mitschülerin von der Berufsschule anzusprechen, ob sie mit ihm ins

Kino gehen wolle. Will sie nicht. Von den meisten Frauen wird Thomas, das spürt er – wenn überhaupt –, nur negativ wahrgenommen. Er trägt altmodische Kleidung, die seine Mutter von Verwandten für ihn übernommen hat, wäscht die Sachen zu selten. In seinem Verhalten wirkt er ungeschickt und hölzern, steif, wenig charmant, was er sehr wohl weiß, er hat aber nicht die Kraft, etwas zu verändern, fühlt sich in einer Sackgasse, aus der es kaum einen Ausweg gibt. Nach diesem ersten Versuch, sich mit einer Frau zu verabreden, vergeht ein Jahr, bis Thomas einen weiteren Vorstoß wagt. In der Woche vor der Frühjahrskirmes spricht er eine andere junge Frau an, die im Getränkehandel einkauft und immer sehr freundlich ist. »Nein«, entgegnet sie nur, sie habe einen Freund. Thomas geht nach Hause und spielt bis spät in die Nacht am Computer seine Videospiele. Schon lange lebt er in einer virtuellen Welt.

Die Idee, gemeinsam über den Festplatz zu schlendern, kommt von Thomas' Mutter. Eigentlich richtet sie die Frage an »Den Neuen«, aber da Thomas ohnehin auch zur Kirmes will, brechen sie gemeinsam auf. Es ist einer der seltenen Tage, an denen die Drei zusammen sind und an den die Mutter und ihr Freund nicht streiten. Denn »Der Neue« und sie geraten in alkoholisiertem Zustand inzwischen fast jeden Abend aneinander. Meist, weil das Geld nicht reicht und »Der Neue« findet, die Mutter verschwende es. Aber heute herrscht Friede zwischen ihnen. Und Thomas hat am Vortag ein Mädchen auf der Kirmes gesehen, das ihm gefällt. Er hofft, sie wiederzusehen. Auf dem Festplatz setzt sich Thomas nicht sofort von seiner Mutter ab. Sie ist nüchtern und hat gute Laune. An einer Schießbude gewinnt sie für ihre Treffer zwei Plastikrosen; eine bekommt »Der Neue«, die andere steckt sie Thomas an. Der Mutter gefällt die Aufmerksamkeit, die sie von den Umstehenden erfährt. Vor allem der Applaus von den Männern, die ihre Treffsicherheit loben.

Thomas mag das nicht. Im Verlauf des Nachmittags trinkt seine Mutter immer mehr, sie fällt unter den anderen Kirmesbesuchern zunehmend unangenehm auf, scheint die abfälligen Kommentare aber nicht zu hören. Thomas fühlt sich ihretwegen gedemütigt, schämt sich für seine eigene Mutter.

Er verabschiedet sich nicht, lässt die Mutter und »Den Neuen« stehen und läuft allein über die Kirmes, sieht sich die anderen Leute an. Dann entdeckt er das Mädchen, das er am Vortag gesehen hat. Er überlegt, ob er sie ansprechen soll, weiß aber nicht wie. Sie ist mit Freundinnen zusammen, lacht viel. Er beobachtet sie eine Weile, verlässt die Kirmes und streift durch den Wald. Bevor er aufbricht, hört er die Mutter und »Den Neuen« streiten. Es fällt ein Satz, den »Der Neue« Thomas und seiner Mutter häufig entgegenschleudert: »Was glaubst du, wer du bist«, brüllt er die Mutter an – es sind Schlüsselmomente in Thomas' Leben. Sätze wie dieser zementieren in ihm das Gefühl von tiefster Verlassenheit, Einsamkeit und Verletzung. Es sind Worte, die Nathalie bei der Begegnung im Wald zufällig zu ihm sagt, es sind unter Jugendlichen alltägliche und ganz normale Worte, die in Thomas indes etwas berühren, das viel tiefer liegt und das kein Außenstehender ahnen kann. Hätte ein junger Mann das zu ihm gesagt, hätte Thomas mit großer Wahrscheinlichkeit nicht mit diesem furchtbaren Ausmaß von Gewalt reagiert. Die Tatsache, dass es ein junges Mädchen war, mit dem er sich eine Beziehung erhoffte – und das vor dem Hintergrund seines vollkommen gestörten Emotionshaushalts –, löst in ihm den tödlichen Angriff aus.

Meine Prognose für Thomas fiel ungünstig aus, ebenso die des zweiten – psychiatrischen – Gutachters. Unabhängig voneinander waren wir zu dem Schluss gekommen, dass Thomas für die Öffentlichkeit nach wie vor eine Gefahr darstelle. Ich hatte zunächst überlegt, unter welchen Auflagen eine Haftentlassung doch möglich wäre, denn für Thomas – inzwischen 27 Jahre alt – bedeutete die Sicherungsverwahrung, dass seine Aussicht, in naher Zukunft doch in die Gesellschaft zurückkehren zu können, minimal wurde. Je länger ein Mensch in Haft sitzt, desto mehr verliert er meist an Kontakten zu Bezugspersonen – in Thomas' Fall gab es als sehr schwaches Bindeglied ja nur die Mutter, die ihn während seiner Haftzeit drei Mal besucht hatte. Er hatte zudem im Grunde so gut wie keine Arbeits- und Berufserfahrungen, kein beständiges soziales Umfeld – es würde für ihn mit jedem Jahr in Haft schwerer werden, wieder an das Leben in der Gesellschaft anzuknüpfen. Vor allem aber hatte er seine psychischen Probleme, die letztlich zu der Straftat geführt haben, nur sehr rudimentär in nur wenigen Einzelgesprächen mit einem Psychologen der Haftanstalt aufgearbeitet.

Das Gericht schloss sich den Einschätzungen von uns Gutachtern an. Es begründete das Urteil gegen Thomas damit, dass er während seiner Jahre in Haft keine erkennbare und vor allem ausreichende positive Entwicklung durchlaufen habe, die eine erfolgreiche Resozialisierung in ausreichendem Maße begründen könnte. Ich hatte in meinem Gutachten konkrete Vorschläge gemacht, was getan werden sollte, um Thomas zu resozialisieren und die Rückfallgefahr substantiell zu reduzieren. Die begonnenen therapeutischen Bemühungen sollten intensiviert und Thomas nach Möglichkeit in eine Sozialtherapeutische Anstalt verlegt werden, wo er eine wesentlich intensivere Behandlung erfahren würde. Die Vollzugsanstalt hat diesen Gedanken zwar früher auch schon erwogen, ihn aber nie konsequent verfolgt. In dem letzten Gespräch mit mir sagte Thomas, er könne sich eine Verlegung vorstellen. Er hoffte, nach ein paar Jahren dort entlassen zu werden. Doch auch als er über seine Zukunft sprach, wirkte er seltsam unbewegt. Vor ihm würde noch ein langer Weg liegen bis zu einer möglichen Entlassung.

Ich saß im Zimmer des Gerichts, in welchem die Anhörung stattfand, und hörte dem Vorsitzenden Richter bei der Entscheidungsverkündung zu. Thomas wirkte abwesend, lehnte mit hängenden Schultern seitlich auf seinem Stuhl – mir schien, als nehme er gar nicht wahr, dass es in diesem Moment um ihn ging.

Johannes P.

Johannes, 23, wird einen Monat früher geboren als errechnet. Das passt seinem Vater nicht. Er muss eine Geschäftsreise nach New York verschieben, sieht seinen Sohn dann aber doch nur wenige Stunden, da er kurzfristig wegen einer Besprechung nach Zürich gerufen wird. Der Vater ist im Vorstand einer namhaften Privatbank und zugleich als ihr Sprecher tätig.

Johannes' Mutter unterstützt den beruflichen Aufstieg ihres Mannes und hält ihm, wie es ihr wiederum von ihrer Mutter vorgelebt wurde, den »Rücken frei«. Ist Johannes' Vater zu Hause, organisiert die Mutter Abendessen, Bridge-Nachmittage und jeden Monat einen Jazz-Brunch, zu dem seine »Alten Herren« aus der Heidelberger Studentenverbindung auf der Terrasse der Jugendstilvilla im feinen Münchner Vorort zusammenkommen.

Meine erste Begegnung mit Johannes fand in einem schmalen Besuchsraum einer hessischen Untersuchungshaftanstalt statt. Ich war von der zuständigen Staatsanwaltschaft beauftragt worden, ein Gutachten zur Frage der Schuldfähigkeit zu erstellen. Ein psychiatrisches Gutachten zur selben Fragestellung lag bereits vor. Johannes begegnete mir freundlich, wirkte sehr verunsichert, warum jetzt noch ein Gutachten gemacht werden müsse, er sei doch erst vor

Kurzem schon untersucht worden. Er zeigte an den Händen noch Narben von Verletzungen.

Ich sollte dem Gericht eine zweite, die psychiatrische Begutachtung ergänzende psychologische Einschätzung liefern, ob der erschöpft wirkende junge Mann mit der seltsam fahlen und dünnen Haut, die fast schon grau wirkte, zum Zeitpunkt der Tat »wegen einer tief greifenden Bewusstseinsstörung oder wegen Schwachsinns oder einer schweren anderen seelischen Abartigkeit unfähig« war, »das Unrecht der Tat einzusehen oder nach dieser Einsicht zu handeln«, wie es in Paragraf 20 des deutschen Strafgesetzbuches formuliert ist. Da nach deutschem Strafrecht nur verurteilt werden kann, wer sich schuldig gemacht hat, wenn dem Täter die Tat vorzuwerfen ist und er zum Zeitpunkt der Straftat Willens- und Entscheidungsfreiheit hatte, muss in Zweifelsfällen geprüft werden, ob diese Voraussetzungen bestanden haben.

Johannes behauptete, sich an nur wenige Momente im Zusammenhang mit der Tat, die etwa acht Monate zurücklag, erinnern zu können. Mit seinen Verbindungskollegen sei er damals an einem Freitagabend an den Bodensee gefahren, das wisse er noch. Am Abend habe man gefeiert, und weil der Vorrat an Bierdosen sich schnell dem Ende zuneigte, sei er mit zwei – oder drei, so genau könne er es nicht sagen – anderen losgezogen, um an der Tankstelle Nachschub zu kaufen. Da, erklärte er, ende seine Erinnerung, und sie setze erst unzusammenhängend wieder ein, als er in einem langen Flur verfolgt wurde und sich in ein Zimmer flüchtete. »Wo wurden Sie verfolgt?«, fragte ich. »In dem Hotel, in dem wir gewohnt haben.« Ein Mann habe ihn bedroht, sodass Johannes um sein Leben fürchtete. Es sei zu einem Kampf gekommen. Mehr wisse er nicht. Wir sprachen noch etwa eine Stunde über sein Medizinstudium, sein Leben in Heidelberg und über seine jüngere Schwester Katharina; dann verabschiedete ich mich von Johannes, der noch ausgelaugter wirkte als zuvor und während der letzten Fragen begonnen hatte, sich immer wieder heftig an den Handgelenken zu kratzen. Er wirkte ausgesprochen nervös und belastet, was vor dem Hintergrund des Vorwurfs verständlich war.

In den Akten der Staatsanwaltschaft und den Polizeiprotokollen, so las ich, wurde immer wieder die Frage aufgeworfen, ob Johannes die Wahrheit sagte oder log. Der psychiatrische Gutachter kam in seinem Gutachten zu dem abschließenden Ergebnis, Johannes würde bewusst die Unwahrheit sagen, keine der Voraussetzungen, die für eine Schuldunfähigkeit oder auch nur verminderte Schuldfähigkeit sprechen, lägen in ausreichendem Maße vor.

Ja, er wirkte instabil und depressiv, aber ob er zum Zeitpunkt seiner Straftat an einer psychotischen Störung gelitten hatte, wie er vorgab – wirkte auch auf mich nicht überzeugend. Bei der polizeilichen Vernehmung widersprach er sich auch in einigen Punkten. Die Polizeiprotokolle waren Wortprotokolle von Tonbandaufzeichnungen. Zweifel waren auch wegen der undurchdringlichen Sprache des jungen Mannes aufgekommen, der in vielen gewundenen und komplizierten Sätzen erzählte – es war kaum einer mit weniger als drei Nebensätzen dabei gewesen. Vielleicht wirkten seine Angaben deshalb so unnatürlich, so aufgesetzt. Zugleich gab es Anzeichen für seelische Schäden: Mir waren schon bei dem ersten Gespräch die vielen Narben an seinen Händen und Armen aufgefallen.

Johannes gehörte zu einer schlagenden Verbindung, der, wie ich aus den Akten erfuhr, schon sein Vater zu Studienzeiten angehört hatte. Die vier Verbindungsstudenten, mit denen der ermittelnde Kriminalkommissar im Laufe der polizeilichen Ermittlungen gesprochen hatte und von denen zwei mit Johannes an dem Abend seiner Straftat zur Tankstelle gelaufen waren, sagten alle dasselbe: Dieser Johannes sei immer ein seltsamer Vogel gewesen. Undurchschaubar. Ein Einzelgänger. Habe keinen Sinn für Spaß gehabt. Für

Frauen schon gar nicht. Früher, habe einer der Kommilitonen erzählt, hätten die Verbindungsbrüder und er sich darüber immer lustig gemacht, aber jetzt sei ihnen klar, wie schlimm es um Johannes gestanden habe.

Es stellte sich unter anderem heraus, dass Johannes mehrmals am Tag duschte, sich teilweise pro Stunde mehrfach die Hände wusch.

Die Verbindungskollegen hatten darüber hinaus bei der Polizei angegeben, Johannes sei sehr paranoid gewesen, was sein Zimmer betraf. Er wollte auf Teufel komm raus nicht, dass jemand es betrat, und schon gar nicht, dass sein Bett berührt wurde. Er duschte nur, wenn kein anderer im Bad war, und habe sich nach dem Essen immer weggestohlen, um seine Hände zu waschen. Das war den anderen auf Dauer natürlich nicht verborgen geblieben. Überhaupt habe er immer ein bisschen wie auf der Flucht gewirkt.

Bei meinem zweiten Gespräch am nächsten Tag begrüßte mich Johannes mit gesenktem Kopf. Er wirkte nach wie vor sehr gestresst und erzählte mir unaufgefordert, sein Vater sei immer sehr beschäftigt, habe nie Zeit. Auf meine Frage, ob denn die Mutter für ihn Zeit habe, entgegnete er nachdenklich, »etwas«. Er wirkte auch bei diesem Treffen sehr abgekämpft, er erzählte, er habe fast die ganze Nacht nicht geschlafen und bat mich, das Gespräch nicht allzu lange fortzusetzen. Wir einigten uns auf zweieinhalb Stunden vormittags und nochmals drei Stunden mit Pause nachmittags.

Bei den Treffen mit Johannes setzte ich einige psychologische Testverfahren ein, vor allem standardisierte Fragebogenverfahren, mit denen Persönlichkeitsdimensionen wie Aggressivität, Selbstkontrolle, emotionale Stabilität oder Regelbewusstsein erfasst werden können. Psychologische Sachverständige setzen bei forensischen Gutachten, etwa auch zur Prognose, immer wieder solche Testverfahren zur Erfassung psychischer Problembereiche ein, ein durchaus sinnvolles Vorgehen, das aber auch seine Tücken hat. Solche Verfahren gehören trotz ihrer leichten Anwendbarkeit nur in die Hände von *testpsychologisch* ausgebildeten Fachleuten, vor allem was die Interpretation der gefundenen Ergebnisse betrifft. Denn solche Fragebogen sind in aller Regel relativ leicht verfälschbar. Es fällt den Befragten leicht, die Fragen bewusst falsch in ihrem Sinne zu beantworten. Zwar haben die meisten Fragebogen inzwischen sogenannte »Lügenskalen«, mit denen man feststellen will, ob der Getestete, und wenn ja, in welchem Ausmaß, die Unwahrheit angegeben hat, allerdings sind auch solche Skalen zumindest in einem gewissen Umfang wiederum verfälschbar. Deshalb wende ich die Fragebogen meist gegen Anfang der Exploration an, werte sie aus und nutze die gewonnenen Ergebnisse für die weitere Exploration. Weniger bewusst verfälschbare Verfahren, wie etwa der Rorschach-Test, der aus zehn »Klecksbildern« besteht, die zu »deuten« sind, sind hinsichtlich der Interpretation der gegebenen Deutungen nur teilweise zuverlässig. Es bedarf vor allem viel Erfahrung, will man solche Verfahren gewinnbringend und zuverlässig einsetzen. Hinzu kommt, dass die Straftäter natürlich erkennen, dass sie jetzt Informationen von sich preisgeben, deren Bedeutung sie nicht mehr überprüfen können. Deshalb antworten sie oft nur knapp und einsilbig, was eine zuverlässige Interpretation des Tests oft unmöglich macht. Solche psychologischen Testverfahren sollten stets nur als Ergänzung im Rahmen einer Exploration eingesetzt und im Kontext aller gefundenen Ergebnisse bewertet werden.

Im Fall Johannes gab es einige Hinweise aus den Testverfahren, den Polizeiprotokollen und auch aus den Gesprächen, die ich mit ihm geführt hatte, dass Johannes sich als geisteskrank darstellen wollte, wohl in der Hoffnung, dadurch milder bestraft zu werden.

Dazu muss man sagen, dass Johannes nicht nur offenkundig gebildet, sondern auch Medizinstudent war – was bedeutete: Ich musste davon ausgehen, dass er recht genau wusste, eventuell noch nachgelesen hatte, wie sich eine psychotische Störung entwickelt und beschreiben lässt, wodurch sie ausgelöst wird und was es in einem Strafverfahren bedeutet, für schuldunfähig erklärt zu werden.

Ich konfrontierte ihn gegen Ende unseres zweiten Gesprächs mit Details seiner Tat, wies ihn auf Unstimmigkeiten und Widersprüche hin, bat ihn dazu um seine Stellungnahme, um seine Tat und deren Hintergründe besser verstehen zu können. Doch er blieb bei allem, was ich sagte, gleichbleibend passiv, als trage man ihm die Geschichte eines Fremden vor. Das erlebt man tatsächlich oft bei Tätern, die sich wirklich an nichts erinnern können; auf sie wirkt das geschilderte, teils grausame Tatgeschehen wie eine Botschaft von einem anderen Planeten, die nichts mit ihrer Welt zu tun hat. Anzunehmen, dass man selbst – im Zustand der Unzurechnungsfähigkeit – getötet, möglicherweise gequält und misshandelt hat, ist manchen Tätern schwer möglich; ihre Seele wehrt die Wahrheit ab, was zu Depressionen und Angstzuständen führen kann. Es keimen Krankheiten auf, die man jetzt als reale erlebt, weil all das besser ist, als den tiefen Schmerz zu ertragen, den die Wahrheit nach sich zieht.

Die Verbindungskollegen hatten über Johannes gesagt, er sei sehr intelligent und schaffe jede Prüfung und Klausur im ersten Anlauf. Nutzte er diese Intelligenz, um mir, der Polizei und dem anderen Gutachter etwas vorzuspielen?

Zu seinem Vater befragt, meinte Johannes, man dürfe sich den nicht als geknickten, durch seine viele Arbeit und jetzt die Inhaftierung seines Sohnes gezeichneten Mann vorstellen. Er präsentiere sich als weltoffen, gehe mit Geduld und Ruhe auf jedes Problem ein, sei der Typ »Elder Statesman« – und als Manager sicher ebenso hoch geachtet wie gefürchtet. Aus den Akten ging hervor, dass es dem Vater ein Anliegen war, die Kindheit und Jugend seines Sohnes als normal darzustellen. Der Junge habe immer alles gut gemacht, sei der Familientradition gefolgt und der Stolz seiner Eltern gewesen. Ja, Strafe habe es ab und zu gegeben, auch Schläge, aber das habe ja noch keinem geschadet. Er selbst sei auch so erzogen worden und, bitte, aus ihm sei auch etwas geworden.

Zu Johannes' Verbrechen hatte der Vater zu Protokoll gegeben: »Der Junge ist schwer krank, und wir werden alles tun, um ihm zu helfen.« In seinen Augen gab es gemäß den Akten keinen Zweifel an dieser Version, nicht den leisesten Verdacht, eine andere Ursache könne infrage kommen. Es sei schrecklich, aber von so etwas habe man ja leider schon gehört: eine Psychose, die mit einem Mal – ohne dass es vorhersehbar gewesen wäre – das gesunde Wesen eines Menschen vergiftet habe. Den Eltern des Opfers hatte der Vater schon einen Brief geschrieben und dargelegt, wie furchtbar alles sei, dass er ihnen in ihrer Trauer die Hand reiche und jederzeit bereitstehe, wenn er irgendwie helfen könne, und dass er auf Versöhnung hoffe. Irgendwann.

Der Vater war auch wegen der vielen Narben an den Handgelenken und Armen seines Sohnes befragt worden: ob es sich um Selbstverletzungen handele. Davon hatte er nichts hören wollen, die Ritze in den Armen seien »Mutproben unter Jungs gewesen«, dummes Zeug, so wie die Ladendiebstähle von Jugendlichen. Aber die Sache habe er im Keim erstickt. Er hatte weiterhin zu Protokoll gegeben: »Wir werden uns gut um unseren Sohn kümmern, wenn er entlassen wird.« Kein Zweifel, ja, selbstverständlich gehe er davon aus, dass Johannes bald freikäme.

Als ich nach einer Pause von wenigen Tagen Johannes zu einem weiteren Gespräch in der Justizvollzugsanstalt aufsuchte, erfuhr ich, er habe ein Geständnis abgelegt. Er könne sich an das Tatgeschehen inzwischen weitgehend erinnern, habe dieses schlüssig und glaubhaft geschildert.

Johannes hatte die Tötungsstraftat also zugegeben. Noch

einmal traf ich ihn, um mein Gutachten abzuschließen, denn die Frage, ob Johannes zur Tatzeit schuldfähig war, stand ja noch immer im Raum. Auch wenn ein Täter geständig ist, kann er beispielsweise unter Einfluss einer Psychose oder aufgrund einer Persönlichkeitsstörung gehandelt haben. Bevor ich meine erste Frage bei diesem letzten Treffen stellte, informierte ich Johannes noch einmal, dass ich gegenüber dem Auftraggeber nicht zum Schweigen verpflichtet sei. Er nickte, war sehr ruhig, sehr gefasst, sprach nach wie vor in langen, umständlichen Sätzen – und erzählte mir seine Lebensgeschichte. Jetzt sprudelte es geradezu aus ihm heraus, fast so, als wäre er erleichtert, sich alles von der Seele zu reden. Oder überhaupt jemanden zum Reden zu haben, aber der Gedanke kam mir erst, nachdem ich die ganze Geschichte gehört hatte.

Als Johannes knapp zwei Jahre alt ist, wird seine Schwester Katharina geboren. Die Familie zieht kurz darauf von München in ein Haus im Frankfurter Westend. Der Vater hat eine Stelle bei einem anderen Bankhaus angenommen, damit verbunden sind noch mehr Reisen und noch längere Arbeitszeiten. Auch wenn der Vater an den Wochenenden zu Hause ist, ist der Druck, unter dem er steht, deutlich zu spüren, er kommt eigentlich nie zur Ruhe.

Johannes und Katharina werden vormittags von einem englischsprachigen Kindermädchen betreut, nachmittags kümmert sich die Mutter um sie; Johannes' Kindergartenplatz, für den die Sekretärin des Vaters den Antrag gestellt hat, lehnt die Mutter nach einem kurzen Besuch in der Einrichtung ab: zu unordentlich. Auch die anderen Kindergärten gefallen ihr nicht. Die Betreuer sind entweder zu unsympathisch, zu alternativ oder zu bemutternd. Sie empfindet nichts als gut genug für ihren Sohn – wobei sich die Sorge um ihre Kinder eher in Kontrolle als in Liebe ausdrückt. Nie umarmt sie die beiden, lobt sie nur in Zusammenhang mit der Erreichung von Zielen, die sie ihnen gesetzt hat. Sie sieht sich als eine »Dame der High-Society« – anders gesagt, erlebt zumindest sie sich so –, Kindererziehung ist nicht ihr »Job«, das delegiert sie an Kindermädchen und das »Personal«. Das wechselt indes recht oft, da die »Dame des Hauses« hohe Ansprüche stellt und bei Entlassungen nicht zimperlich ist. Die beiden Kinder haben – mal alle paar Wochen, mal alle paar Monate – mit neuen »Bezugspersonen« zu tun, die ihre Arbeit mehr oder weniger gut machen. Von emotionaler Zuwendung ist auch vonseiten der Angestellten wenig zu spüren. Die Mutter pflegt mit den Kindern zwar das Ritual des Vorlesens und Zubettbringens, doch müssen sie auch hier »funktionieren«, es läuft alles eher formal als emotional ab. Gegenüber ihrem Ehemann ist die Mutter geduldig und immerzu freundlich, auch zärtlich. Nur wenige Male erleben die Kinder Streit zwischen den Eltern, meist darüber, dass der Vater keine Zeit hat, die Mutter ins Theater oder zur Eröffnung einer Kunstausstellung zu begleiten.

Johannes' Nachmittage sind angefüllt mit privatem Klavierunterricht und Musikerziehung sowie ersten Tennisstunden und Lektionen bei einem Privatlehrer, um sich auf die Schule vorzubereiten – er hat nahezu durchgehend »Programm«. Inzwischen ist Johannes sechs Jahre alt; seine Schwester Katharina ist vier. Doch obgleich die Kinder gemeinsam aufwachsen und der Altersunterschied zwischen ihnen gering ist, sind sie einsam. Jedes für sich. Denn die Mutter erzieht sie mit harter Hand und einer Methode, die sie selbst als Kind erlebt hat: Lässt sich Katharina in den Augen der Mutter etwas zuschulden kommen, wird nicht sie dafür bestraft, sondern Johannes – und umgekehrt. Ihrer Überzeugung nach greift Erziehung besser, wenn unter den Geschwistern nicht zu viel Nähe besteht. Es soll keine Allianzen gegen die Eltern geben – so nennt es die Mutter. Damit die Kinder begreifen, was Strafe bedeutet, lässt sie für ihre Züchtigungen immer beide vor einem großen Barockspiegel im Arbeitszimmer antreten. Dann holt sie ihre Reitgerte aus dem Schrank und zwingt beide, sich im Spiegel anzusehen, während sie entweder Johannes oder Katharina schlägt. Die Zahl der Schläge richtet sich danach, ob sie etwas kaputt gemacht oder nicht ausreichend aufgeräumt haben. Essen die Kinder ihr Mittagessen nicht auf, wird ihnen der Teller zum Kaffeetrinken wieder vorgesetzt, während die Mutter Kuchen isst. Und dann wieder zum Abendessen, so lange, bis letztlich doch alles aufgegessen ist. Wer weint, bekommt zwei Extrahiebe mit der Gerte.

Für Johannes' Entwicklung bedeutet das Verhalten der Mutter: Er kann sich an ihr nicht orientieren, denn ihre Handlungen empfindet er als ungerecht und versteht sie nicht. Angeblich will die Mutter ein positives Ziel erreichen: Durch die Strafen sollen die Kinder zu »guten und tüchtigen Menschen« erzogen werden. Aber was ist an den Schlägen gut? Johannes' kindliche Seele kann mit diesem Widerspruch, ausgeführt von dem Menschen, der am meisten für ihn sorgen soll, nicht umgehen. Diese Erfahrung zieht tiefes Misstrauen jedem gegenüber nach sich. Auch Frustration, Trauer, Enttäuschung – und natürlich Angst. Die Züchtigungen sind aufgrund der Schmerzen schon schlimm genug, doch die Mutter macht sie darüber hinaus zur psychischen Qual. Sie inszeniert die Strafe, lässt die Kinder mit heruntergelassener Unterwäsche vor dem Spiegel warten. Johannes weiß dann ganz genau, was ihm bevorsteht, und kann das Brennen auf der Haut schon spüren, bevor die Mutter überhaupt das erste Mal die Gerte gehoben hat.

Kinderseelen speichern Verletzungen tief drinnen ab. Manchmal brüllt die Mutter aufgeregt, während sie auf Johannes oder Katharina einschlägt: »Ihr habt euch das selbst eingebrockt. Könnt ihr nicht einmal zuhören? Könnt ihr nicht einmal etwas richtig machen?« Es habe nie einen Moment des Zögerns gegeben, sagt Johannes. Vielleicht hätte das etwas verändert, ihn verändert: zu sehen, dass seine Mutter Mitleid mit Katharina und ihm empfand, dass sie sich überwinden musste, um ihrer verkorksten Überzeugung von Erziehung zu folgen.

Das Handeln der Mutter hat noch eine Konsequenz, vielleicht die katastrophalste unter den schrecklichen: Da Johannes in seinem Leben Bildung erfährt, versteht er, was Recht ist und was Unrecht, aber er fühlt es nicht. Dieses Verständnis existiert nur an der Oberfläche, es setzt sich nicht tief in ihm.

Johannes hat keine Bezugsperson in seiner Kindheit, die sich ihm dauerhaft liebevoll und mit Verständnis und Nachsicht zuwendet, ihn anhört und mit ihm spricht und argumentiert. Auch nach seiner Einschulung – nun umgeben von Gleichaltrigen – bleibt er isoliert. Freunde darf er nicht nach Hause einladen, da diese von der Mutter meist als nicht »standesgemäß« angesehen werden. Es gibt niemanden, der sich für ihn interessiert. In der Schule finden ihn seine Klassenkameraden hochnäsig und blöd, weil er nie bei irgendetwas mitmacht. Gleichzeitig spürt er mehr und mehr seine »Andersartigkeit«: dass die anderen Kinder freier aufwachsen und vor allem auch mehr mit ihren Eltern und Geschwistern machen als er. Johannes schafft es aber nicht, den Graben zwischen ihm und den anderen zu überwinden.

Seine große Unsicherheit gegenüber den Mitschülern und seine überaus ängstlichen Reaktionen auch auf sanfte Kritik fallen einer jungen Lehrerin auf. Sie bespricht ihre Beobachtungen im Kollegium und bittet Johannes' Mutter dann zu einem Elterngespräch. Der Junge habe in seinem Verhalten viele Blockaden, erklärt die Lehrerin und bittet darum, dass die Eltern doch »mit ins Boot kämen, um Johannes zu unterstützen«. Es gäbe hervorragende Lernprogramme und zudem Therapeuten, um das Selbstbewusstsein eines Kindes aufzubauen. Zwei Tage später erhält die Lehrerin einen Brief von einer Münchner Anwaltskanzlei, ansässig an der Maximilianstraße: eine Verwarnung, die Schule solle sich aus den privaten Angelegenheiten der Familie heraushalten. Keiner der Lehrer an der Grundschule bemüht sich danach noch einmal, in »Sachen Johannes« aktiv zu werden.

Johannes' Vater ist selten zu Hause, er verlässt das Haus morgens sehr früh, meist schon gegen fünf Uhr, und kehrt erst nach dem Zubettgehen seiner Kinder zurück. Für ihn steht der berufliche Erfolg an erster Stelle, und dementsprechend fällt er Entscheidungen, die die ganze Familie betreffen. Sein stetiger Aufstieg zieht einige Umzüge nach sich, darunter auch einmal für zwei Jahre nach London und für drei Jahre nach New York.

Mit jedem Umzug verliert Johannes an innerer Sicherheit; geht er morgens in die Schule, hat er Bauchschmerzen. Er nimmt jede nur mögliche Verpflichtung an – vom Tafeldienst bis zur Aushilfe in der Bibliothek –, um in den Pausen möglichst wenig Zeit auf dem Schulhof zu verbringen. Als schlimmsten Tag empfindet Johannes alljährlich seinen Geburtstag: Wenn seine Mutter die Kinder ihrer Bridge-Freundinnen einlädt, mit denen Johannes sonst nie zu tun hat. Denn gerade jetzt, da er zum Teenager heranwächst, greift seine Mutter umso stärker ein und kontrolliert ihn. Eigene Freundschaften zu schließen hat Johannes längst aufgegeben. Einmal erklärt er, gern am Basketballtraining an der New Yorker Schule teilnehmen zu wollen. Doch die anderen Jungen in der Mannschaft lehnt die Mutter als geeigneten Umgang ab. Unter ihnen seien viele »Highschool-Jungs afroamerikanischer Herkunft« gewesen, erinnert sich Johannes. Die Mutter habe ihn fassungslos angesehen, nachdem sie ihm das Training einmal erlaubt hatte. »Du bist wie ein Fremder für mich, dass du mit solchem Pack zu tun haben willst.«

Johannes' Mutter interessiert sich einzig für seine schulischen Leistungen. Sind diese gut, ist sie zufrieden. Die Frage »Wie geht es dir?« existiert zwischen den beiden nicht.

Die Mutter ist Katharina mehr zugewandt. Das hat mit ihrer Weltanschauung zu tun, die in traditionellen Rollenbildern von Mann und Frau verhaftet ist. Sie unternimmt mehr mit ihrer Tochter, weil die beiden – so sieht es die Mutter – dieselbe Welt teilen. Und da Katharina ähnlich ihrem Bruder nur schwer Zugang zu Gleichaltrigen findet, ist die Mutter ihr einziger konstanter Kontakt. Sie sieht, dass sie etwas besser behandelt wird als ihr Bruder, und genießt das auch. Katharina versucht der Mutter zu gefallen und bemüht sich – trotz der Prügel, die sie auch ab und zu bezieht – um deren Aufmerksamkeit. Den »Schwarzen Peter« in der Familie hat Johannes.

Als Johannes 14 Jahre alt ist, wird dem Vater wieder eine Stelle in Frankfurt am Main angeboten. Die Familie zieht in das nahe gelegene, gediegene Königstein. Die Mutter richtet die Zimmer der Kinder komplett neu ein, es ist ihr Ritual, das mit jedem Umzug einhergeht. Johannes hätte seine Bücher und seine Möbel aus der New Yorker Wohnung lieber behalten, statt sie dem Wunsch seiner Mutter entsprechend für eine karitative Organisation zusammenpacken zu müssen. Sein Einwand wird niedergebügelt, die Mutter bestimmt – wie immer. Johannes fühlt sich übergangen und unwichtig, er ordnet sich unter, das hat er ja durchgehend gelernt.

In Königstein lebt Johannes sich zum ersten Mal schneller ein als in den vorherigen Städten, denn nur einen Ort weiter lebt inzwischen die Mutter seines Vaters in einem Seniorenheim. Sie ist eine humorvolle, liebenswerte Frau, die Johannes und seiner Schwester bei jedem Besuch vorliest und heimlich, ohne das Wissen der Mutter, mit den Kindern »James Bond«- und »Star Wars«-Videos ansieht. Sie selbst mag die Filme nicht besonders, freut sich aber, dass ihre Enkel Spaß daran haben. Die Großmutter ist ruhig, sie liebt Johannes und Katharina, aber die Mutter und sie kommen nicht gut miteinander zurecht. »Die Fehde war beidseitig«, fasst Johannes diesen Teil der Familiengeschichte zusammen. Die

Großmutter habe die Mutter vom ersten Kennenlernen an nicht gemocht: »deren gezierte Art, das starke Ego und den Ehrgeiz«. Sie fühlte sich von der neuen Freundin ihres Sohnes an die Seite gedrängt, die schon nach drei Monaten zur Verlobten wurde. Ein halbes Jahr später waren die beiden verheiratet, und der Sohn nahm die Stelle in München an, statt wie geplant in Falkenstein in das Haus seiner Eltern zu ziehen, in dem für deren Lebensabend eine Einliegerwohnung vorbereitet war. »Meine Mutter hätte sich nie im Leben um alte Leute gekümmert«, sagt Johannes. Und seinem Vater sei es auch nicht gerade schwergefallen, sich von den Pflichten gegenüber den eigenen Eltern zu distanzieren. Das behält er auch bei, nachdem die Familie nach Königstein umzieht. Lieber schickt er seiner Mutter die Enkel.

Das geht einige Monate gut, dann erlaubt Johannes' Mutter nur noch, dass er die Großmutter alle zwei Wochen sieht. Er müsse sich auf die Schule konzentrieren, begründet sie. »In Wahrheit war's ihr ein Dorn im Auge, dass Katharina und ich endlich mal Spaß hatten.«

Einmal radelt Johannes heimlich zur Großmutter und wird, als er nach Hause kommt, von seiner Mutter zur Rede gestellt. Er gibt nicht preis, wo er war, hat Angst, die Großmutter dann gar nicht mehr sehen zu dürfen.

Auch Johannes' Vater geht hart mit den Kindern um. Wenn er redet, hat der Nachwuchs zu schweigen. Wer sich nicht daran hält, fängt sich Zurechtweisungen und Kritik ein. Von Zeit zu Zeit, wenn er ein ganzes Wochenende zu Hause verbringt, packt es den Vater, und er plant große Ausflüge mit seinem Sohn: Golf spielen, Rudern, Klettern. Er will Johannes zu »einem richtigen Mann« machen und ihn mit den Spielregeln in die Gesellschaft einführen, die er auch für sich selbst ansetzt. Kurz gesagt, bedeutet die gemeinsame Freizeit, den Sohn möglichst gut vor Geschäftsfreunden und Kollegen zu präsentieren, zumindest erlebt Johannes es so. Er wird nicht gefragt, was ihn interessiert oder ob er an den Aktivitäten Freude hat, und er wiederum traut sich nicht zu sagen, was er mag und was nicht oder wovor er gar Angst hat. Vor dem Klettern zum Beispiel. Aber Johannes will ja kein Versager sein. Plant der Vater Sonntage im Kletterpark, fühlt sich Johannes schon am Vorabend schlecht vor Aufregung.

Zum Rudern lädt der Vater manchmal einen Mitarbeiter mit dessen 13-jähriger Tochter ein und fragt Johannes auf den Fahrten zum Mainufer, ob das nicht ein Mädchen für ihn sei. Es sei ja nun langsam an der Zeit. Johannes nickt dann, um dem Vater zu gefallen. Aber wenn die vier nach dem Rudern gemeinsam Mittag essen, weiß Johannes nie, was er sagen soll. Er ist in seinem Sozialverhalten gegenüber anderen zurückgeblieben, hat keine Gelegenheit gehabt, sich darin zu üben, wirkt schüchtern. Dem Vater ist von Mal zu Mal mehr anzusehen, dass er lieber ohne seinen Sohn am Mittagstisch säße, da dieser wenig vorzeigbar ist, keine gute Figur abgibt.

Johannes erzählt, der Vater sei anderen gegenüber immer unheimlich hilfsbereit gewesen. Ihn habe er indes nie wirklich unterstützt, weil er gar nicht erst zugehört habe. Traut Johannes sich mal, eine Frage zu stellen, fällt ihm der Vater meist schon nach den ersten Äußerungen ins Wort und gibt die Lösung vor, überschüttet ihn mit Ratschlägen. Johannes fühlt sich nicht verstanden. Er zieht sich immer mehr in eine eigene Welt zurück, spürt deutlich, dass der Vater eigentlich gar nicht an ihm und seinem Leben interessiert ist, er sieht ihn nur als »Stammhalter« und »Nachfolger«, zweifelt aber gleichzeitig seine Leistungsfähigkeit an und zeigt ihm immer wieder, dass er ihn für zu schwach hält.

Ein Jahr nach dem Abschied von New York zieht in der Königsteiner Nachbarschaft eine Familie ein, die einen Sohn im selben Alter hat. Der geht offen auf Johannes zu, spricht ihn immer wieder an, und die beiden werden nach und nach – trotz Johannes' anfänglicher Schüchternheit und Unsicherheit – zu Freunden. Der Nachbarsjunge findet schnell Kontakt zu anderen Jugendlichen, ist selbstbewusst und ermutigt Johannes, mehr mit ihm zu unternehmen, sich heimlich über die Verbote der Mutter hinwegzusetzen und gibt ihm auch Ratschläge, wie man das macht. Durch ihn kommt Johannes in eine Jugendgruppe, die sich immer nach der Schule auf dem Gelände eines alten Gestüts in einer benachbarten Kleinstadt trifft. Das Areal mit den zahlreichen Pferdekoppeln und Stallungen ist weitläufig, die Jungen treffen sich – ohne die Erlaubnis der Besitzer zu haben – in einem kleinen Haus, in dem manchmal Saisonarbeiter untergebracht werden und das zurzeit leer steht.

Kommen die Jungen dort zusammen, wird Karten gespielt und Bier getrunken. Monatelang geht das gut; Johannes' Eltern bekommen nichts mit. Manchmal fahren die Freunde mit der S-Bahn nach Frankfurt und gehen nahe der Hauptwache ins Kino. Einmal – der Nachbarsjunge ist auf die Idee gekommen – klauen sie in einem Elektro-Großhandel einen CD-Player. Bei einem weiteren Diebstahl erwischt der Hausdetektiv drei der Jungen, darunter auch Johannes, der zwei CDs in seine Schultasche gesteckt hat. Seine Eltern werden informiert, und damit kommt auch heraus, dass er der Jugendgruppe angehört und sich immer wieder heimlich fortgeschlichen hat. Das ist also »die Sache, die der Vater im Keim erstickt hat«.

Fortan darf Johannes seinen Freund nicht mehr sehen, die Großmutter nicht mehr besuchen und muss alle Nachmittage und das Wochenende zu Hause verbringen. Wegen des Ladendiebstahls, der den Vater besonders aufbringt, zerrt er Johannes ins Arbeitszimmer und beschimpft ihn als Versager und Kriminellen, der die Familienehre beschmutzt habe. Als der Vater aufhört, auf ihn einzuschreien, sinkt Johannes apathisch in einen Stuhl, bleibt niedergedrückt sitzen und sagt nichts. Seine Mutter hat das ganze Szenario mit angesehen, ohne einzuschreiten. Die Eltern verlassen schweigend das

Zimmer, Katharina wird verboten, in der folgenden Woche mit ihrem Bruder zu sprechen.

Nach der Strafpredigt des Vaters und der in den folgenden Tagen immer wieder aufflackernden Kritik an ihm ist Johannes wochenlang schweigsam und macht einen ausgesprochen niedergeschlagenen Eindruck. Warum er den Ladendiebstahl begangen habe, danach fragen ihn weder Mutter noch Vater. Er hat keine Gelegenheit, mit jemandem über das ganze Geschehen zu sprechen. Katharina hält sich an das Redeverbot und meidet sogar Augenkontakt mit ihrem Bruder. Sie fürchtet, ähnlich hart bestraft zu werden, wenn sie sich nicht an die Regeln hält.

Als es Johannes wieder etwas besser geht, er wieder unbeschwerter zur Schule gehen kann und eines Nachmittags im Garten sitzt und seine Hausaufgaben macht, ruft ihm der Nachbarsjunge über den Zaun zu, ob sie sich heimlich treffen wollen. Wortlos packt Johannes rasch seine Sachen zusammen, schüttelt den Kopf und zieht sich ins Haus zurück. Ja, er hätte sich gern mit dem Nachbarsjungen und der Clique getroffen, sagte er mir im Rahmen der Exploration, habe zugleich aber gewusst, dass das zu erneuten erheblichen Problemen mit seinen Eltern führen würde: Allein der Gedanke daran habe ihm den Hals zugeschnürt, und er habe das Gefühl gehabt, der Raum in seinem Brustkorb werde immer enger. Es ist der Beginn einer langen Phase von Panikattacken, die Johannes manchmal wöchentlich, manchmal täglich überfallen.

Nachts liegt er im Bett, kann oft nicht schlafen, spürt in sich zunehmend Aggression, auch Hass gegen die Eltern, vor allem gegen seine Mutter. Liebt er seine Mutter, fragt er sich. Er kann es nicht beantworten. Wie viel sie für ihre Kinder tue, bewundernswert! Das hören Katharina und er oft von Freunden und Bekannten der Eltern, die nicht sehen, was hinter den Kulissen abläuft, die Familie geradezu für vorbildlich, erfolgreich, die Kinder für gut erzogen, halten. Nach au-

ßen geben sie das perfekte, gebildete, talentierte, weit gereis-
te Geschwisterpaar ab. Dass die Mutter ihren Sohn so herzlos
behandelt, steht dazu im krassen Widerspruch. Es ist eine
Kluft, mit der Johannes nicht umgehen kann. Die Enttäuschung über die Eltern, vor allem die Mutter, lastet schwer
auf seiner Seele, ebenso wie das Hin- und Hergerissensein
zwischen dem Wunsch, sie lieben zu wollen, und der ständi-
gen Ablehnung, die er durch sie erfährt. Die aufkommende
Verzweiflung, die ihn packt, nun da er wieder einsam und
ohne Freunde ist, wendet er gegen sich selbst. Mit den Fin-
gernägeln kratzt er sich die Haut an den Unterarmen blutig.
Das verschafft ihm Erleichterung. Der Druck, die Wut weichen eine Zeit lang. Irgendwann nach Monaten reicht das
Kratzen nicht mehr aus. Johannes ritzt sich mit einem Ge-
müsemesser die Haut auf. Die kurzen Schnitte ergeben fei-
ne, gitterförmige Muster. Eine Lehrerin bemerkt die noch ro-
ten Narben während des Unterrichts, als Johannes bei einem
Biologieprojekt in ein Wasserbecken greifen soll. Doch der
wiegelt ab, als sie ihn darauf anspricht.

Die Lehrerin, die auch in Katharinas Klasse unterrichtet,
belässt es nicht dabei und bittet die Mutter zu einem Gespräch. Die erklärt jedoch, die Schnitte seien noch das Re-
likt einer »schwierigen Phase«, die Johannes durchlaufen
habe: Eine Weile habe eine Gruppe von »Straßenjungs« sich
bemüht, Johannes in ihre Machenschaften hineinzuziehen,
ihn zu allem möglichen Unsinn anzustiften. Das sei nun
aber vorbei.

Zwei Wochen später spricht die Lehrerin Johannes noch
einmal an; er wirkt überrascht, als sie ihn nach seiner Clique
fragt. Oberhalb der Handgelenke sind neue Wunden zu erkennen. Dennoch unternimmt die Lehrerin keine weiteren
Schritte.

Ein Jahr später zieht die Familie wieder um, in eine andere, wohlhabende Stadt im Vordertaunus. Johannes verliert
den Nachbarsjungen damit endgültig aus den Augen, mit

dem er zwar keine Zeit mehr verbracht hat – dennoch war es ein gewisser Trost, ihn in der Nähe zu wissen. Wie immer – es ist das Ritual der Mutter – wird das Mobiliar der Kinder gestiftet, und sie bekommen neue Sachen. Ebenfalls wie immer: Es gibt dabei kein Mitspracherecht. »Lieblingssachen« zu haben hat Johannes längst aufgegeben.

Er macht Abitur: mit besten Noten. Medizin will er studieren. Der Vater zeigt sich zunächst skeptisch, ob Johannes dafür das Rückgrat und die Nerven habe, macht ihm eher wenig Mut, eigentlich würde er ihn lieber im Bankenwesen sehen, »der Junge soll mal klein anfangen, mit einer Banklehre, das Geschäft von der Pike auf lernen«, aber schließlich willigt er doch ein. Medizin ist ein Beruf mit hohem Prestige, was für die Eltern eine große Rolle spielt. Unter einer Bedingung: dass sich Johannes derselben schlagenden Verbindung anschließe, der auch er angehört.

Johannes bekommt an der Universität Heidelberg einen Studienplatz, worüber er glücklich und unglücklich zugleich ist. Er will studieren, will die Distanz zu seinen Eltern, lebt regelrecht darauf hin und hasst zugleich die Verbindung des Vaters, der er beitritt: die hierarchische, in seinen Augen geradezu militärische Ordnung, die Art, wie Ideale vertreten werden, das Laute, die Feste. Er durchläuft dennoch alle Aufnahmerituale, gliedert sich unter seinen Verbindungsstudenten ein, leise – wie es seine Art ist, unauffällig, auch undurchschaubar. Die anderen wissen wenig mit ihm anzufangen, er ist wieder mal allein mit sich.

Er bleibt auch unter seinen Studienkollegen im Hörsaal ein Einzelgänger, ist nach wie vor extrem gehemmt, was Kontakte angeht. Das Studium gefällt ihm, und er ist gut darin, schafft jede Prüfung im ersten Anlauf – und versucht, vor dem Hintergrund seiner guten Leistungen, mit dem Vater darüber zu sprechen, dass er die Verbindung verlassen möchte. Entschieden lehnt dieser ab und droht, die finanzielle Unterstützung für das Studium sofort einzustellen. Johannes bleibt in der Verbindung – aber der Druck, den er unter den anderen jungen Männern empfindet, verändert ihn. Er wäscht sich die Hände so lange, bis sie rissig sind. Jeden Tag duscht er mehrfach, ekelt sich zunehmend vor Schmutz, kann den Gemeinschaftsraum der Verbindung kaum noch betreten. Das Ritzen an den Armen wird auch schlimmer. Das bekommen seine Verbindungskollegen nicht mit – das lange Duschen schon; hemmungslos machen sie sich über Johannes lustig: Wovon er sich denn eigentlich sauber mache, bei Johannes ginge doch nichts mit Frauen. Die Sprüche ekeln Johannes an, auch die immer wieder stattfindenden Saufgelage. Einmal schicken die anderen ihm, während unten im Haus eine Party läuft, zu fortgeschrittener Abendzeit und nach erheblichem Alkoholkonsum eine Kommilitonin auf sein Zimmer, die auch schon einiges an Alkohol intus hat. Sie soll den schrägen, verklemmten Vogel im Verbindungshaus herausfordern und »aufklären«, die Studienkollegen haben sie dazu überreden können. Johannes reagiert abweisend, versucht zu erklären, dass er kein Interesse hat; als ihn die junge Frau umarmen will, verlässt er fluchtartig sein Zimmer – und wird von den anderen, die auf das Ergebnis ihres Experiments warten, laut ausgelacht.

Abgesehen von der Überforderung, die er in diesem Moment empfindet, fühlt Johannes sich von Frauen sexuell nicht angezogen. Das weiß er schon lange, schon seit der Pubertät. Aber seine homosexuelle Neigung versteckt er vor allen, vor allem vor seinen Eltern und den Mitbewohnern im Verbindungshaus. Er weiß, dass seine Eltern es nie akzeptieren könnten, dass ihr Sohn kein »richtiger Mann« ist.

Die Verbindungsbrüder planen eine Wochenendreise an den Bodensee, wo eine andere Verbindung zu einem Seefest einlädt. Es ist Sommer. Und da Johannes nicht erneut Aufmerksamkeit auf sich ziehen und als Einziger absagen will, fährt er mit. Auf der Feier am Seeufer fühlt er sich als Außenseiter. Er trinkt zwar mit den anderen einige Biere, sagt aber kaum ein Wort. Als einer der Studienkollegen vorschlägt, zu einer Tankstelle zu laufen, um mehr Bier zu holen, kommt Johannes bereitwillig mit, um sich den Trinkspielen zu entziehen. Mit den anderen Studenten läuft er los, es ist inzwischen schon dunkel. Die drei anderen sind schon etwas betrunken, und Johannes steht ohnehin nicht gerade im Mittelpunkt ihres Interesses, so fällt niemandem auf, dass er an einer Straßenecke in die andere Richtung läuft.

Nach ein paar Metern bleibt Johannes stehen, lehnt sich an einen Gartenzaun und beobachtet im gegenüberliegenden Haus – einer Jugendherberge – ein paar Jungen im Alter von 12 und 13 Jahren, die gemeinsam fernsehen. Er läuft nach einigen Minuten wieder los, kehrt dann aber um und betrachtet erneut die Jungen. Was ihn da geleitet habe, kann Johannes mir im Rückblick nicht sagen. Sehnsucht? Neid? Er habe in dem Moment nichts in sich gespürt, gibt er an, habe einfach nur zurückgehen wollen. Ohne Grund. Die Jungen sind vergnügt und lachen viel, »sie wirkten nett«, sagt Johannes. Wie schön es wäre, zu dieser Gruppe zu gehören, habe er gedacht. Mit diesem Gedanken kommen jedoch gleich Zweifel auf: Würden die Jungen ihn überhaupt akzeptieren? Oder würde er stören? Was würden seine Eltern zu ihnen sagen?

Nach etwa einer halben Stunde machen die Jungen den Fernseher aus und verlassen das Zimmer. Weitere 30 Minuten später sind die Lichter im Haus erloschen. Es ist etwa 23 Uhr. Johannes bleibt gegen den Jägerzaun gelehnt stehen.

Ein junges Pärchen geht vorbei, er nickt ihnen zu, schaut auf seine Uhr, tut so, als warte er auf jemanden. Tatsächlich fühlt er sich so: ohne zu wissen, auf wen oder warum.

Schließlich steigt er über das Gartentor der Jugendherberge. Er läuft um das Haus herum und entdeckt, dass ein Küchenfenster offen steht. Er zögert einen Moment, blickt durch die Scheibe. Der Raum ist dunkel. Vorsichtig drückt Johannes das Fenster ganz auf, zieht sich am Fensterbrett hoch und klettert hinein. In der Küche lauscht er einen Moment lang – im Haus herrscht Stille.

Aus dem Kühlschrank nimmt Johannes sich eine Cola, setzt sich auf einen Stuhl und trinkt. Er durchstreift zunächst das Haus: Im Keller gibt es eine Hobbywerkstatt und einen Raum mit einem Klavier. Zurück im Erdgeschoss, sieht er sich im Aufenthaltsraum und im Esszimmer um. Johannes geht zurück in die Küche. Er wisse eigentlich nicht, warum er das getan habe, erklärt er mir.

Die Treppe zu den oberen Stockwerken ist mit Teppich ausgelegt. Während Johannes in der Küche sitzt, hört er plötzlich Geräusche, jemand kommt die Treppe herunter. Er versteckt sich hinter der Küchentür, an der Handtücher und eine Schürze hängen, als diese auch schon geöffnet wird. Ein Junge, zwölf Jahre alt, betritt im Schlafanzug die Küche. Er geht auf den Kühlschrank zu, holt sich ein Getränk heraus, nimmt einen Schluck und dreht sich um, um in sein Schlafzimmer zurückzukehren. In diesem Moment sieht er Johannes an der Tür stehen, erschrickt, öffnet den Mund, wohl um zu schreien, zumindest erlebt das Johannes so, der in Panik gerät. Er stürzt auf den Jungen zu, packt ihn mit einer Hand am Hals, greift mit der anderen in eine Ablage auf dem Küchenschrank, in der Besteck liegt, und bekommt ein Messer zu greifen. Stakkatoartig sticht Johannes auf Hals und Oberkörper des Jungen ein – wie die Gerichtsmedizin später feststellt, insgesamt elf Mal. Der Junge kommt gar nicht mehr dazu, sich zu wehren. Er fällt zu Boden und bleibt in einer Blutlache liegen. Johannes hat mit einem Stich sein Herz, mit einem anderen die Halsschlagader getroffen.

Ich kannte das Tatgeschehen in wesentlichen Punkten bereits aus der Akte, was die Polizei festgestellt bzw. über den Ablauf des Geschehens angenommen hat. Aber es ist noch einmal etwas anderes, es aus dem Mund des Täters zu hören. Johannes berichtete mit tonloser Stimme, fast automatenhaft, langsam, aber ohne größere Pausen. Ich unterbrach ihn nicht, er schaute mich so gut wie nicht an, blickte an die Wand oder auf den Boden. Jetzt erst, nachdem er den Tod des Jungen beschrieben hatte, machte er eine Pause und schaute mich an, so als wollte er mir signalisieren: »Das war's.« Als er sah, wie betroffen mich sein Bericht machte, erklärte er: »Aber er hatte mich gesehen, wenn das meine Eltern erfahren hätten, das wäre eine Katastrophe gewesen« – als wolle er sich rechtfertigen.

»Sie hätten fliehen können«, entgegnete ich. »Möglicherweise hätte Sie nicht einmal jemand erkannt. Selbst wenn, wäre vielleicht gar keine Anzeige erstattet worden. Sie hätten mit dem Jungen auch einfach reden können. Ist Ihnen das nicht in den Sinn gekommen? Nein, er habe in diesem Moment nur an die Reaktion seiner Eltern, vor allem an die seines Vaters gedacht, vielleicht hätte der ihm die Unterstützung für sein Studium entzogen.

Johannes wirkte zum ersten und einzigen Mal während unserer Gespräche ehrlich bewegt. Er schilderte weiter, wie der Junge am Boden in einer sich auf den Fliesen ausbreitenden Blutlache gelegen habe. Johannes traten Tränen in die Augen, und seine Stimme brach ab.

Für das Gutachten wägte ich lange ab, ob Johannes sich in diesem Moment in sein Opfer hatte hineinversetzen können? Ob er begriff, was er dem wehrlosen Kind angetan hatte? Oder bedauerte er seine eigene Situation? Die Ausweglosigkeit, die seine Tat nach sich zog? Ich sprach mit ihm darüber, ob er sich mal Gedanken darüber gemacht habe, wie es den Eltern des Opfers ginge, die ja ihr Kind verloren hätten. Mit gesenktem Kopf sagte er, eigentlich nicht, er habe so sehr unter Schock gestanden, dass er sein eigenes Leben zerstört habe und seine Eltern wohl endgültig verlieren würde. Ich kam zu dem Schluss, dass Johannes' Tränen Ausdruck seines Selbstmitleids gewesen waren, denn in keiner anderen Gesprächssituation hatte er Mitgefühl gezeigt.

Johannes bleibt nach der Tat nach eigenen Angaben noch

wenige Minuten erschrocken stehen, im Hause ist es still. Er legt das blutige Messer auf die Anrichte, macht sich keine Mühe, seine Spuren zu verwischen. Er verlässt das Haus wieder durch das Küchenfenster.

Zu Fuß geht er zurück zu dem Hotel, in dem er mit den Verbindungsstudenten übers Wochenende wohnt. Die anderen feiern inzwischen unten an der Bar und bemerken Johannes gar nicht. Er nimmt sich eine Bierflasche aus einer Kiste neben der Tür und zerschlägt sie an der Kante seines Nachttischs. Auf beiden Handrücken ritzt er sich die Haut auf, doch die Unruhe in ihm lässt nicht nach. Vor dem Morgengrauen steht er auf und packt, fährt mit den Verbindungsbrüdern zurück nach Heidelberg. Die anderen sind so verkatert, dass keiner nach Johannes' notdürftig mit einem zerrissenen T-Shirt umwickelten Händen fragt. In seiner Wohnung hält er es nicht lange aus. Er nimmt sich ein Taxi zum Bahnhof, steigt ziellos in den nächsten Zug, der einfährt.

Ein anderer Bewohner der Jugendherberge findet am nächsten Morgen die Leiche des Jungen in der Küche. Eine Lehrerin ruft die Polizei, die wenige Minuten nach dem Anruf vor Ort ist. Die Beamten untersuchen die Räume der Jugendherberge auf Spuren und befragen die Mitschüler und die anderen Bewohner. Das blutverschmierte Messer auf der Anrichte wird mitgenommen und ebenfalls untersucht. Die Ermittler können daran DNA-Spuren feststellen.

Der Aufruf der Polizei, wenn jemand im Zusammenhang mit der Tat Auffälliges beobachtet habe, möge er sich melden, führt am nächsten Tag zu zahlreichen Hinweisen. Die Öffentlichkeit ist von der Gewalttat geschockt und verunsichert, jeder, der etwas zu wissen glaubt, ruft an, mehr als hundert Hinweise gehen ein. Zwei davon erwecken die besondere Aufmerksamkeit der Polizei. Ein junger Mann berichtet, er habe seine Freundin nach Hause gebracht. Auf dem Weg zu ihrer Wohnung hätten sie gegenüber der Jugendherberge einen jungen Mann stehen sehen. Er habe sich bei dem Anblick nichts weiter gedacht, kann aber eine relativ gute Beschreibung hinsichtlich Alter und Kleidung liefern: zwischen 20 und 30 Jahre alt, groß, aufrechte Haltung, er habe eine dunkle Jacke angehabt mit doppelreihigen Knöpfen, »eher so was Klassisches«, dazu eine Jeans und Lederschuhe. Da es eigentlich eine laue Sommernacht gewesen sei, sei ihm die Jacke aufgefallen. Der zweite Hinweis kommt von einem älteren Herren, der seinen Hund gegen 23 Uhr ausgeführt hat: Er beschreibt ebenfalls den Mann mit der doppelreihigen Knopfleiste an der Jacke. Und auf dem Arm habe diese »eine Art Wappen gehabt«.

Johannes' schnelle Festnahme ist dem Zufall geschuldet. Im Zug schläft er ein und wacht erst auf, als ein Schaffner seine Fahrkarte sehen will. Da er keine vorweisen kann, muss er den Fahrpreis und die Strafe zahlen. Dem Schaffner kommt der junge Kerl seltsam nervös und verstört vor; da seine Jacke mit der Täterbeschreibung übereinstimmt, von der er im Radio gehört hat, verständigt er die Polizei. Am nächsten Bahnhof muss Johannes aussteigen. Die Polizeibeamten bitten ihn, sie auf die Wache zu begleiten. Johannes gibt sich erstaunt: Was die Beamten denn von ihm wollten?

Für eine DNA-Analyse und Untersuchung von Tatspuren werden Belege genommen, auch die Fingerabdrücke. Seine Jacke wird für eine Laboruntersuchung in Verwahrung genommen. An der linken vorderen Seite entdecken die Ermittler Verunreinigungen, im Labor stellt sich heraus, dass es sich dabei um Blut handelt – und zwar um das Blut des Opfers. Auch die DNA-Untersuchung ergibt Beweise gegen Johannes: Eindeutig hat er das Messer, das auf der Ablage in der Küche gefunden wurde, in der Hand gehabt. An der Klinge befindet sich das Blut des Jungen. Johannes behauptet gegenüber der Polizei in mehreren Anhörungen, sich an nichts erinnern zu können – bis auf die Tatsache, dass er verfolgt worden sei. Wohin er mit dem Zug habe fahren wollen, fragt ihn der Kriminalhauptkommissar von der Mordkommission, die inzwischen eingeschaltet ist. Wieder dieselbe Antwort: Er wisse es nicht, sagt Johannes.

Seine Erinnerung, sagte Johannes im Gespräch mit mir, sei erst während des Verhörs in der Untersuchungshaftanstalt wiedergekommen.

»Ich hätte den Jungen nicht erstochen, hätte er mich nicht in der Küche überrascht«, beendete Johannes seinen Bericht. Er sprach ganz ruhig, tonlos.

Ich glaubte ihm, dass er den Jungen wahrscheinlich nicht angegriffen hätte, wäre dieser nicht in die Küche gekommen. Möglicherweise wäre es aber einen Tag, einen Monat oder ein Jahr später ein anderes Opfer gewesen. Straftaten entstehen zu einem erheblichen Teil auch durch besondere aktuelle Gegebenheiten, in die Menschen mit tatbegünstigenden Merkmalen mit mehr oder weniger eigenem Zutun geraten können. Der biografische Hintergrund prädestiniert manche Menschen dafür, sie haben die »Fähigkeit«, eine solch brutale Gewalttat zu begehen. »Jeder kann zum Mörder werden«, nennt die forensische Psychiaterin Nahlah Saimeh[1] ihren Band zu von ihr begutachteten Straftätern. Das klingt zunächst provozierend, und jeder wird sagen: »Ich doch nicht!« Nun haben die meisten Menschen, zumindest in unserem Kulturkreis, eine Sozialisation hinter sich, die sie vor solchen Taten schützt, und die Wahrscheinlichkeit, dass sie eine schwere Gewalttat begehen, wird auch durch geordnete Lebensumstände eher reduziert. Wenn man allerdings die auch heute immer noch diskutierten Naziverbrechen betrachtet, wo während des Dritten Reiches im Kontext einer entsprechend vermittelten Ideologie »unauffällige« Bürger etwa KZ-Insassen bewusst umgebracht haben, daneben vielleicht ein »normales« Familienleben führten, wird man nachdenklich. Auch heutige Kriegsverbrechen, bei denen in vielen Teilen der Welt »Gegner« bedenkenlos getötet werden, obwohl das etwa nicht mit Sicherheitsbedenken für das eigene Leben begründet werden kann, deuten darauf hin, dass die Grenze zwischen rechtschaffenen Bürgern und solchen, die zur Tötung eines anderen »fähig« sind, nicht deutlich zu ziehen ist. So wurde etwa Mitte Januar 2014 in den Medien berichtet, dass zwei Menschenrechtsgruppen wegen des Verdachts systematischer Folterungen von Häftlingen durch britische Soldaten im Irak Strafanzeige vor dem Internationalen Strafgerichtshof gestellt hätten. Sie berufen sich auf die Aussagen Hunderter irakischer Häftlinge in britischer Haft.

Dass unser Verhalten sehr stark von Umweltgegebenheiten und Vorgaben abhängt, zeigt etwa auch das berühmte psychologische Gefängnis-Experiment, das der US-amerikanische Forscher Philip Zimbardo 1971 an der Universität in Stanford durchgeführt hat und das auch in dem Film »Das Experiment« beschrieben wird. Zimbardo spricht in diesem Zusammenhang vom »Luzifer-Effekt«[2]. Vor dem Hintergrund der Massenvernichtungen von Juden durch die Nazis im Dritten Reich sollte geprüft werden, wie sehr das Verhalten von Menschen durch Umgebungsbedingungen und Vorgaben beeinflusst wird. Durch eine Zeitungsannonce wurden Studenten gesucht, die bereit waren, an einem Experiment teilzunehmen. Von denen, die sich gemeldet hatten, wurden 24 aus der Mittelschicht ausgewählt. Die Studierenden wurden per Zufall in zwei Gruppen aufgeteilt, die einen sollten in dem Gefängnis-Experiment die Wärter, die anderen die Gefangenen sein. Alle mussten sich mit dem Experiment einverstanden erklären. Die »Gefangenen« wurden einige Tage später von der Polizei verhaftet und in Gefängniszellen gebracht, die im Keller des Universitätsinstituts für das Experiment eingerichtet worden waren. Die Originaltüren der Versuchsräume waren durch Gittertüren ersetzt worden, wie sie in den USA in Vollzugsanstalten üblich sind. Diejenigen Studenten, die als Wärter eingeteilt waren, erhielten Uniformen und Gummiknüppel, und die »Gefangenen« mussten Anstaltskleidung tragen, erhielten Nummern. Die Gefangenen waren jeweils zu dritt in einer Zelle. Bereits am Morgen des zweiten Tages brach ein Aufstand der Gefangenen aus, welche die Zellentüren blockierten, sich die Nummer von der Kleidung rissen. Die Wärter reagierten rabiat, die Gefangenen wurden von da an hart bestraft und gedemütigt, bekamen für ihre Notdurft Eimer auf die Zellen gestellt, sodass das Gefängnis bald nach Urin und Kot roch, wie ein »echtes« Gefängnis. Das Experiment eskalierte schon nach drei Tagen, die Wärter zeigten sadistische Verhaltensweisen, die Versuchsleiter musste einschreiten, um Misshandlungen zu verhindern. Obwohl das Experiment zwei Wochen dauern sollte, musste es bereits nach sechs Tagen abgebrochen werden.

Am Ende der Gespräche teilte ich Johannes mit, dass ich keine wesentlichen und überzeugenden Punkte gefunden hatte, die gegen seine Schuldfähigkeit sprechen würden. Er nickte, verharrte einen Moment still und fragte mich dann, ob er jetzt gehen dürfe.

Da der Psychiatrische Gutachter ebenso wie ich zu dem Schluss kam, dass Johannes voll schuldfähig sei, musste der 23-Jährige sich vor Gericht verantworten. Er wurde wegen Mordes zu einer lebenslangen Freiheitsstrafe verurteilt. Später setzte ein Gericht die Mindestverbüßungszeit auf 15 Jahre fest.

Ich verfolgte den Fall »Johannes« im Lauf der nächsten Jahre, da ich in der Justizvollzugsanstalt, wo er seine Strafe absaß, immer wieder zu tun hatte. Während der Haft blieb Johannes anfangs ein Einzelgänger, hatte kaum Kontakte zu anderen Insassen. Erst als ein Anstaltspsychologe ihn immer wieder ansprach und ihm verschiedene Behandlungsprogramme empfahl, konnte er sich langsam auf ein Gespräch einlassen.

Seine Eltern, so sagt mir einer der Mitarbeiter der JVA, besuchen ihn nie. Nur die Schwester käme einmal im Monat
vorbei – und ab und zu ein junger Mann, der früher in der
Nachbarschaft der Familie gewohnt habe.

Arne S.

An einem Freitagabend gegen 22 Uhr fährt Arne, 42, die Straßen einer größeren südwestdeutschen Großstadt ab und sammelt zwei 15-jährige Tramperinnen auf. Sie wollen zu einer Großraumdiskothek außerhalb der Stadt. Arne profitiert von seiner harmlosen Ausstrahlung und seiner normalbürgerlichen Erscheinung. Die beiden steigen ohne zu zögern ein.

Nach etwa zehnminütiger Fahrt biegt Arne von der Landstraße in einen Waldweg ein. Es ist dunkel, die Reifen holpern über Steine und Äste. Teils ragen Tannenzweige bis weit auf den Weg und schrammen am Auto entlang. Die Mädchen geraten in Panik, versuchen die Türen zu öffnen. Sie sind verriegelt. Eines der Mädchen zieht ihr Handy aus der Jackentasche und wählt hastig eine Nummer.

»Ist nur eine Abkürzung«, beruhigt Arne. »Und hinten ist die Kindersicherung drinnen. Hab zwei kleine Töchter. Aber ihr könnt gern gleich hier aussteigen«, setzt er gut gelaunt nach. Kopfschütteln von der Rückbank. Ihr Handy behält das Mädchen dennoch in der Hand – und tippt eine Kurznachricht.

Arne bremst nach einigen Minuten abrupt an einer Weggabelung, wendet den Wagen etwas umständlich und tritt dann sofort wieder aufs Gas: »Tut mir leid, bin wohl vorhin in den falschen Weg abgebogen.« Das letzte Mal habe er die Abkürzung bei Tageslicht genommen.

20 Minuten später lässt er die Mädchen bei laufendem Motor vor dem Club aussteigen und ruft ihnen zu, sie sollten gut auf sich aufpassen. Die beiden sind verstört, antworten Arne nicht.

Der setzt seine Fahrt fort. Der Zorn hämmert in seinem Kopf. Ohne groß zu überlegen, biegt er ein paar Straßen von seiner Wohnung entfernt doch noch mal ab in Richtung Schnellstraße: zum Straßenstrich. Etwa 15 Prostituierte stehen seitlich der zweispurigen Fahrbahn. Im Schritttempo studiert Arne am Steuer sitzend ihre Figuren und Gesichter. Für seinen Geschmack sind aber noch zu viele andere Freier unterwegs, mindestens zehn Männer. Arne fährt in die Stadt, parkt vor einer Kneipe, trinkt ein Bier und dann noch eines und wartet bis etwa 1.30 Uhr, dann fährt er zurück – und findet genau die Situation vor, auf die er gehofft hat. Nur noch drei Prostituierte warten am Straßenrand auf späte Freier.

Neben einer Frau mit langen dunklen Haaren, die sich mit ihrer brennenden Zigarette gleich die nächste ansteckt, bremst Arne, bietet ihr 300 Euro für Oralsex – mit dem Extrawunsch, dass sie beide dabei eine Maske tragen. Da er die Innenbeleuchtung in seinem Wagen ausgeschaltet hat, sieht die Prostituierte sein Gesicht nur schemenhaft. Sie ist 22 Jahre alt, trägt einen engen Overall und mit Pailletten besetzte Fellstiefel. Sie willigt ein, 300 Euro zu so später Stunde sind eine Menge Geld. Arne erkennt an ihrer Sprache sofort, dass sie Ausländerin ist. Aus dem Osten, mutmaßt er. Den Wagen steuert er Richtung Fluss und hält in der Nähe des Ufers auf einem Parkplatz an, auf dem nachts Großlaster geparkt werden. Unterwegs fragt er die Frau, woher sie komme?

»Aus Ostpolen.«

»Ach, ehrlich«, lügt Arne. »Meine Großeltern kamen von dort. Bin da vor ein paar Jahren mal rumgereist, leider erst nachdem sie gestorben waren. Na ja, wollte noch mal auf Familienspuren wandeln. Kein leichtes Leben da. Gibt ja ei-

gentlich keine Chance, was zu verdienen, mal zu ein bisschen was zu kommen.«

Die junge Frau nickt.

Auf Arnes Nachfragen erzählt sie vertrauensvoll, dass sie
illegal hier sei und Schulden habe, dass der gebrauchte Peugeot, vor dem Arne sie angesprochen hat, einer guten Freundin aus dem Geschäft gehöre, dass sie erst seit Kurzem so
arbeite, um ihre Familie zu Hause zu unterstützen.

Arne hört, was er hören will: Die Wahrscheinlichkeit, dass
sie seinetwegen zur Polizei geht, ist gering. Denn damit ris-
kiert sie ihre Ausweisung.

Auf dem Parkplatz zieht Arne die Maske über, verlangt
dasselbe von der Frau, setzt sich mit ihr auf den Rücksitz
des Wagens und verlangt, sie solle den Overall ablegen. Während er sie beobachtet, zieht Arne nervös an seinen kurzen
Fingern und lässt die Gelenke knacken – eine Angewohnheit,
die er von Kindheit an hat.

Die Frau ist nackt; als sie sich vorbeugt, packt Arne ihre
Haare, hält den Kopf fest und schlägt ihr mit der Faust seitlich gegen die Schläfe. Es folgen weitere Schläge gegen den
Kopf und auf den Rücken. Anfangs versucht die junge Frau
noch, sich zu wehren, aber Arne würgt sie und droht, sie um-
zubringen, wenn sie nicht Ruhe gebe. Im Fußraum hat er ein
Messer liegen. Die Frau hört auf, gegen ihn anzukämpfen.
Mit einem Kabel fesselt er ihre Hände, dann vergewaltigt er
sie.

Nach einer halben Stunde lässt Arne von ihr ab, setzt sich
ruhig neben sie und erzählt von seinen Großeltern, die Bau-
ern gewesen seien. Allerdings in der Nähe von Krefeld. »War
noch nie in meinem Leben in Polen«, Arne grinst, als habe er
einen guten Witz gemacht. Das Betteln der Frau, sie jetzt gehen zu lassen, beantwortet er mit einem »später«, auch den
Hinweis, dass sie von ihrem Freund erwartet werde, ignoriert er. Ruhig schraubt Arne eine Cola-Flasche auf, zwingt
auch sie, etwas zu trinken und mit ihm eine Zigarette zu

rauchen. Er hält sie der zitternden Frau vor den Mund. »Soll keiner sagen, ich könnte nicht teilen.« Wieder lacht Arne.

Der Parkplatz ist menschenleer, von der Brücke über dem Fluss schallt gelegentlich Verkehrslärm herüber. Gegen vier Uhr morgens verlangt Arne von der Frau noch mal Sex. Zahllose Prellungen ziehen sich von ihrem Rücken bis zum Gesäß. Als Arne keine Erektion bekommt, schlägt er wieder auf die Frau ein und quält sie anschließend auf sadistische Weise. Sie wird ohnmächtig.

Es dauert etwa 20 Minuten, bis die Frau wieder zu sich kommt. Arne befiehlt ihr, sich anzuziehen, weidet sich an ihrer Angst, an jedem zitternden Handgriff. Er lässt den Motor an und fährt zurück zu der Schnellstraße, lässt sie etwa 200 Meter von ihrem Peugeot entfernt aussteigen. Am Straßenrand stehen nur noch vereinzelt geparkte Wagen, kein Mensch ist zu sehen. Wenn sie zur Polizei ginge und ihn anzeige, droht Arne der Frau, würde sie sofort zurück nach Polen geschickt. »Und einer Nutte glauben die Bullen hier sowieso nicht.« Die junge Frau nickt einfach nur. Sie steht unter Schock. Ihr Körper ist über und über mit Bissspuren, Schnitten und Brandwunden übersät.

Arne fährt mit seinem Auto zunächst zu der kleinen Hütte in seinem Schrebergarten am Stadtrand, es ist inzwischen 5.30 Uhr. Er fühlt sich jetzt ganz ruhig und frei von Ärger. In dem Holzhäuschen versucht er, seine Kleidung vom Blut zu reinigen. Auch das Kabel, mit dem er die junge Frau gefesselt hat, zeigt Blutspuren. Die Sachen werden nicht richtig sauber, also verbrennt er sie und streift stattdessen eine Sportjacke über, die in der Hütte an einem Haken hängt. Er trägt sie manchmal, wenn er im Garten arbeitet. Arne schrubbt die Autositze mit einer Wurzelbürste und wäscht die Wolldecke, die er über dem Rücksitz ausgebreitet hatte, unterm Gartenschlauch aus. Als die Sonne aufgeht, fährt er nach Hause und kauft unterwegs Brötchen und Croissants. Arne deckt den Frühstückstisch und legt sich neben seiner Frau

Tamara ins Bett. Beide stehen gegen 7.30 Uhr auf, frühstücken zusammen, er geht kurz vor acht Uhr zur Arbeit, ist als Pfleger in einem Seniorenheim tätig.

In den folgenden Tagen wird Arne nervös. Er macht sich Sorgen, ob die Frau nicht doch zur Polizei gegangen ist. Zwei Mal fährt er spät abends zum Straßenstrich, kann sie aber nirgendwo entdecken. Nach ihr fragen will er nicht, um nicht aufzufallen.

Nach etwa einer Woche wird Arne um sechs Uhr morgens in seiner Wohnung festgenommen. Er schläft noch, als die Polizei klingelt. Tamara macht auf, die Beamten zeigen ihr den Haftbefehl und nehmen Arne, der sich vehement wehrt, mit auf die Wache. Dort wird er vernommen, er bestreitet alles hartnäckig. Sein Auto wird auf Hinweise untersucht, die Polizei findet DNA-Spuren des Opfers, die Methoden der Spurensicherung sind heute so weit, dass man ein Auto nach einer Gewalttat noch so sehr scheuern und reinigen kann – Spuren lassen sich dennoch vielfach finden. Die Beweislage gegen Arne ist erdrückend. In der Hauptverhandlung gibt er die Tat schließlich zu.

Er wird zu einer Freiheitsstrafe von 14 Jahren verurteilt, ferner wird die anschließende Sicherungsverwahrung angeordnet, denn Arne ist mehrfach einschlägig vorbestraft. Als 14-Jähriger hat er eine Schülerin auf dem Heimweg abends sexuell belästigt, sie am Arm festgehalten, ihr die Hose heruntergerissen und versucht, sie anzufassen. Ein Autofahrer hatte bemerkt, wie Arne das Mädchen gegen eine Gartenmauer drückte.

Aus den Akten geht außerdem hervor, dass er – so die Aufzeichnungen des Jugendamts – mit 15 Jahren seine ältere Schwester in der Wohnung der Familie »sexuell belästigt« habe. Zwei Jahre später hat er ein 16-jähriges Mädchen aus der Nachbarschaft zum Oralverkehr gezwungen, dem Opfer dabei ein Klappmesser an den Hals gehalten. Arne wird als 17-Jähriger zu dreieinhalb Jahren Haft verurteilt, denn das

Mädchen erzählt ihren Eltern von seiner Tat, die Arne daraufhin anzeigen.

Er verbüßt die volle Strafe, zeigt während der Zeit im Gefängnis keine Reue oder Einsicht, ist auch nicht bereit, an einer Therapie teilzunehmen, was ihm immer wieder nahegelegt wird. Im Gegenteil, gerade gegenüber weiblichen Angestellten der JVA fällt er teilweise durch aggressives Verhalten und anzügliche Bemerkungen auf, es werden deshalb auch immer wieder Disziplinarmaßnahmen angeordnet. Zunächst wird er dafür verwarnt. Drei Mal. Ohne Erfolg. Arne werden Vergünstigungen gestrichen wie die Möglichkeit, im Gefängnis Lebensmittel oder Zigaretten einzukaufen. Aber er unterlässt die Anzüglichkeiten dennoch nicht. Mehrfach wird er in »Absonderung« gebracht: Er kommt in einen eigenen Haftraum, darf weniger Hofgänge machen und nicht zur Arbeit, was bedeutet: erheblich weniger soziale Kontakte.

Der Polizei fällt er bereits wenige Monate nach seiner Entlassung wieder auf: wegen Trunkenheit am Steuer. Ein erstes Delikt. Es gibt Täter, die aus der Erfahrung, »wieder erwischt worden zu sein«, Konsequenzen ziehen und diese als Warnschuss ernst nehmen. Arne gehört nicht dazu.

Während die Polizei gegen ihn wegen der Vergewaltigung der 22-jährigen Prostituierten ermittelt, kommt heraus, dass er schon ein halbes Jahr zuvor eine vergleichbare Tat begangen hat. Nach Mitternacht hat Arne eine 25-jährige Prostituierte, ebenfalls eine Frau aus Osteuropa, in seinem Auto zu dem Waldstück gefahren, zu dem er die Tramperinnen bringen wollte, nicht weit entfernt vom Straßenstrich, sie dort mit einem Messer bedroht und Oralverkehr von ihr verlangt. Anschließend ohrfeigt er die Frau und fügt ihr mit einem Messer Verletzungen an Armen und Rücken zu. Dann bringt er die 25-Jährige zum Straßenstrich zurück.

Die junge Frau sieht sechs Monate später die Plakataufrufe der Polizei und erkennt Arne anhand des Phantombilds wieder. Aus Scham sei sie nicht eher zur Polizei gegangen, erklärt sie dem ermittelnden Kriminalhauptkommissar.

Arnes zweites Opfer, die 22-Jährige, hat ihn nicht selbst angezeigt, sondern sich ihrer besten Freundin anvertraut. Diese, eine Deutsche, geht dann zur Polizei und erstattet Anzeige – in der Gewissheit, dass »dieser Kerl, der gefährlich ist«, wie sie den Beamten sagt, nicht länger frei herumlaufen dürfe. Beide Opfer sagen in der Hauptverhandlung gegen Arne aus.

Arne sitzt seit zwölf Jahren in Haft, als ich vom Gericht mit seinem Fall beauftragt werde. Es geht um die Frage, ob die Entlassung des Inhaftierten nach 14 Jahren, also nach Verbüßung der ausgesprochenen Haftstrafe, »unter Berücksichtigung des berechtigten Sicherheitsinteresses der Bevölkerung verantwortet werden kann«. Ob die Gefahr eines (schweren) Rückfalls als so niedrig eingeschätzt werden kann, dass eine Entlassung zu befürworten ist. Oder ob eine anschließende Sicherungsverwahrung aus Sicherheitsgründen als erforderlich anzusehen ist.

In den Straf- und Gefangenenpersonalakten finde ich drei psychiatrische bzw. psychologische Vorgutachten. Eines zur Frage der Schuldfähigkeit des Inhaftierten und zwei zur Prognose. Der Gutachter zur Schuldfähigkeit kommt zu dem Ergebnis, Arne zeige keine Hinweise, die eine Schuldunfähigkeit begründen könnten, er sei voll schuldfähig. Die Vergewaltigungen seien »in einem heftigen, sadistisch sexuellen Erregungszustand vollzogen worden«.

Die beiden Prognosegutachten – vor vier und zwei Jahren erstellt – halten unterschiedliche Ergebnisse fest. Das erste Gutachten bescheinigt Arne eine nach wie vor hohe Gefährlichkeit; es spricht von einer »dissozialen Persönlichkeitsstörung«, einer »fixierten neurotischen Fehlhaltung« und mahnt eine intensive therapeutische Behandlung an, möglichst in einer sozialtherapeutischen Anstalt. Deren Erfolg wird aber gleichzeitig als fraglich beurteilt, vor allem weil die Motivation für eine Therapie wohl kaum überzeugend gegeben sei: Die Wahrscheinlichkeit weiterer schwerer Straftaten wird als so hoch eingeschätzt, dass eine Lockerung der Haftbedingungen bzw. gar eine Entlassung nicht verantwortet werden könne.

Der zweite Gutachter kommt zu einem für den Inhaftierten leicht günstigeren Ergebnis; er beruft sich hierbei auf die inzwischen laufende Therapie, hält aber die Möglichkeit der Gewährung von Vollzugslockerungen und einer Entlassung in naher Zukunft aus Sicherheitsgründen noch nicht für vertretbar. Die Gefährlichkeit ergebe sich vor allem auch aus der noch ungenügend behandelten sexuellen Störung. Arne neige zu sexuell geprägtem Sadismus. Vor allem lägen auch gravierende Sozialisationsstörungen vor, die bisher nur ansatzweise behandelt worden seien. Der Inhaftierte sei zu einer Fortsetzung der Therapie bereit und gehe von einer Entlassung nach etwa drei Jahren aus. Der Gutachter sieht eine gute Chance für eine weitere positive Entwicklung im Rahmen der Therapie.

So weit die Aktenlage.

Ich vereinbare mit der sozialtherapeutischen Anstalt, in der Arne einsitzt, einen Termin für seine Untersuchung. Kurz vor acht sitze ich an einem deutlich in die Jahre gekommenen Tisch in der Besuchsabteilung.

Um Punkt acht Uhr betritt ein mittelgroßer, beleibter, muskulöser Mann mit weichen, für sein Alter erstaunlich schlaffen Gesichtszügen den Raum. Er begrüßt mich freundlich, hat einen festen Händedruck, fragt, wo er Platz nehmen solle. Ich stelle mich kurz vor, informiere ihn über meine Aufgabe und Funktion als Gutachter: dass Arnes Aussagen, wenn ich sie als relevant erachte, Eingang in das Prognosegutachten finden, erkläre ihm das Vorgehen, dass wir mindestens zwei Gespräche von jeweils mehreren Stunden führen werden. Dass seine Mitarbeit freiwillig sei. Er stimmt sofort zu: Selbstverständlich, er wolle kooperieren. Wie meist beginne ich mit der Frage, wie es ihm in der Haft ergeht? Wie er seine Strafe empfindet? Es geht mir darum, einen Kontakt zu ihm herzustellen.

Arnes Antworten kommen prompt. Sprudelnd. Lebhaft. Die langen Jahre der Haft haben seine Sprachfähigkeit nicht geschädigt. Manchmal senkt er seinen Tonfall ab, wird leiser, als sei es etwas Besonderes, dass er mich ins Vertrauen zieht. Anders als die Mehrzahl der Sexualstraftäter, über die ich Gutachten schreibe, zeigt Arne keine Scham. Während der gesamten Exploration sitzt er mit geradem Rücken auf seinem Stuhl, wirkt konzentriert und aufgeschlossen.

Arne erinnert sich an alle Details seiner Taten. Die Prostituierten habe er damals als »minderwertig« angesehen, die Frauen hätten ihn durch ihr undiszipliniertes Verhalten gereizt, hätten sich nicht ihrer Abmachung entsprechend verhalten, nicht die Leistung erbracht, die er sich vorgestellt habe, schließlich habe er dafür in der Regel auch viel Geld bezahlt, da hätte er auch Leistung erwarten können. Auf seine Straftaten angesprochen, erzählt Arne ebenso frei wie über seine Biografie.

Er wächst in einem kleinen Ort in Nordrhein-Westfalen bei seinen Eltern auf, hat drei Geschwister: Kai ist vier Jahre älter, Kerstin zweieinhalb, Martin ein Jahr jünger.

An seinen Vater kann Arne sich kaum erinnern. Der stirbt »an einem Herzproblem«, als Arne sieben Jahre alt ist. Er sei dick gewesen, unheimlich dick, das weiß Arne noch, und er habe gern mal einen über den Durst getrunken, sei ihm und seinen Geschwistern gegenüber aber stets zugewandt und liebevoll gewesen.

Die Mutter ist dagegen oft abweisend, schlägt die Kinder, streitet häufig mit dem Vater. Sie verdient ihr Geld mit Putzen, der Vater arbeitet in einer Kfz-Werkstatt in der nahe gelegenen Großstadt. Von allem, erzählt Arne, sei immer zu wenig da gewesen: Essen, Geld, Zeit. Er und seine Geschwister sind von klein auf Schlüsselkinder, müssen sich mittags ihr Essen selbst aufwärmen, von der ersten Klasse an allein Hausaufgaben machen. Ab und zu unternimmt der Vater mit Arne, Kai und Martin Ausflüge: Sie schauen sich in der Großstadt schicke Autos an, die in den guten Vierteln samstags vor den Garagen geparkt sind. Einmal geht die ganze Familie zusammen ins Kino: ein Disney-Film.

Arne interessiert sich nicht für Sport, ist schüchtern und seinen Klassenkameraden gegenüber ängstlich, nachdem Kai einmal in eine Schlägerei auf dem Schulhof gerät und ihm dabei sein Schlüsselbein gebrochen wird.

Arne ist ein Außenseiter, schlechter gekleidet als die meisten anderen an der Schule. Er bemüht sich nach vollen Kräften, nicht aufzufallen, steht während der Pausen immer in der Nähe der Tür zur Aula.

Kai, Martin und Arne halten zusammen, haben aber keine Freunde. Auch später, als Erwachsener, erklärt Arne, habe er keine Freunde gehabt.

Sein Vater stirbt ein Jahr nach Arnes Einschulung. Für Arne hinterlässt der Verlust ein tiefes Loch. Die Mutter fängt ihn nicht auf, sie steht unter enormem Druck, die Familie zu ernähren und irgendwie zusammenzuhalten. Arne nimmt nach dem Tod des Vaters zu, wird fortan in der Schule »Dicker« gerufen, zieht sich noch mehr zurück. Die finanzielle Situation in der Familie ist noch angespannter, die Mutter ist die einzige Verdienerin, arbeitet noch mehr, um die Familie über Wasser zu halten, kann sich so noch weniger um die Kinder kümmern, ist oft weg bei der Arbeit.

Im Rahmen der Exploration beschreibt Arne sich selbst als Opfer von Entwürdigungen, denen er als Kind ausgesetzt war – und von Entbehrungen, weil die Mutter ihn abends oft hungern lässt: in ihren Augen das beste Mittel, damit das Kind Gewicht verliert. Heimlich stopft Arne in sich hinein, was er in die Hände bekommt. Auch halb aufgegessene Pausenbrote, die im Mülleimer auf dem Schulhof gelandet sind und die er herausholt, nachdem alle anderen längst zu Hause sind.

Ein knappes Jahr nach dem Tod des Vaters hört Arne nachts zum ersten Mal Geräusche aus dem Zimmer seiner Mutter. Er lauscht an der Tür, späht durchs Schlüsselloch – und sieht, wie sie mit einem Mann schläft. Am nächsten Morgen verlässt dieser schweigend die Wohnung. In der Familie wird nie über den Besucher gesprochen, die Mutter erwähnt mit keinem Wort, wer er ist und warum er zu ihr kommt. Für die Kinder ist er wie ein Phantom, das abends spät die Wohnung betritt und morgens wieder verschwindet. Von der Eifersucht, die er gegenüber dem fremden Mann empfindet, erzählt Arne seinem Bruder Kai, doch der weiß darauf nicht viel zu antworten, ist selbst überfordert mit dem Verlust des Vaters. Überhaupt habe man in seiner Familie kaum über Probleme gesprochen, die Mutter habe Anläufe in diese Richtung unterbunden.

Das Verhalten der Mutter enttäuscht Arne. Er versteht nicht, wie sie den Vater so schnell vergessen und betrügen kann. In der Schule rutschen seine Noten ab. Er ist ein mittelmäßiger bis schlechter Schüler, schafft aber jede Versetzung. Anders als sein jüngerer Bruder Martin, der sogar zweimal dieselbe Klasse wiederholen muss. Mit diesem teilt er sich ein Zimmer. Die Wohnung ist klein. Seine Schwester Kerstin hat ein schmales Zimmer, das man von der Küche aus betritt.

Als er 13 Jahre alt ist, gewöhnt Arne sich an, abends nach Einbruch der Dunkelheit allein Spaziergänge in seinem Viertel zu machen. Von außen schaut er in fremde Wohnungen hinein, ihn interessiert, wie andere Leute leben. Oft empfindet er Trauer und Neid, wenn er sieht, wie andere Familien zusammensitzen, nett miteinander umgehen, sich unterhalten. Unweigerlich denkt er an seine Mutter, Enttäuschung und Wut kommen in ihm hoch, dass die es nicht schafft, eine ebenso gute Familie hinzubekommen.

Auf dem Nachhauseweg von der Schule sieht Arne, inzwischen 14 Jahre alt, einen Aushang, dass ein Bote für Reklamezettel gesucht wird. Er bekommt den Job und führt ihn gewissenhaft aus. Nach einiger Zeit hat er genug Geld gespart, um sich in einer Zoohandlung einen Wellensittich zu kaufen. Den Vogel hält er in seinem Zimmer auf der Fensterbank in einem kleinen runden Käfig. Nachts wacht er auf, weil er den Drang verspürt, dem Vogel die Flügel auszureißen. Er stellt den Käfig auf einen Beistelltisch neben dem Kühlschrank.

Ein paar Wochen später, als er nachts seine Mutter und den nächtlichen Besucher durch die dünnen Zimmerwände hört, geht Arne in die Küche und dreht dem Wellensittich den Hals um.

Reglos berichtet Arne mir, wie er ein paar Tage später von seinen Ersparnissen wieder einen Wellensittich kauft. Wieder ist er grün und gelb gezeichnet. Den toten Vogel wirft er in einem Plastikbeutel in den Müll, den neuen umsorgt er gewissenhaft. Doch ein paar Wochen später ergreift Arne wieder unkontrolliert Wut: Er reißt dem Vogel den Kopf ab. Wie er sich danach gefühlt habe, frage ich. Vor allem ängstlich, entgegnet Arne: Dass die Mutter herausfinden könnte, was er getan hat. Er behauptet, der Vogel sei ihm durchs offene Fenster entflogen.

Kurz darauf bietet Arne einer Nachbarin – einer älteren Dame – an, ihren Dackel auszuführen. Heimlich füttert er den Hund mit Schokolade und würgt ihn anschließend. Einmal, berichtet er im Rahmen der Exploration, habe er dem Hund außerdem die Extremitäten gequetscht und darauf eingeschlagen. Als Arne ihn zum nächsten Spaziergang abholen will, bellt und knurrt der Hund Arne an. Die Begrüßung wiederholt sich auch bei Arnes folgenden Versuchen, den Hund auszuführen. Die Besitzerin erklärt dem inzwischen 15-Jährigen schließlich, sie werde sich lieber jemand anderen für die Spaziergänge suchen.

Noch in derselben Woche klettert Arne über den Gartenzaun und nähert sich dem Hund, wieder mit Schokolade in der Hand. Obwohl das Tier verunsichert ist, wie Arne berichtet, lässt es sich anlocken. Arne packt den Hund am Halsband, schlägt ihm mit einem Holzblock fest auf den Kopf und zertrümmert ihm ein Bein. Dann flüchtet er unerkannt aus dem Garten.

Nach dem Hauptschulabschluss, den er »gerade so« schafft, beginnt er eine Lehre als Kfz-Mechaniker, bricht sie aber nach neun Monaten wieder ab, da er mit den Kollegen nicht gut zurechtkommt. Oft wird er verspottet, er sei zu langsam, begreife nichts. Er bewirbt sich um eine Schreinerlehre, findet schnell eine Stelle, hört nach einem halben Jahr indes wieder auf. Er hat keinen Spaß an der Arbeit, kann den Chef nicht leiden. Seine Mutter kritisiert ihn nach diesem zweiten Abbruch heftig. Es kommt zum Streit: Arne wirft ihr wiederum vor, sie habe nach dem Tod des Vaters »rumgehurt«, sich gleich einen anderen Mann ins Bett geholt. Die Mutter droht Arne, ihn vor die Tür zu setzen, wenn er sich ihr gegenüber nicht respektvoller verhalte, woraufhin der sich entschuldigt – ohne es wirklich so zu meinen, wie er während der Exploration angibt. Aber ihm fehlt das Geld für eine eigene Wohnung, und das weiß seine Mutter auch.

Arne jobbt in der Folgezeit als Hilfsarbeiter bei verschiedenen Firmen, ist aber zwischendurch immer wieder arbeitslos. Durch Schwarzarbeit verdient er sich manchmal etwas dazu. In den folgenden Jahren wird er zweimal wegen Fahrens ohne Führerschein verurteilt und dreimal wegen Ladendiebstahls.

Was seine Sexualität angeht, hat Arne sich schon als Teenager im Nachteil empfunden. In der Schule ist er ausgegrenzt, keines der Mädchen interessiert sich für ihn. Im Sommer radelt Arne zum Freibad und beobachtet seine Klassenkameradinnen durch den grobmaschigen Drahtzaun. Einmal will er sich dabei selbst befriedigen, doch genau in dem Augenblick dreht sich eines der Mädchen zu ihm um. Arne erschrickt zu Tode, worüber sich das Mädchen kaputtlacht. Ihre Freundinnen stimmen ein, rufen ihm nach, er sei ein Schwein und ein Loser.

Zum Freibad fährt Arne nie wieder. Heimlich sieht er fortan seiner Schwester Kerstin von der Küche aus durch die leicht geöffnete Tür zu, wie sie sich abends auszieht und für das Bett fertig macht. Sie nackt oder in Unterwäsche zu sehen erregt ihn. Einmal, als sich außer ihm und Kerstin keiner in der Wohnung aufhält, geht er in ihr Zimmer, wirft sie auf das Bett und greift ihr zwischen die Beine. Seine Schwester schreit schockiert um Hilfe und versucht ihn wegzustoßen. Arne hört nicht auf, versucht sie zu streicheln und zerrt an ihrer Unterhose, und da er etwa 90 Kilo wiegt, ist er auch nicht leicht wegzuschieben. Plötzlich wird er von hinten an den Schultern gepackt: Seine Mutter zerrt ihn – die Einkäufe noch über dem Arm – wütend von der Schwester weg.

Er habe losgelassen, erzählt Arne ruhig, sei aus dem Haus gestürzt und erst spät abends, als alle schliefen, wieder zurückgekommen. Wegen des Lärms seien die Nachbarn aufmerksam geworden, am nächsten Tag sei ein Vertreter des Jugendamts vorbeigekommen, so sei es wohl zu der Aktennotiz gekommen. In der Familie wird über den Vorfall geschwiegen.

Ob Arne sich geschämt habe? Nein, eigentlich nicht. Er habe seiner Schwester nicht wehtun wollen. Sie meidet ihn fortan, redet einige Zeit nicht mehr mit ihm. Arne bemüht sich, abends immer erst möglichst spät nach Hause zu kommen, um ihr nicht zu begegnen. Während seiner abendlichen Spaziergänge befriedigt er sich immer wieder selbst, meist während er andere Familien von der Straße aus beobachtet.

Tamara lernt Arne während seiner dreijährigen Haftstrafe kennen. Sie ist zehn Jahre älter als er: groß, blond, selbstbewusst, Bibliothekarin, stets lächelnd und freundlich. Sie besucht einen von Arnes Mitgefangenen als ehrenamtliche Betreuerin. Alle zwei Wochen. Sie gefällt Arne sofort, und er bittet den älteren Mitgefangenen, Tamara in seinem Namen zu fragen, ob sie auch ihn besuchen wolle. Tamara stimmt einem Erstgespräch zu und ist fortan auch Arnes ehrenamtliche Betreuerin, was von der Vollzugsanstalt auch entsprechend bestätigt wird. Von da an trifft sie ihn regelmäßig, die beiden verlieben sich ineinander. Sie schreiben sich fast täglich Briefe, und Tamara bestätigt Arne immer wieder, dass sie an seine Heilung glaube. Mit ihr absolviert er seine Vollzugslockerungen, sie begleitet ihn zu Ausgängen, holt ihn in der Anstalt ab und bringt ihn wieder zurück. Arne erzählt ihr von seinen Straftaten. Als er Wochenendausgänge erhält, übernachtet er bei Tamara im Gästezimmer.

Zu den Besuchen im Gefängnis nimmt Tamara manchmal ihre Töchter mit, bereitet von langer Hand vor, dass Arne bei ihrer Familie leben wird. Selbst Tamaras Ehemann besucht Arne einige Male: ein depressiver, alkoholkranker, arbeitsloser Mittvierziger, der bereits morgens vor dem Fernseher sitzt und sich am liebsten Kochsendungen ansieht. Tamara reicht schließlich die Scheidung ein. Sie hat von ihren Eltern ein Haus mit großem Grundstück geerbt. Drei Monate nach der Scheidung wird Arne aus der Haft entlassen und zieht bei ihr ein.

Tamara, sagt Arne, habe keinerlei Erwartungen hinsichtlich Sex an ihn gehabt, man habe einfach nebeneinander im Bett gelegen, habe sich anfangs nur ab und zu geküsst. So sei bei ihm ein sexuelles Bedürfnis entstanden, ohne Druck, und es sei ihm erstmals möglich gewesen, mit einer Frau normal zu schlafen. Tamara ist die Erste und Einzige, mit der er befriedigenden Sex haben kann.

Die Beziehung habe ihm Halt gegeben, sagt Arne. Ihr Familienleben beschreibt er als normal. Die beiden Töchter – acht und zehn Jahre alt – habe er gern beobachtet und darüber auch mit Tamara gesprochen, aber er habe sich immer im Griff gehabt. Ob die Mädchen je Angst vor ihm hatten, kann Arne nicht beantworten, darüber habe er sich nie Gedanken gemacht. Man sei eine richtige Familie gewesen: mit gemeinsamen Abendessen und Spielenachmittagen.

Dass Arne in die Familie aufgenommen wird, zementiert in ihm die Vorstellung, unter seine Vergangenheit sei ein Schlussstrich gezogen worden.

Er macht eine Ausbildung zum Altenpfleger. Die Senioren, die er betreut, nennen ihn wegen seines Eifers und seiner Freundlichkeit »den guten Geist des Hauses«.

Jeder in seiner Umgebung habe damals gewusst, wer er sei, erklärte mir Arne im Rahmen der Exploration. Keiner habe ihn stigmatisiert, ihm gar Vorwürfe gemacht. Er fühlte sich protegiert, sicher – und ihm gefällt die Rolle des guten Menschen, die er an seiner Arbeitsstelle einnimmt.

Trotz der Beziehung zu Tamara geht Arne immer wieder zu Prostituierten, bezahlt für Oralverkehr, zu mehr kommt es nie, da Arne unter Druck keinen Geschlechtsverkehr ausführen kann, was ihn unglaublich wütend macht. Tief drinnen fühlt er sich als Versager. Tamara weiß von Arnes Ausflügen zum Straßenstrich. Er beteuert ihr gegenüber, nie mit einer der Prostituierten geschlafen zu haben. Tamara hält Arnes Verhalten für eine Übergangsphase und hofft, dass er bald zu einem normalen Familienleben finden werde. Aber so kommt es nicht. Eines Abends verliert Arne gegenüber der 25-jährigen Polin, die er zu sich ins Auto geholt hat, die Kontrolle. Warum, kann er nicht erklären. Auch nicht, wieso er überhaupt ein Messer dabei hatte. Er verdrängt seine Tat, beruhigt sich, er habe die Frau ja nur leicht verletzt, sei in dieser Nacht lediglich schlecht drauf gewesen – und die Nutte habe ihren Job auch einfach nicht gut gemacht.

Auch seine zweite Tat, sagt Arne, sei nicht geplant gewesen. An dem Abend habe er eigentlich früh ins Bett gehen wollen. Er konnte nicht einschlafen, zog sich wieder an, stieg ins Auto und fuhr ziellos durch die Straßen. Dann sieht er die beiden Tramperinnen. Eine erinnert ihn an seine Schwester. Warum er mit ihnen in den Wald gefahren war, kann er nicht begründen. Irgendetwas habe ihn geleitet. Keine seiner Handlungen in dieser Nacht sei geplant gewesen. Wegen des Verhaltens der Mädchen, die anfangen zu schreien und zu toben, wie er es nennt, ist er frustriert und »unglaublich wütend«. Dass sie bei ihm eingestiegen sind, habe er als eine Einwilligung gesehen, mit ihm zusammen zu sein. Dass eines der Mädchen ihr Handy hervorzieht, Hilfe herbeirufen will, empfindet er als Enttäuschung, als Absage. »Mit der ganzen Wut zwischen den Ohren« fährt Arne zum Straßenstrich. Dort ist »zu viel los«, also trinkt er in seiner Stammkneipe zwei Bier – die Wirtin wird ihn vor Gericht als ausgeglichen, ruhig und lustig beschreiben. Wie er es immer gewesen sei. Gegen ein Uhr morgens bezahlt Arne seine Rechnung und steigt wieder ins Auto. Mit der jungen Polin fährt er hinunter zum Fluss. Im Wesentlichen würde die Schilderung der Tat im Urteil stimmen, sagt Arne.

Es sei ihm darum gegangen, die Frau »im Griff zu haben, die musste machen, was ich wollte«. Das Gefühl der Macht über sie habe ihn befriedigt. »Ich konnte von ihr verlangen, was ich wollte, sie musste es machen.« Er sei früher immer nur gedemütigt worden, könne sich nicht erinnern, dass seine Mutter ihn jemals gelobt habe, auch in der Schule sei er immer der »Versager und Außenseiter« gewesen. Mit seinen Problemen habe er immer allein klarkommen müssen, er könne sich an kein vertrauensvolles Gespräch erinnern. Wenn er während der Schulzeit mal ein Mädchen angesprochen habe, habe die sich nur lustig über ihn gemacht, er sei vielen »zu dick« gewesen, habe nichts zum »Vorzeigen« gehabt, habe sich so immer mehr zurückgezogen, sei zum Einzelgänger geworden, der »alles mit sich selbst ausmacht«.

Die erste und einzige Frau, die ihm bisher Nähe und Wärme gegeben habe, ihn schätze und auch liebe, sei Tamara. Mit seiner Schwester habe er seit der ersten Inhaftierung keinerlei Kontakt mehr, der jüngere Bruder Martin schreibe ihm gelegentlich, zum Geburtstag und an Weihnachten. Seine Mutter habe ihn in der Haft nur wenige Male besucht, habe ihm auch da »nur Vorwürfe gemacht, hat sich reingewaschen von ihrer eigenen Verantwortung«. Arne sagt ihr irgendwann, sie brauche ihn nicht mehr zu besuchen. Dem Wunsch kommt sie umgehend nach, man schreibt sich nur noch gelegentlich. Von Martin erfährt er zwei Jahre später, dass sie verstorben ist. Auf die Frage, ob ihn das gefühlsmäßig berührt habe, senkt er den Kopf und denkt etwas nach. Dann schaut er mich an und meint: »Eigentlich nicht, die Frau hat mich geboren – und das war's, ob sie mich gemocht hat, weiß ich bis heute nicht.« Kurz darauf bittet er um eine kurze Pause.

Auf die Frage, was er zu den physischen und psychischen Verletzungen sage, die er den Opfern zugefügt habe, insbesondere der 22-jährigen Frau, antwortet Arne: Ja, ihm sei klar, dass die Opfer seinetwegen sehr gelitten hätten. »Das bedaure ich. Es war sicher schlimm für die Frau. Für beide Frauen. Aber ich denke, die haben Hilfe bekommen.« Das Wort Vergewaltigung nimmt er nicht in den Mund.

Bei mir entsteht die Frage, wieweit seine Antworten im Rahmen der Therapie, die er seit einigen Jahren macht, »antrainiert« sind, wieweit er gelernt hat, auf was man achten muss, worauf es ankommt und wieweit er das Gelernte verinnerlicht hat. Vielleicht hat auch Tamara ihm geholfen, sich auf die Gespräche mit mir vorzubereiten. Vielleicht hat Arne von anderen Häftlingen Erfahrungen und Tipps aufgeschnappt, wie man mit einem Gutachter umgehen sollte. Seit anderthalb Jahren sitzt Arne in der Sozialtherapie. Wirklich nachempfinden kann er meiner Einschätzung nach nicht, was er seinen Opfern angetan hat. Er sagt zwar, er sei zu Recht verurteilt worden, und auch die Länge der Freiheitsstrafe habe er akzeptiert, aber in keinem Augenblick unseres langen Gesprächs zeigt Arne wahre Empathie gegenüber den Opfern. Stattdessen wertet er die Frauen als »Prostituierte« ab, das sei schließlich deren Job. Dieser Eindruck wird durch die Therapieberichte in den Akten bestätigt: Auch der zuständige Vollzugspsychologe kann bei Arne keine emotionale Schwingungsfähigkeit feststellen, er weist allerdings gleichzeitig darauf hin, dass sich Arne in letzter Zeit im Rahmen der intensiven Therapie – er nahm erfolgreich an mehreren Therapiemaßnahmen teil – positiv entwickelt habe, seine Einsicht in sein straffälliges Verhalten und den angerichteten Schaden habe sich differenziert. Eine Fortführung der Therapie, an der er motiviert teilnehme, könne eine weitere positive Entwicklung erwarten lassen, die dann auch zu einer günstigen Prognose führen könne.

Nur als Arne über Tamara und ihre Liebe spricht, spüre ich bei ihm das Aufkommen von Gefühlen. Auch er liebe sie, sagt Arne, das klingt sehr überzeugend. Immer wenn er über Tamara spricht, wirkt er glücklich, berichtet über Einzelheiten, was man bei ihren Besuchen alles bespreche, sie habe stets fest zu ihm gehalten, trotz der langen Haftzeit, darüber sei er selbst erstaunt. Man plane konkret ein Leben zusammen, wenn er hoffentlich bald entlassen werde.

Ich frage ihn, ob ich mit Tamara sprechen könne, womit Arne sich sofort einverstanden erklärt. Tamara teilt mir in dem Telefongespräch mit, sie stehe nach wie vor zu Arne. »Wir haben schon kurz nach seiner Inhaftierung und dann noch einmal nach der Verurteilung über alles gesprochen, ob es sinnvoll ist, dass wir zusammenzubleiben, da er ja mit einer jahrelangen Haftstrafe rechnen musste.« Sie sei von seinen Taten nicht abgeschreckt gewesen, sie liebe ihn trotz allem. So dauere die Beziehung bis heute an, er freue sich auf jeden ihrer Besuche – sie auch.

Seit 45 Jahren existieren in der Bundesrepublik Anstalten, die schwerpunktmäßig die Behandlung von Gewalt- und Sexualstraftätern zur Aufgabe haben und damit deren Vorbereitung auf eine mögliche Resozialisierung. Die erste dieser Anstalten wurde 1969 in Baden-Württemberg eingerichtet. 2012 gab es in Deutschland bereits 63 solcher Anstalten mit 2351 Haftplätzen. Vor allem in den letzten zehn Jahren ist deren Zahl deutlich gestiegen, wohl weil immer offenkundiger geworden ist, dass diese sehr gute Arbeit hinsichtlich der Resozialisierung der Insassen leisten. Im selben Zeitraum hat auch der Anteil der in diesen Anstalten untergebrachten Sexualstraftäter erheblich zugenommen, heute dürfte es etwa die Hälfte sein. Inzwischen vorliegende empirische Untersuchungen machen deutlich, dass Sozialtherapie auch bei Sexualstraftätern erfolgreich sein kann, allerdings mit Unterschieden, je nach vorliegender Störung. Die intensivere Betreuung bedeutet, dass die Unterbringung in der Sozialtherapie deutlich teurer ist als im Regelvollzug. Wird im Regelvollzug etwa von täglichen Haftkosten von 80 Euro ausgegangen, liegen diese in der Sozialtherapie bei 250 bis 300 Euro. Da taucht sehr schnell die Frage auf, warum geben wir so viel Geld für Straftäter aus, wenn es auch billiger geht. Die Antwort geben kriminologische Untersuchungen, sie ist ganz einfach: Weil es am Schluss billiger ist. Wir geben zwar für die Behandlung zunächst mehr Geld aus als im Regelvollzug. Die Rückfallquote ist allerdings nach einer Behandlung niedriger als nach einer Entlassung aus dem Regelvollzug, und Rückfall kostet Geld. Insgesamt spart der deutsche Staat durch eine Behandlung in der Sozialtherapie somit Geld, die Behandlung zahlt sich aus. Eine wirksame therapeutische Behandlung ist auch im Sinne eines effizienten Opferschutzes. Jeder Täter, der nicht mehr rückfällig wird, macht unsere Gesellschaft etwas sicherer.

In den Sozialtherapeutischen Anstalten kann intensiver nach den Ursachen geforscht und der Frage nachgegangen werden, was die Straftat(en) nach sich gezogen hat. Nicht immer gibt es darauf eine eindeutige Antwort, wobei die Tatsache, dass es darauf eine gibt, nicht heißt, dass ein Insasse freigelassen werden kann. Aber: Die Sozialtherapie kann die Rückfallwahrscheinlichkeit eines Straftäters substanziell reduzieren. Dazu bedarf es sehr viel therapeutischer Arbeit, wobei zuvor noch ein wichtiger Schritt erfolgen muss: die Bereitschaft des Täters, sich einer intensiven Auseinandersetzung mit sich selbst und seinen schweren Verbrechen zu stellen – ein in der Regel nicht leichter Schritt, geht es doch um die Aufarbeitung der »dunklen« Seiten im eigenen Leben. Außerdem ist eine Therapie anstrengend, da wird in der Regel über Jahre hinweg eine intensive Beschäftigung mit der eigenen Problematik gefordert. Deshalb verwundert es auch nicht, dass mancher »auf der Strecke bleibt« und aus einem Behandlungsprogramm aussteigt, in den Regelvollzug zurückverlegt werden muss. Manche schaffen es dann nach entsprechender Vorbereitung doch noch in einem zweiten Anlauf.

Arne hatte die ersten Jahre seiner Haft im Regelvollzug gesessen und dort einer zusätzlichen Behandlung durch einen externen Therapeuten zugestimmt. Warum nicht gleich eine Behandlung in der Sozialtherapie? Als man ihm vonseiten der Vollzugsanstalt vor einigen Jahren die Verlegung in die Sozialtherapie nahegelegt habe, sagt Arne, sei er zunächst durchaus offen dafür gewesen, habe dann aber mit anderen Inhaftierten darüber gesprochen. Alle hätten abgeraten. Bringe nichts. Bedeute nur Stress, würde eine Entlassung nur hinauszögern. Das sei die gängige Meinung gewesen. Arne entscheidet sich zunächst gegen eine Verlegung. Er habe erst allmählich verstanden, dass die Meinung der Insassen vor allem auch durch die aus der Sozialtherapie Rückverlegten, die gescheitert sind, beeinflusst wird, die, um sich zu rechtfertigen, negativ über diese Einrichtungen berichten.

Zwei Jahre später war der Leiter der JVA erneut an Arne herangetreten: Es sei Zeit für eine Innenschau und einen intensiven Blick zurück auf seine Straftaten. Arne wird auch von seinem externen Therapeuten motiviert, sich in die Sozialtherapie verlegen zu lassen. Auch Tamara rät ihm zu. Dann entschließt er sich vor etwa eineinhalb Jahren zu dem Schritt. In der Sozialtherapie nimmt er intensiv an den einzelnen Behandlungsprogrammen teil, in den Akten wird von »deutlichen Therapiefortschritten« gesprochen. Der Kontakt zu Tamara wird durch die Verlegung nicht beeinträchtigt, im Gegenteil, sie schöpft neue Hoffnung, dass er sich nun verändern könne, besucht ihn regelmäßig.

Arne hält sich inzwischen für »relativ ungefährlich«, sagt, er habe sich weiterentwickelt. Hinzu komme, dass er inzwischen 55 Jahre alt sei. »Die Lust auf Kontakte mit Prostituierten ist gar nicht mehr da.« Das klingt grundsätzlich nach Einsicht in die Probleme und Veränderung und könnte positiv ins Gutachten einfließen, doch widerspricht Arne sich später, als ich ihn frage, ob er sich – wieder in Freiheit – von Prostituierten fernhalten könne. »Eigentlich schon«, sagt er da, antwortet so zügig wie immer. Ob in dem kleinen Wort »eigentlich« nicht eine Rückfallgefahr zu erkennen sei, frage ich. »Zu hundert Prozent kann doch keiner was versprechen«, entgegnet Arne. Die anschließende Pause, die ich bewusst mache, verunsichert ihn etwas, ja, er brauche schon noch Hilfe, nach der langen Haftzeit benötige er vor allem Unterstützung für den Schritt von »drinnen nach draußen«, das Leben in Freiheit mache ihm auch etwas Angst, er fühle sich manchmal überfordert. Wichtig sei, dass er Tamara habe, aber darüber hinaus wünsche er sich auch professionelle Hilfe. Er habe zu einer Therapeutin in der Sozialtherapeutischen Anstalt besonderes Vertrauen geschöpft, von dieser würde er gern nach Haftentlassung weiterhin Hilfe bekommen.

Damit spricht Arne ein ausgesprochen wichtiges, nach wie vor teilweise vernachlässigtes Problem im deutschen Strafvollzug an: die Vorbereitung einer Haftentlassung und die Nachbetreuung danach, ein funktionierendes »Entlassungsmanagement«. Straftäter, die vielfach jahrelang inhaftiert sind, müssen schrittweise auf eine Haftentlassung vorbereitet werden, und vor allem benötigen sie auch eine wirksame Nachbetreuung. Nun gibt es in Deutschland für eine Nachbetreuung die Bewährungshilfe bzw. Führungsaufsicht, die von speziell ausgebildeten Sozialarbeitern durchgeführt wird. Das zentrale Problem der Bewährungshilfe liegt in der hohen Fallbelastung, die je nach Bundesland bzw. Region etwa zwischen 60 und 100 liegt, teilweise noch darüber. Das bedeutet, ein Bewährungshelfer ist für so viele Straftäter zuständig, er kann sich somit um Einzelfälle kaum intensiv kümmern, zumindest nicht über längere Zeit. Zu beachten ist hier auch, dass ein erheblicher Teil der Arbeit der Bewährungshelfer für administrative Arbeit verloren geht. Ich habe mit Arne über die Nachbetreuung gesprochen, er sieht keine Probleme, mit einem Bewährungshelfer zusammenzuarbeiten, wünscht sich aber weiterhin vor allem die Möglichkeit, bei auftauchenden Problemen seine ihm vertraute Therapeutin bzw. das Fachpersonal der Sozialtherapeutischen Anstalt zu kontaktieren. Zu dem hat er ein belastungsfähiges Vertrauensverhältnis aufgebaut, die kennen ihn sehr gut.

Um mit Tamara »gemeinsam den Lebensabend verbringen zu können«, will er entlassen werden. Tamara sei immerhin schon 65, sagt Arne, sei gerade pensioniert worden. Er wolle wieder zu ihr ziehen und mit ihr zusammenleben. Darin seien sich beide einig.

Die Angaben eines Häftlings auf diese Art zu überprüfen ist als Ergänzung zur Exploration aus meiner Sicht wichtig.

Denn oft stimmt das Gesagte nicht mit der Realität »da drau-ßen« überein. Immer mal wieder saß ich einer Ehefrau oder Partnerin eines Inhaftierten gegenüber, die mir sagte: »Klar helfe ich meinem Mann in den ersten Wochen, wenn er aus der Haft kommt. Aber ich bin seit Jahren neu liiert. Hier ein-ziehen? Wird er sicher nicht – zumindest nicht auf Dauer.« Oder, auch das habe ich einige Male erlebt, die Antwort lau-tet: »Mein Mann? Setzt hier keinen Fuß durch die Tür.« Wenn ich dann ein weiteres Gespräch mit dem jeweiligen Häftling ausmachte, gab dieser zu, ja, eigentlich sei die Situation so, wie die Ehefrau sie geschildert habe. Auch wenn die Partner-schaft gut ist und man gemeinsam den weiteren Lebensweg gestalten möchte, kann es wichtig sein zu erfahren, wieweit die Vorstellungen übereinstimmen oder wo eventuell Proble-me auftauchen könnten. Das kann auch Hinweise für ent-sprechenden Hilfebedarf geben, auf den man im Rahmen ei-nes Gutachtens eingehen kann.

Im Gefängnis entwickelt jeder seine eigenen Vorstellun-gen von der Realität da draußen nach der Haftentlassung. Mancher ist fest entschlossen, nicht mehr rückfällig zu wer-den, nicht mehr in diese völlig andere Welt einer Vollzugs-anstalt zurückkehren zu müssen. Wichtig ist es im Rahmen einer Prognose auch zu prüfen, wieweit diese Vorstellungen vom Leben danach überhaupt realitätsangepasst sind, wie-weit sie für den Inhaftierten umsetzbar sind, wo eventuell Probleme auftauchen könnten, die ihn wieder straucheln lassen. Wie stellt er sich den »sozialen Empfangsraum« vor und wieweit ist diese Vorstellung realitätsadäquat. Gerade da können Gespräche mit den Personen, mit denen der Ge-fangene nach einer Entlassung wesentlich zu tun haben wird, wichtige zusätzliche Informationen liefern. Selbstver-ständlich sind für diese Personen derartige Gespräche völ-lig freiwillig, sie müssen sich nach vorheriger Informierung dazu bereit erklären.

Tamara schildert Arne als liebevoll, gewissenhaft, höflich und als eher zurückhaltenden, schüchternen Liebhaber. Ihr Liebesleben war immer erfüllt, sagt sie. Dass er schwere Straftaten begangen hat, stehe ihrer Liebe letztlich nicht im Weg, sie wolle alles tun, dass er es diesmal schaffe und nicht mehr rückfällig werde. Wenn er es diesmal wieder nicht schaffen würde, betont sie gleichzeitig, wisse sie allerdings nicht, ob sie die Kraft für ein weiteres gemeinsames Leben aufbringen könne.

Meine Sorge, dass er erneut Kontakt zu Prostituierten suchen und sich daraus eine Rückfallgefahr ergeben könnte, teilt Tamara nicht. Er habe sich verändert, sagt sie. Sie liebt Arne. So sehr, dass sie es in Kauf nimmt, dass ihre beiden Töchter inzwischen seinetwegen den Kontakt zu ihr weitgehend abgebrochen haben.

Ich treffe mich mit der Therapeutin der Sozialtherapeutischen Anstalt, die mit Arne neben den standardisierten Programmen vor allem auch Einzelgespräche führt. Arne hat sie für die Exploration von ihrer Schweigepflicht entbunden. Ihre Einschätzung ist klar: Arne habe sehr gute Therapiefortschritte gemacht, allerdings gebe es noch deutliche Defizite aufzuarbeiten, die Therapie müsse deshalb noch fortgesetzt werden. Zum gegenwärtigen Zeitpunkt sei die Rückfallgefahr noch zu hoch, um ihn entlassen zu können. Er sei, bis auf zwei Ausführungen, auch noch nicht in ein systematisches Lockerungsprogramm eingebunden. Sie empfiehlt ein etwa halbjähriges Lockerungsprogramm mit sich steigernden Freiheiten, wie weitere Ausführungen unter Begleitung von Vollzugsbeamten, dann unter Begleitung seiner Bezugsperson, in diesem Fall Tamara, dann Alleinausgänge. Das würde etwa ein halbes Jahr in Anspruch nehmen. Wenn alles problemlos verlaufe, wovon sie ausgeht, könne er dann zum Freigang zugelassen werden, sich eine Arbeitsstelle in der nahe gelegenen Stadt suchen, von der Anstalt aus jeden Tag zur Arbeit gehen, an den Wochenenden könne er dann zu Tamara nach Hause fahren, um sich auch dort einzugewöhnen. Während der ganzen Zeit müsse er weiterhin an den Einzeltherapiesitzungen teilnehmen. Wenn auch das gut gehe, könne er in einem bis eineinhalb Jahren entlassen werden. Dann sollte er eine Bewährungsunterstellung bekommen. Die Vorstellungen der Therapeutin bzw. der Sozialtherapie stimmen uneingeschränkt mit meinen eigenen Überlegungen überein, die ich mir vorher gemacht und schriftlich festgehalten habe.

Ich habe in der Zwischenzeit auch einige sogenannte Checklisten ausgefüllt. Das sind standardisierte, auf den Ergebnissen empirischer Untersuchungen basierende Punktekataloge. Diese Punkte bzw. Fragen, wie beispielsweise Alter bei der ersten Straftat, Zahl bisheriger Rückfälle, Zahl der Inhaftierungen, Vorgehen bei der Straftat, Bekanntheitsgrad zwischen Täter und Opfer, etwa bei Sexualstraftaten, geben nach den Ergebnissen der Untersuchungen Hinweise auf die Höhe einer Rückfallgefahr. Man prüft empirisch, welche Variablen mit einem oder mehreren Rückfällen bei welcher Tätergruppe zusammenhängen. Diese sogenannten »statistischen Verfahren«, die einem »klinischen« Vorgehen oft gegenübergestellt werden, werden in ihrer Bedeutung und Aussagekraft unterschiedlich bewertet. In der Regel werden diese statistischen Verfahren bei einem »klinischen« Vorgehen als zusätzliche Informationsquelle mit herangezogen, was auch ich für gewöhnlich mache.

Inzwischen liegen zahlreiche solcher Verfahren vor, vielfach entwickelt in den USA oder Kanada und ins Deutsche übersetzt und standardisiert. Auch in Deutschland wurden inzwischen sehr gute Instrumente dieser Art entwickelt, etwa zur Beurteilung des Rückfallrisikos bei Sexualstraftätern. Die Verfahren beziehen sich schwerpunktmäßig auf spezifische Tätergruppen wie Gewaltstraftäter, Sexualstraftäter oder jugendliche Täter.[3]

Je früher der Täter mit seiner kriminellen Karriere begonnen hat, umso ungünstiger wirkt sich das in aller Regel auf seine Prognose aus. Vor allem etwa auch bei Gewalttaten.

Wer eine Berufsausbildung abgeschlossen hat, hat aufgrund seiner Qualifikation eine größere Chance, sich besser in ein normales Leben eingliedern zu können, denn er findet schneller eine qualifiziertere Anstellung, was finanzielle Sicherheit und soziale Kontakte bedeutet. Und: Wer Geld zur Verfügung hat, wird sich sein Leben besser gestalten können, womit die Gefahr eines Rückfalls eher sinken wird. Allerdings hängt das natürlich von weiteren Faktoren beim Täter ab, etwa der Art seiner Straftaten.

Auch soziale Leistungsfähigkeit spielt eine große Rolle: Wer gut mit anderen Menschen »kann«, hat meist bessere Chancen, in der Gesellschaft anzukommen. Allerdings müssen auch hier selbstverständlich weitere Faktoren geprüft werden. Betrüger etwa haben oft eine hohe soziale Kompetenz, was ihnen bei der Begehung ihrer Straftaten hilft. Deutlich wird, dass man aufgrund der Ausprägung einzelner Faktoren in aller Regel nicht auf die Rückfallgefahr schließen kann, es kommt auf die Kombinatorik zahlreicher Faktoren an. Kontakte, Freundschaften und Beziehungen zu anderen Menschen aufzubauen setzt voraus, dass man sich emotional binden kann. In den Biografien von Tätern, die schwerste Gewalttaten begangen haben, findet man in der Regel traumatische Erlebnisse, die nach sich zogen, dass sich keine normale Emotionalität entwickeln konnte.

Je mehr Verurteilungen ein Täter hat, umso höher ist im Allgemeinen seine Rückfallgefahr. Dabei muss es nicht immer um schwere Straftaten gehen. Strafen greifen bei ihnen nicht als Abschreckung.

Wenn Opfer und Täter sich kannten, sich familiär oder freundschaftlich näher standen, ist die Gefahr eines Rückfalls, etwa bei Sexualstraftaten, in der Regel niedriger als bei einem Täter, der sein Opfer nicht kannte. Vielfach verändern sich auch die Gelegenheitsstrukturen, etwa in der Weise, dass die Kinder, die Opfer eines sexuellen Missbrauchs wurden, inzwischen erwachsen sind und die frühere gemeinsame Wohnung verlassen haben.

Bei Sexualstraftätern ist genau zu prüfen, welche Störung vorliegt, etwa eine Pädophilie, bzw. was der Hintergrund gewaltsamer sexueller Kontakte, wie Vergewaltigungen, ist. »Den typischen« Sexualstraftäter gibt es nicht, die Variationsbreite ist sehr groß. Die öffentliche Diskussion um diese Tätergruppe ist vor dem Hintergrund einer vielfach einseitigen und plakativen Medienberichterstattung ausgesprochen verzerrt. Nicht jeder Mann, der ein Kind sexuell missbraucht, ist zwangsläufig pädophil. Ich habe Fälle untersucht, in denen Männer in ihrer Familie etwa Stieftöchter sexuell missbraucht haben, ohne pädophil zu sein. Bei sogenannten »Kernpädophilen«, die sexuelle Befriedigung nur mit Kindern erleben können, ist die Rückfallgefahr in der Regel relativ hoch. Auch nach psychotherapeutischer Behandlung habe ich es immer wieder erlebt, dass diese Täter einige Jahre nach Beendigung einer Behandlung wieder rückfällig geworden sind. Inzwischen vorliegende vergleichende Untersuchungen zur Wirkung einer Behandlung von Sexualstraftätern zeigen allerdings deutlich, dass es auch hier wirksame Behandlungsverfahren gibt. Vor allem auch hormonale Behandlungen erwiesen sich als relativ erfolgreich, aber auch strukturierte psychologische Ansätze. Schließlich zeigte sich auch, dass ambulante Maßnahmen gegenüber institutionellen Behandlungsprogrammen wirksamer sind, was in vielen Punkten nicht nur für Sexualstraftäter gilt. Unter Umständen kann eine Behandlung in einer Institution, etwa einer Justizvollzugsanstalt oder einer Sozialtherapie, begonnen und konsequent nach der Entlassung fortgesetzt werden. Wichtig ist auch, dass die Täter freiwillig mitmachen, sich wirklich ändern wollen, aber auch das ist kein Spezifikum bei Sexualstraftätern. Bei Inzesttätern war der Behandlungserfolg im Vergleich zu anderen Gruppen geringer. Besonders schlecht fielen die Behandlungsergebnisse bei den Tätern aus, welche eine Behandlung abgebrochen hatten – aber auch das gilt für Straftäter allgemein. Solche, die etwa eine Sozialtherapie abbrechen, haben im Durchschnitt eine deutlich höhere Rückfallrate als die Vergleichsgruppe. Martin Schmucker[4], der die Ergebnisse der Behandlung von Sexualstraftätern auf internationaler Ebene zusammenfassend bewertet, kommt zu dem Ergebnis, dass qualifizierte Behandlungsprogramme auch bei dieser Tätergruppe zu einer Verringerung des Rückfallrisikos beitragen können. Die Behandlung dauert allerdings oft lange, und ein Erfolg kann im Einzelfall nie mit Sicherheit vorausgesagt werden; das gilt allerdings nicht nur für die Behandlung bei dieser Tätergruppe. Trotzdem lohnen sich die finanziellen Investitionen, weil die Einsparungen durch Senkung der Rückfallwahrscheinlichkeit größer sind als die Kosten für die Behandlung.

Die Tests zeigen bei Arne ein mittleres bis leicht erhöhtes Rückfallrisiko an. Entsprechend komme ich in meinem Gutachten für das Gericht zu dem Ergebnis, dass eine Entlassung aus dem Strafvollzug gegenwärtig noch eine zu große Gefahr darstellen würde, er deshalb weiterhin in der Sozialtherapie bleiben soll. Ich mache gleichzeitig in Absprache mit den Experten aus der Sozialtherapie konkrete Vorschläge für das weitere Vorgehen hinsichtlich seiner Resozialisierung und bespreche diese im letzten Gespräch mit ihm. Er erklärt sich mit allen Punkten einverstanden, wenngleich ihm die Enttäuschung darüber, dass es mit seiner Entlassung »nicht schneller geht«, anzumerken ist. Ich sage in solchen Momenten den Gefangenen oft: »Es ist nicht das Wichtigste, dass Sie möglichst schnell aus der Haft entlassen werden, viel wichtiger ist, dass Sie nicht mehr hierher kommen.« Als letzten Punkt schlage ich in meinem Gutachten vor, dass vor Arnes Entlassung ein weiteres Gutachten erstellt wird, in dem konkrete Maßnahmen für die Zeit nach der Haft festgehalten werden. So könnte Arne schrittweise und mit möglichst konkreter Hilfe an ein Leben in Freiheit herangeführt werden. Vorausgesetzt, sein Rückfallrisiko wird dann als geringer eingeschätzt. Ein wichtiger Punkt könnte auch sein, ob ihn seine Partnerin dann nach wie vor unterstützt, wovon nach gegenwärtiger Erfahrung auszugehen ist. Als zwingend erachte ich die Weiterführung der Therapie; das will er auch selbst, er ist motiviert, was sich auch in einem zunehmenden Therapieerfolg ausdrückte.

Ob bei einem Straftäter eine Therapie sinnvoll ist und eine Wirkung verspricht, hängt entscheidend davon ab, ob er motiviert ist, sich behandeln zu lassen. Er muss bereit sein, an einem psychotherapeutischen Behandlungsprogramm teilzunehmen, »Zwangsbehandlung« kann es hier nicht geben. Ist er nicht behandlungsmotiviert, kann eine Psychotherapie kaum etwas bewirken. Allerdings ist es auch dann sinnvoll, inhaftierte Straftäter über die Möglichkeiten einer Therapie aufzuklären und sie immer wieder zu motivieren. Denn in der Regel haben sie, wenn überhaupt, nur wenige oder verzerrte Informationen über eine Behandlung. Die ablehnende Haltung hat meiner Erfahrung nach oft damit zu tun, dass das Angebot, sich in eine Sozialtherapie verlegen zu lassen, von der Vollzugsanstalt kommt, die ja oft als »Gegner« betrachtet wird. Letztlich bedeutet eine Verlegung in die Sozialtherapie nach Ansicht der Gefangenen vielfach ein Hinausschieben von erwarteten Lockerungen, da man dort vielfach erst mal für einige Jahre im geschlossenen Setting an sich arbeiten muss. Und gerade Straftätern fällt es vielfach schwer, sich einzugestehen, dass sie »eine Psychotherapie nötig haben«; hinzu kommt, dass Insassen im Regelvollzug, die sich zu einer Therapie entschließen, von den übrigen Gefangenen unter Umständen stigmatisiert werden. Die Vorstellungen von Psychotherapie sind vielfach verzerrt, wer in eine Psychotherapie geht, ist »verrückt«.

Als erfolgreich haben sich immer wieder sogenannte kognitiv-verhaltenstherapeutische Behandlungsansätze erwiesen, bei denen es vor allem auch um die Veränderung von Einstellungen und die Vermittlung von praktischen, konkreten, verhaltensändernden Hilfen geht. Zu einigen Sexualstraftätern, denen ich nach Haftende positive Gutachten erstellte und die zum Teil nach der Haft noch einige Jahre an einer Therapie teilgenommen haben, habe ich nach wie vor Kontakt: Sie schreiben mir oder rufen an, wenn es ihnen nicht gut geht, wenn sie sich in einer Krise befinden – was nicht immer auf ihre Sexualität bezogen sein muss; manchmal geht es auch um ganz banale Probleme, die sie besprechen wollen. Bei diesen Männern – und das war ein entscheidender Faktor für ihre Gutachten – ist ein Wille spürbar, sich zu verändern, sich im Griff zu haben. Sie haben durch die Therapie gelernt, was »Gewissen« bedeutet. Wo Grenzen verlaufen, haben etwa auch falsche Vorstellungen über Sexualität und das »Recht« der Männer darauf verändern können. Wie man es schafft, diese einzuhalten. Ich bin froh, dass diese Kontakte nach wie vor bestehen, denn natürlich will man als Gutachter möglichst alles dafür tun, dass die Prognose, die man abgegeben hat, auch eintritt: dass der Häftling sich in die Gesellschaft eingliedert.

Den Aufenthalt in einer Sozialtherapeutischen Anstalt halte ich für eine sehr gute Möglichkeit, um zu therapieren. In der Regel bleiben Häftlinge dort zwei bis drei Jahre, manchmal auch länger. Letztlich hängt das vom Therapiefortschritt des Inhaftierten ab. Heute weiß man aufgrund kriminologischer Untersuchungen, dass die Behandlung in der Institution den ersten Schritt in der Resozialisierung des Inhaftierten darstellen sollte, ergänzt von intensiven Entlassungsvorbereitungsmaßnahmen gegen Ende der Therapie und vor allem einer Nachbetreuung. Diese wird vielfach lediglich über die Bewährungshelfer abgewickelt. Doch gerade während des ersten halben Jahres durchleben ehemalige Häftlinge die größten Probleme und müssten vielfach alle zwei, drei Tage gesehen werden und nicht alle paar Wochen.

Deshalb ist die Arbeit von zusätzlichen ehrenamtlichen Betreuern so wichtig, wobei das System der Bewährungshilfe dringend reformiert werden müsste – denn der Staat kann sich nicht darauf ausruhen, dass es engagierte Bürger gibt, die in diesem wichtigen Bereich so viel Verantwortung übernehmen. Hätten die Bewährungshelfer mehr Zeit, würde ihnen auch mehr Vertrauen entgegengebracht. So werden sie von ehemaligen Häftlingen oft als ein Rädchen im großen Betrieb des Justizsystem gesehen. Den »Ehrenamtlichen« wird dagegen teilweise eher vertraut, und sie sind oft über Jahre, teilweise Jahrzehnte das stabilisierende Element im Leben des Ex-Häftlings. Aber das belastet natürlich auch. Umso wichtiger ist es, dass ehrenamtliche Betreuer vom Staat finanzierte Schulungen erhalten, bevor sie mit ihrer Tätigkeit beginnen – und sie müssen die Möglichkeit haben, regelmäßig zur Supervision zu gehen, mit den hauptamtlichen Fachleuten zu sprechen, die ja für ihre Aufgabe speziell ausgebildet wurden, die sie beraten und mit denen sie Probleme jeglicher Art diskutieren können.

Studien, die Auskunft über die Rückfallgefahr von Sexualstraftätern bzw. Straftätern allgemein liefern, müssen über Jahre bzw. Jahrzehnte laufen, damit sie Substanz haben. Der Täter muss ja nach einer Entlassung hinsichtlich seines Legalverhaltens über Jahre geprüft werden. Wenn eine Straftat entdeckt wurde, kann es – vor allem bei schweren Delikten – Monate bis Jahre dauern, bis ein Urteil gefällt und die Information im Bundeszentralregister eingetragen wird. Die Rückfallquote schon zwei oder drei Jahre nach einer Entlassung anhand neuer Eintragungen im Bundeszentralregister zu erfassen greift somit zu kurz.

Hier die Zahlen einer Studie, die nach 20 Jahren 2012 abgeschlossen wurde: 20 Prozent der Sexualstraftäter, die im ersten Halbjahr 1987 wegen eines Sexualdelikts wie Vergewaltigung verurteilt wurden, begingen in den Jahren nach ihrer Entlassung erneut eine schweres sexuell motiviertes Gewaltdelikt.[5] Bei den wegen sexuellen Missbrauchs auffällig gewordenen Tätern waren es 22 Prozent, die rückfällig wurden. Über die Hälfte der Täter, die wegen exhibitionistischer Handlungen verurteilt worden waren – genauer: 55,6 Prozent –, wurden rückfällig.

Ein Problem der Erfassung der Rückfälligkeit anhand eines Eintrags ins Bundeszentralregister besteht darin, dass im Dunkelfeld verbleibende Straftaten nicht berücksichtigt werden, da diese den offiziellen Behörden nicht bekannt werden. Da gerade bei (leichteren bis mittelschweren) Sexualstraftaten das Dunkelfeld zu Recht als erheblich eingeschätzt werden muss, besteht hierin ein deutliches methodisches Problem, das nur durch Dunkelfeld- bzw. Opferstudien teilweise erhellt werden kann, die allerdings sehr aufwendig sind. Eine Schwierigkeit besteht vor allem auch darin, entlassene Straftäter über Jahre nachzuverfolgen, um ihre Erreichbarkeit für eine spätere Befragung zu sichern. Ferner kommt hinzu, dass solche Studien auf Freiwilligkeit beruhen, vor allem muss ein Rückfalltäter bereit sein, eine erneute Straftat auch wirklich anzugeben, was ein Problem, selbst bei Zusicherung der Anonymität, darstellt.

Wie groß das Dunkelfeld gerade bei Sexualstraftaten wie sexuellem Kindesmissbrauch ist, zeigt sich etwa auch an den sexuellen Missbräuchen durch Priester bzw. Ordensangehörige der Kirche, die in den letzten Jahren bekannt wurden.

Cornelius A.

Cornelius gilt in seiner Heimatstadt als angesehener Bürger. Seine Familie ist vermögend, besitzt viele Immobilien – darunter einige Fachwerkhäuser und ein Hotel.

Als Anfang der 1950er-Jahre einer der ersten CDU-Parteitage in der ehemaligen Kaiserstadt stattfindet, gehört Cornelius' Vater bereits zu den Mitgliedern. Er ist ein politischer Mensch, der im Dritten Reich, im Unterschied zu sehr vielen anderen Deutschen, nicht in die NSDAP eintrat. Aktiv will er nach Ende des Zweiten Weltkriegs den demokratischen Neuanfang gestalten.

Mit Disziplin und Unternehmergeist baut er eine Firma auf, die schnell wächst. Weit über die Stadt hinaus zählt ihr Aufstieg zu den großen Erfolgsgeschichten der Nachkriegszeit. Von Mitte der 1960er-Jahre an stellt der Vater auch zahlreiche Arbeiter aus Portugal, Italien und Spanien ein.

Cornelius studiert inzwischen an der Universität Hamburg Deutsch, Mathematik und Biologie auf Lehramt. Er will – es ist die Frühzeit der Studentenbewegung – sich für Reformen an den Schulen einsetzen, den Schülern auf Augenhöhe begegnen. Während er seine Promotion schreibt, lernt Cornelius – 30 Jahre alt und kurz vor dem Abschluss – Sofia kennen: Sie arbeitet als Kellnerin in einem Nachtclub, in dem alle Musikgrößen der damaligen Zeit auftreten, lebt in einer Wohngemeinschaft, ist sexuell viel erfahrener als

Cornelius. Die beiden heiraten – mehr um Cornelius' Vater einen Gefallen zu tun als aus eigener Überzeugung – nach wenigen Monaten.

1971 bewirbt sich Cornelius in seiner Heimatstadt um die Stelle eines Gymnasialdirektors und wird angenommen, obgleich er der Jüngste unter den Anwärtern ist.

Zusammen mit Sofia gründet er nur kurze Zeit später ein »Pädagogisches Zentrum«, das Schülern aus sozial schwachen Familien – vor allem aus den Familien der »Gastarbeiter« – kostenfrei Nachhilfe anbietet. Cornelius' Vater zahlt seinem Sohn das Erbe vorab aus, beeindruckt von dessen Engagement und der Richtung, die sein Leben nimmt.

Cornelius kauft einen VW-Bus und holt die Kinder ab, deren Eltern es nicht schaffen, sie selbst zum Unterricht zu bringen. Zweimal pro Woche lädt er die ausländischen Mütter zu Abendkursen ein, übt mit ihnen deutsche Vokabeln. Sofia unterstützt Cornelius, bietet freitags Gitarrenunterricht und Englisch an. Die Eltern der Kinder schätzen den Lehrer und fragen ihn oft um Rat, unabhängig von Schulthemen: Behördengänge, Wohnungssuche, Schwierigkeiten im Beruf – Cornelius setzt sich immer gleichermaßen ein.

Die Räume des Pädagogischen Zentrums liegen in einem alten Bürgerhaus, das in mehrere Wohnungen aufgeteilt ist und Cornelius gehört. In einer Maisonette-Wohnung, die sich über den ersten und zweiten Stock des Hauses erstreckt, wohnt seine Familie, im dritten und vierten Geschoss leben Mieter.

Sofia zieht sich nach einem Jahr aus der Arbeit mit den Nachhilfeschülern zurück; Cornelius und sie erwarten ihr erstes Kind. Die Schwangerschaft ist von Schwierigkeiten begleitet – Sofia leidet unter Frühwehen, muss viel liegen.

Nur vier Monate nach der Geburt ihrer Tochter ist Sofia erneut schwanger. Das zweite Kind: ein Sohn.

Drei Freunde aus dem Lehrerkollegium bieten Cornelius Unterstützung an, geben fortan Englisch-, Musik- und Geschichtsunterricht. Auch Cornelius' eigene Kinder besuchen die Musikklasse, als sie alt genug dazu sind.

Mit 62 legt Cornelius seine Arbeit als Schuldirektor nieder; anlässlich seiner Verabschiedung versammeln sich Hunderte ehemaliger Schüler auf dem Schulhof. In allen Reden wird er als kluger und weltoffener Lehrer gewürdigt; als Abschiedsgeschenk erhält er zwei Heidschnucken, seiner Familie gehört auch ein großes Landhaus in Niedersachen.

Nachhilfeunterricht gibt er weiterhin dreimal pro Woche.

Cornelius wird im Jahr 2006 wegen sexuellen Kindesmissbrauchs vom Gericht zu einer Freiheitsstrafe von viereinhalb Jahren verurteilt.

Drei Jahre später werde ich von der Strafvollstreckungskammer beauftragt, ein Prognosegutachten zu erstellen. Cornelius verbüßt die Strafe ohne jegliche Auffälligkeiten, beteiligt sich gelegentlich an den Freizeitaktivitäten, nimmt vor allem an religiös geprägten Veranstaltungen teil. In der JVA gilt er als sehr zurückgezogen.

Den Akten entnehme ich, dass die Eltern eines Geschwisterpaars, das zur Nachhilfe ins Pädagogische Zentrum kam, im Januar 2006 Anzeige gegen Cornelius erstatteten. Es ist eine türkische Familie, die Ende der 1970er-Jahre von Istanbul nach Deutschland gezogen war.

Die junge Frau – zum Zeitpunkt der Anzeige 19 Jahre alt – und ihr ein Jahr jüngerer Bruder gaben im Prozess an, Cornelius habe sie von 1996 an jahrelang sexuell missbraucht.

In seiner Wohnung fand die Polizei zwar kein Belastungsmaterial, aber ein weiterer ehemaliger Schüler – ein Deutscher, der mit den beiden Jugendlichen befreundet ist – zeigte Cornelius einige Tage nach der ersten Anzeige ebenfalls wegen sexuellen Missbrauchs an. Sein Vater arbeitet ebenso wie der türkische Vater im Schichtdienst in einem großen

Unternehmen. Die Mutter des türkischstämmigen Geschwisterpaars arbeitet als Putzfrau, die des deutschen Jungen ist seit acht Jahren arbeitslos.

Vor Gericht hätten die Jugendlichen unter Tränen ausgesagt, das erzählt mir einer der Anwälte der Opfer, dem ich zufällig im Zusammenhang mit einem anderen Fall begegne. Was er weiter berichtet, kann ich mir leicht vorstellen, es ist in vielen Prozessen gegen Kinderschänder so, in denen die Opfer in den Zeugenstand treten – oft sind es Jugendliche, die als Kinder missbraucht wurden: Dem Angeklagten schlägt aus den Besucherreihen Hass und Zorn entgegen. Die Emotionen kochen hoch. Im Fall von Cornelius, sagt der Anwalt, hätten die Sympathien der Besucher anfangs ganz klar ihm gegolten. Er, ein angesehener Bürger der Stadt, musste sich plötzlich diesen »absurden Behauptungen halb verwahrloster, arbeitsloser Leute« stellen.

Doch die Stimmung wandelte sich von dem Moment an, als die Jugendlichen, teilweise weinend, ihre Aussagen machten. Danach, berichtete der Anwalt, sei die ganze Stadt in Aufruhr gewesen. Tagtäglich berichteten die lokalen Medien auf ihren Titelseiten über den »sozial engagierten Bürger«, der womöglich ein »schrecklicher Kinderschänder« sei.

Die Staatsanwaltschaft forderte sechs Jahre Haft. Die drei Lehrerkollegen, die Cornelius im Pädagogischen Zentrum unterstützt hatten, beschworen als Zeugen, die Anschuldigungen gegen ihn seien für sie kaum nachvollziehbar, niemand sei je etwas Negatives aufgefallen. Aber weder bei den Fahrten im VW-Bus noch an allen Unterrichtstagen im Pädagogischen Zentrum waren sie anwesend gewesen.

Die beiden Jugendlichen, die ersten Ankläger, beschrieben sehr genau, wie Cornelius vorgegangen sei: Als Kinder hätten sie ihn wegen seiner väterlichen, zuwendenden Art sofort gemocht und mit ihm gern Zeit verbracht. Von der ersten Klasse an seien sie nachmittags ins Pädagogische Zentrum gegangen. Er habe ihnen oft stundenlang vorgelesen, ihnen Spielzeug geschenkt, manchmal auch Süßigkeiten – die eigenen Eltern hätten kaum Geld dafür gehabt und nur wenig Zeit, seien mit dem Alltag überfordert gewesen: Sie seien aus der Türkei nach Deutschland gekommen, um hier ihr Glück zu machen, und hätten allen Ehrgeiz daran gesetzt. Dabei seien viele Hürden zu überwinden gewesen: Sie sprachen kaum Deutsch, mussten mit Vorurteilen seitens der Kollegen kämpfen, sich an eine andere Kultur gewöhnen. Um ihre Kinder hätten sie sich wenig gekümmert, seien froh gewesen, dass diese eine »Anlaufstelle« gehabt hätten.

Ohne physische Gewalt anzuwenden, habe Cornelius sich ihnen genähert, sagte die 19-Jährige aus, er habe vorgegeben, sie in »Sexualkunde« zu unterrichten. Anschließend habe er stets erklärt, was geschehen sei, müsse ein Geheimnis bleiben – würde sie es verraten, könne er ihren Eltern nicht mehr helfen. »Sie werden sehr traurig sein«, habe Cornelius gesagt. Die 19-Jährige erklärte, ihr sei schon damals als Kind klar gewesen, dass Cornelius den Eltern immer wieder Geld geliehen habe. Die Summe nannten die Eltern im Prozess: insgesamt fast 6000 Mark, ausgezahlt über mehrere Jahre. »Für uns war das ein Vermögen«, sagte der Vater.

Der jüngere Bruder bestätigt die Aussage seiner Schwester: Auch bei ihm sei Cornelius so vorgegangen. Manchmal habe der sogenannte Sexualkundeunterricht während der Fahrten im VW-Bus stattgefunden, manchmal im Pädagogischen Zentrum. Einmal, an einem Freitagnachmittag, habe Cornelius abrupt aufgehört, ihn anzufassen, ihm und sich selbst dann rasch die Hose hochgezogen. »Er muss Schritte auf der Holztreppe des Altbaus gehört haben, die bei jeder kleinsten Bewegung knirschte und knarzte«, sagte der junge Mann im Prozess aus. Denn kurz darauf sei Sofia hereingekommen, weil sie die Autoschlüssel gesucht habe. Sonst sei niemals jemand in der Nähe der Nachhilferäume gewesen, wenn Cornelius sie missbraucht habe.

Alle drei Jugendlichen gaben an, sie hätten sich an Cornelius' Annäherung gewöhnt; als bei ihnen die Pubertät einsetzte, habe er von ihnen abgelassen.

Sofia vertrat vor Gericht vehement die Seite ihres Mannes und beschwor, sie hätten ein normales Sexualleben gehabt. Er habe sich nie etwas zuschulden kommen lassen. Sie warf den Anklägern vor, undankbar und infam vorzugehen angesichts der Großzügigkeit, die Cornelius stets habe walten lassen. Er habe sich immer für das Wohl von Kindern eingesetzt. Sie betonte außerdem, die Anschuldigungen seien absurd, wenn man überlege, wie lange ihr Mann als Lehrer gearbeitet habe, stets umgeben von Kindern und Jugendlichen – und nun, im Ruhestand, solle er plötzlich damit angefangen haben, sich an Kindern zu vergehen? Cornelius' Ansehen konnte Sofia dennoch nicht retten. In den Leserbriefrubriken der Lokalzeitungen wurde heftig diskutiert: Es gab zunehmend weniger Schreiber, die Cornelius verteidigten und die Jugendlichen für Lügner hielten – die meisten sahen, begleitet von den Eindrücken im Gerichtssaal, Cornelius' gesamte Laufbahn nun im Licht des »hinterhältig vorgehenden Täters«, wie eine der Zeitungen ausführte.

Cornelius' eigene Kinder reisten nicht aus Hamburg an, um ihm im Prozess beizustehen. Sein Vater war drei Jahre vor der Anzeige gestorben, seine Mutter lange zuvor.

Die Glaubwürdigkeit der jugendlichen Ankläger wurde von zwei unabhängigen Gutachtern überprüft, beide bestätigten diese. Eine Gutachterin überprüfte die Angaben der jungen Frau, ein Gutachter die der beiden jungen Männer. In den Expertisen wurde außerdem festgehalten, dass alle drei bis in die Gegenwart unter Depressionen und Angststörungen litten.

Zu der Anzeige war es gekommen, weil die 19-Jährige sich nach Jahren des gestörten Beziehungsverhaltens und extremer Hemmungen gegenüber Männern in einen Mitschüler verliebt und zu ihm Vertrauen aufgebaut hatte. Doch sexuelle Handlungen lehnte sie ab. Alles, was über einen Kuss hinausging, war ihr zu viel. Sie erzählte ihrem Freund erst von Cornelius, als dieser sich trennen wollte, da er ihr Verhalten nicht verstand und sich frustriert zurückzog. Nach der Aussprache ließ sie sich schließlich überreden – was Wochen dauerte –, sich bei einer Beratungsstelle für Missbrauchsopfer Hilfe zu holen. Nach einigen Gesprächen mit einer Psychologin erklärte sich auch der jüngere Bruder dazu bereit, die Vergangenheit hervorzuholen. Er litt unter Schlafstörungen und zeigte neben depressiven Phasen außerdem eine hohe Aggressivität gegenüber gleichaltrigen Jungen. Auch die Eltern nahmen nach einigen Monaten an den Gesprächen teil. Anfangs konnten sie, die nichts von dem Missbrauch ihrer Kinder bemerkt hatten, schlichtweg nicht glauben, was diese berichteten. Es war der Feinfühligkeit der Psychologin zu verdanken, dass die Eltern sich überhaupt auf Beratungsgespräche einließen – vor allem für den Vater war dies zunächst ein unvorstellbarer Schritt. Er entsprach durch und durch dem Patriarchen, der über seine Familie wacht und regiert. Dass er seine Kinder nicht geschützt, nichts bemerkt hatte, daran zerbrach er fast. Schließlich entschieden sich die Eltern in Absprache mit ihren Kindern und auf den Rat der Psychologin hin, gegen Cornelius Anzeige zu erstatten. All das berichtete mir der Anwalt, der die Familie damals im Prozess vertreten hatte, ferner konnte ich es den Gerichtsakten entnehmen.

Während der gesamten Verhandlungsdauer, fügte er hinzu, habe Cornelius geschwiegen, wahrscheinlich auch auf Anraten seines jungen Verteidigers.

Die Aussagen des zweiten Jungen, inzwischen ebenfalls 19 Jahre alt, decken sich mit denen der Geschwister. Cornelius habe auch ihm »Sexualkundeunterricht« gegeben, obwohl er eigentlich wegen anderer Themen zur Nachhilfe gegangen sei. Dabei habe er ihm die Hose ausgezogen, ihm den

Penis erklärt, habe ihm gezeigt, dass dieser steif werde, wenn man daran reibe, und habe dann auch sich selbst angefasst, habe ihm das Ganze auch bei sich vorgeführt.

Täter, die Kinder missbrauchen, stammen weitgehend aus dem nahen Umfeld des Opfers: Es können die eigenen Eltern sein, der Onkel, der beste Freund des Vaters, ein Nachbar, ein Lehrer, der Schwimm- oder Fußballtrainer, der Besitzer des Ladens an der Ecke, der ab und zu mal eine Süßigkeit verschenkt. Pädophile üben teilweise auch Berufe aus, in denen sie viel mit Kindern zu tun haben. So hatte ich vor Jahren den Trainer einer Jugendfußballmannschaft zu begutachten. Die Täter bauen ein Vertrauensverhältnis zu dem Kind auf. Kinder (und Jugendliche) als Opfer von Sexualstraftaten, aber auch von Gewalttaten werden vielfach dort missbraucht, wo sie sich eigentlich am sichersten fühlen sollten: in ihren Familien oder ihrer näheren Umgebung. Hier kommt es natürlicherweise zu engeren vertrauensvollen Kontakten, auch im körperlichen Bereich, die Gelegenheiten für Täter schaffen und für diese eine Verführungssituation darstellen können.

Gerade deswegen erstatten viele Opfer bzw. deren Eltern keine Anzeige, über die Taten wird häufig geschwiegen. Viele Mütter und Ehefrauen verdrängen die Straftaten, die an ihren eigenen Kindern geschehen, oder schauen weg. Weil sie sich insgeheim schuldig fühlen, aber doch nichts tun. Manche Frauen fürchten, ihren Mann zu verlieren und/oder im Familien-, Freundes- und Bekanntenkreis stigmatisiert zu werden, wenn herauskäme, dass der eigene Vater sich an seinem Kind vergeht. Es gibt auch Frauen – das habe ich in einigen Fällen erlebt –, die Jahre später, wenn der Missbrauch offengelegt wurde, der eigenen Tochter vorwarfen, sie habe durch ihre Anzeige die Familienehre beschädigt und letztlich die Familie kaputt gemacht, es wäre besser gewesen, man hätte über alles geschwiegen. Das Dunkelfeld im Bereich (sexuelle) Gewalt in der Familie wird zu Recht als sehr hoch eingeschätzt, nicht nur was Kinder angeht, sondern auch hinsichtlich sexueller Gewalt gegenüber der Ehefrau bzw. Partnerin. Vor allem leichtere Taten, davon bin ich überzeugt, werden immer noch verschwiegen.

Die psychischen Schäden, die Täter und jene, die wegsehen, bei Kindern anrichten, sind oft erheblich: Depressionen und Ängste sind häufige Konsequenzen, und auch das Abrutschen in sexuell abweichendes Verhalten im Erwachsenenalter kann eine Folge sein. Nicht selten werden frühere Opfer später selbst zu Tätern[6] – das gilt für Jungen, die missbraucht wurden. Mädchen, die sexuellem Missbrauch ausgesetzt waren, tendieren im Erwachsenenalter bei der Wahl ihres Partners teilweise zu dem Typ Mann, den sie aus ihrer Kindheit kennen: gewaltsam, unterdrückend, manipulativ. Sie bleiben so häufig in dem schrecklichen Kreislauf, den sie kennen. Bei allen methodischen Schwächen, welche die Studien zur Weitergabe von Gewalterfahrungen in der Familie aufgrund der Komplexität des Untersuchungsgegenstandes haben, kann man sagen, dass vor allem schwere und lang andauernde Gewalt gegenüber Kindern die Wahrscheinlichkeit erhöht, dass die Betroffenen später in ihren eigenen Familien wiederum Gewalt ausüben. Schwere Gewalt und Missbrauch in der Familie verursachen, vor allem wenn diese früh eintreten und lange andauern, mit großer Wahrscheinlichkeit Schäden bei den Kindern, die auch zu psychischen Beeinträchtigungen, sozialer Fehlanpassung oder auch gesundheitlichen Problemen führen können.

Ich wurde vor Jahren mit der Exploration eines Täters beauftragt, der seine 12-jährige Stieftochter morgens im Ehebett missbrauchte – seine Frau lag daneben und schlief angeblich. Das ging über Jahre so.

Für die Prognose des Mannes traf ich auch seine Frau, die beiden waren nach wie vor verheiratet, und sie hatte im Prozess zu ihm gehalten. Auch im Gespräch mit mir leugnete sie die Taten. Sie äußerte lediglich, es habe sie »gestört«, dass die Tochter nur so selten in ihrem Kinderzimmer schlief. Verzweiflung und Existenzangst mögen in ihr gewirkt haben. Diese Motive habe ich auch in anderen Fällen festgestellt, in denen Frauen wegschauten und so auch die eigenen Kinder letztlich allein ließen zugunsten des Zieles etwa, die Ehe zu retten. Eine Trennung wird oft als angstauslösender erlebt. Andere Motive für dieses krass abweichende mütterliche Verhalten von der Norm können Sucht oder psychische Krankheit sein. Diese Motive können auch ein Grund dafür sein, warum Frauen wegsehen, wenn der Partner das Kind aufgrund von Ablehnung gewaltsam misshandelt – ohne sexuelle Motivation. Im Fall der 12-Jährigen setzte der Stiefvater den Missbrauch fort, bis sie volljährig war. Nie hatte sie einen gleichaltrigen Freund, lehnte alle Jungen, die sich für sie interessierten ab, weil der Stiefvater – so meine Beurteilung der Situation – enormen psychischen Druck auf sie ausübte.

Missbrauchte Kinder stehen in ihrem sozialen Umfeld oft einer Wand des Verschweigens und/oder Verdrängens gegenüber – selbst heute noch, auch wenn die inzwischen offenere Diskussion des Themas und auch eine zunehmende Aufklärung zumindest ein Stück weitergeholfen haben. Zugleich sind sie meist viel zu verängstigt und derart manipuliert, dass sie von sich aus nicht sagen (können), was ihnen angetan würde. Eine doppelt belastende Situation. Denn in der Regel verlangen die Täter von den Kindern, dass sie über das Geschehen schweigen: es nicht den Eltern zu erzählen – oder wenn es der eigene Vater ist, nicht der Mutter oder anderen Angehörigen. Entweder wird den Kindern offen gedroht, wobei sich die Drohung gegen sie selbst richtet. Oder was eine nicht minder belastende psychische Gewalt bedeutet: Sie werden unter Druck gesetzt. Nach dem Motto: »Wenn du das deiner Mutter oder deinen Eltern sagst, muss ich ins Gefängnis, und das ist ganz schlimm, auch für dich und deine

Eltern.« Der Täter vermittelt dem Kind damit, man teile ein Geheimnis. Er manipuliert das Kind und schiebt ihm die Verantwortung für das Unglück zu, das es angeblich anrichten wird, wenn es sich Hilfe sucht. Wenn etwa der Vater oder Stiefvater der Täter ist, kommt hinzu, dass es sich hierbei ja um eine Person handelt – insbesondere wenn es der leibliche Vater ist –, zu dem das Kind ein ganz besonderes Verhältnis hat, von dem es Schutz und Hilfe erwarten können muss. Wenn die engsten Bezugs- und Vertrauenspersonen die Täter sind, wo kann man denn dann noch Schutz finden, wem kann man sich dann noch anvertrauen? Dass gerade in solchen Fällen enorme psychische Schäden für die Opfer entstehen, vor allem bei schwerem und lang andauerndem Missbrauch, ist kaum anders zu erwarten.

Legen die Kinder die Taten schließlich doch offen – ob noch im Kindesalter oder später als Erwachsene – und kommt es tatsächlich zu einer Verurteilung des Täters, fühlen sie sich häufig mitschuldig, dass der eigene Vater etwa nun im Gefängnis ist, auch wenn sie das nicht sind.

Mit Abstand am schlimmsten ist es in der Regel somit für die Kinder, an denen sich der eigene Vater vergreift. Das Wissen »Ich habe meinen Papa ins Gefängnis gebracht« macht ihnen auch als Erwachsene häufig noch ein schlechtes Gewissen. Der Druck, der in ihnen als Kinder aufgebaut wurde, sitzt so tief, dass es meist viel therapeutischer Arbeit bedarf, bis sie für sich den Fakt annehmen können, nicht schuldig zu sein.

Eine Anzeige und die anschließende Strafverfolgung des Täters kann somit auch eine sekundäre Traumatisierung des Opfers nach sich ziehen, vor allem wenn der Täter aus dem nahen sozialen Umfeld des Opfers kommt. Vor Gericht muss die Tat ja bewiesen werden. Das ist gerade bei Sexualstraftaten, die in aller Regel ohne Zeugen stattfinden, also nur zwischen Täter und Opfer ablaufen, oft schwierig und mit belastenden Auseinandersetzungen und Befragungen verbunden.

Das zeigte sich 50 auch in großen Prozessen zu sexuellem Missbrauch immer wieder, etwa dem Verfahren um Jörg Kachelmann. Wer die Wahrheit sagt und wer lügt, ist vielfach kaum feststellbar. Auch die Einschätzung der Schwere des tatsächlich ausgeübten sexuellen Missbrauchs ist oft kaum möglich. Zu Recht werden etwa Frauen, die Opfer eines sexuellen Missbrauchs geworden sind, von Fachleuten hinsichtlich der Belastung eines Strafverfahrens beraten. In einem solchen Verfahren wird alles offengelegt und »breitgetreten«, eine enorme Belastung für das Opfer. Wenn das Gericht dann zu dem Ergebnis kommt, die Tat kann nicht nachgewiesen werden, der Täter ist somit mangels Beweisen freizusprechen, es aber tatsächlich zu einem sexuellen Missbrauch gekommen ist, ist dieses Ergebnis für das Opfer eine zusätzliche schwere Belastung.

In der Regel gehen Pädophile nicht gewalttätig vor, sie locken Kinder mit für sie interessanten Angeboten an wie Süßigkeiten, Zuwendung, Zugang zu Computern – so verschaffen sie sich deren Vertrauen. Ihre Opfer suchen sie meist nach bestimmten Kriterien aus, die auf eine besondere »Vulnerabilität« hinweisen, wo die Kinder also Anzeichen etwa einer Vernachlässigung zeigen, wenig beaufsichtigt werden, in gestörten Familien aufwachsen, wo niemand für sie Zeit hat, wenig Gespräche mit ihnen stattfinden, damit auch die Wahrscheinlichkeit einer Entdeckung der Taten reduziert ist. Vielfach zählen zu den Opfern Kinder aus unteren sozialen Schichten bzw. »Problemfamilien«, die wenig Ansprache im Elternhaus erhalten, sich dort nicht geborgen und aufgehoben fühlen, die von daher ein erhöhtes Zuwendungsbedürfnis haben, damit auch leichter ansprechbar und für entsprechende Angebote verführbarer sind.

So berichtete mir vor Jahren ein 50-jähriger »Kernpädophiler« aus Niedersachsen – ein Mann, der nur und ausschließlich mit Kindern sexuelle Befriedigung erlebte und schon mehrfach wegen sexuellen Kindesmissbrauchs verurteilt, inhaftiert und immer wieder rückfällig geworden war, auch viel im Internet auf Kinderpornoseiten »unterwegs« war, sich dort in Chatrooms mit Gleichgesinnten eine Bestätigung für seine Einstellungen holte –, er wisse genau, nach welchen Kindern er »schauen« müsse: Es seien die, die ziellos auf der Straße herumliefen, die froh seien, wenn sie mit jemandem reden könnten, keine enge Beziehung zu ihren Eltern hätten, zu Hause wenig Ansprache bekämen. Das wiederum bedeute, die Gefahr, dass sie über »die Kontakte« berichteten, sei gering. Damit hat er auch nach den vorliegenden Forschungsergebnissen weitgehend recht.

Sexueller Missbrauch an Kindern ebenso wie Gewalt gegen Kinder geschehen in einem Großteil der Fälle – aber nicht nur – in Problemfamilien, oft sogenannten »bildungsfernen Familien«; die Kinder erfahren dort statt Zuwendung, Liebe und Geborgenheit vor dem Hintergrund eigener Probleme der Eltern, etwa auch eines Alkoholproblems, vielfach Ablehnung, Desinteresse und oft auch Gewalt. Die Kinder sind, weil die Eltern etwa ganztags arbeiten und abends ihre Ruhe haben wollen, oft vernachlässigt und viel zu früh auf sich allein gestellt – und damit, wie mir der pädophile Täter sagte, »leichte Opfer«. Auch andere Pädophile, über die ich Prognosen abgab, erzählten von diesem Schema, Opfer auszusuchen. Vernachlässigung kann allerdings auch in »gehobeneren« Familien geschehen, und selbstverständlich sind »Unterschichtsfamilien« nicht generell mit solchen Problemen behaftet. Vielfach kümmert man sich gerade da herzlich und liebevoll um die Kinder. Es kann also nicht darum gehen, solche Familien zu stigmatisieren. In Familien mit Problemen, etwa wenn ein Elternteil alleinerziehend ist oder eine Alkoholproblematik vorliegt, ist auch die Wahrscheinlichkeit erhöht, dass es zu Kindesvernachlässigung kommen kann. Aufgrund der Bedeutung der (früh-)kindlichen Sozialisation für die Entwicklung der Kinder wird auch hier die Notwendigkeit einer guten Familienpolitik im Sinne der Kriminalprävention deutlich.

Nach Herstellung eines ersten Vertrauensverhältnisses nähern sich Pädophile mit ihren sexuellen Absichten in der Regel langsam und schrittweise – für das Kind anfangs vielleicht unbemerkt. Mal wird eine Hand auf den Oberschenkel gelegt, dann wird der körperliche Kontakt zunehmend gesteigert und auf den intimen Bereich ausgeweitet. »Sehr genau«, sagte der 50-jährige Kernpädophile, habe er darauf geachtet, wie das Kind reagiert. Lehnte ein Kind die Annäherungsversuche ab, quittierte der Mann dies mit dem Entzug seiner Aufmerksamkeit. Er brach den Kontakt für eine Weile ganz ab oder reduzierte ihn drastisch, verhielt sich distanzierter, wenn er das Kind sah, und zeigte sich ihm gegenüber weniger großzügig: Es gab keine Süßigkeiten mehr und kein Spielen am Computer.

Nach einer Weile versuchte dieser Täter – ein Elektriker, der nachmittags Sporttraining für Jungen zwischen drei und zehn Jahren anbot und bei allen Eltern in der Nachbarschaft sehr beliebt war – eine erneute Annäherung und verband diese mit einem Geschenk oder der Erfüllung eines Wunsches, den das Kind ihm gegenüber einmal erwähnt hatte. Der Mann war trotz mehrerer Verurteilungen und Haftstrafen kaum davon zu überzeugen, dass sein Verhalten für die Kinder schädlich sei. Er sah sein nicht gewalttätiges Vorgehen, dem die betroffenen Kinder ja »zustimmen« würden, eher als Erziehungsverhalten im Bereich Sexualität an, als sexuelle Aufklärung. Im Gespräch sagte er mir, er habe nie Unrecht getan, habe den Kindern nie geschadet.

In seiner Freizeit besuchte er Internetportale für homosexuelle Pädophile – seine sexuelle Präferenz galt Jungen –, und in den verschiedenen Foren wurde er von anderen Pädophilen in seinem Handeln und seiner Haltung bestärkt. Allesamt waren sie der Auffassung, ihre Aktivitäten dienten der »Erziehung« und »Aufklärung« der Kinder. Die sexuellen Handlungen seien keineswegs schädlich.

Der Mann klagte mir gegenüber während der Exploration, die deutsche Gesetzgebung sei veraltet und die prüde Einstellung der Gesellschaft rückständig. Er pries das »alte Griechenland«: Damals sei man so liberal und aufgeklärt gewesen, Sexualität mit Kindern offen zu leben. Immer wieder betonte er in dem Gespräch mit mir, wenn ein Kind die sexuellen Handlungen nicht gewollt habe, habe er sofort aufgehört. Das Machtgefälle etwa in der Beziehung von einem Erwachsenen und einem Kind, die Verantwortung für das Kind und dessen gesunde Entwicklung konnte und/oder wollte er nicht begreifen – ebenso wenig wie die Tatsache, dass ein Kind seine Annäherungen nicht zugelassen hätte, wäre dafür nicht ein »Preis« ausgesetzt gewesen: Süßigkeiten, Fernsehen, Computerspiele oder die Befriedigung kindlicher Bedürfnisse wie die Sehnsucht nach Aufmerksamkeit und liebevoller Zuwendung, die im Elternhaus vielfach fehlten. Haben Kinder zu ihren Eltern und Erziehungspersonen einen guten und vertrauensvollen Kontakt, kümmern und interessieren diese sich für den Nachwuchs, ist die Möglichkeit, dass solche Kontakte früh entdeckt und vermieden werden, deutlich größer, da die Kinder über ihre Treffen und was vorgefallen ist eher berichten werden. Dadurch kann missbräuchlichem Verhalten schneller vorgebeugt werden.

Es gibt einen Satz, den ich jedem pädophilen Täter sage und auf den ich vielfach empörte Reaktionen erhalte – was nichts an seinem Wahrheitsgehalt ändert: Kein Kind will Sex mit einem Erwachsenen. Sexueller Kindesmissbrauch ist immer auch ein Ausdruck von Machtausübung, und ein Kind ist immer wehrloses Opfer.

Pädophile tun sexuelle Dinge, die Kinder nicht wollen, zumindest nicht mit Erwachsenen. Wenn sie diese Erfahrungen unter sich aus Neugier machen, hat das einen anderen Stellenwert und ist in aller Regel schädlich.

Nähert sich ein Erwachsener einem Kind auf sexueller Ebene, geschieht das immer vor dem Hintergrund eines Machtgefälles. Der Erwachsene bestimmt, was geschieht, und hat seine eigenen (sexuellen) Interessen, für die er das Kind einspannt und benutzt. Kinder wollen Nähe, Zuwendung und Kuscheln – aber ohne Sex. Pädophile wie etwa auch der zuvor genannte 50-jährige Täter, berufen sich auf die Unschädlichkeit sexueller Kontakte, wenn diese »freiwillig« geschähen. Freiwilligkeit indes ist ein problematisches Kriterium – und das wollen diese Täter nicht anerkennen. Kinder lassen sich nicht freiwillig auf sexuelle Handlungen mit Erwachsenen ein, auch wenn sie sich nicht offen wehren. Sie lassen es unter Umständen geschehen, um andere Gratifikationen und den Kontakt zu dem »netten« Erwachsenen nicht zu verlieren. Wenn der Täter aus dem direkten Umfeld des Opfers kommt, wenn es der Vater, Bruder oder Onkel ist, kommt noch ein Vertrauensmissbrauch hinzu. Missbraucht der Vater sein eigenes Kind, ist der Schaden insofern noch erhöht, als es sich seinem Vater gegenüber besonders verpflichtet fühlt. Das Kind wird in aller Regel den Eltern ein besonderes Vertrauensverhältnis entgegenbringen, wenn es von diesen nicht schon früh geschädigt wurde. Es wird davon ausgehen: Das ist mein Papa, der will nur mein Bestes – dass er ihm zugleich derartige seelische und körperliche Verletzungen zufügt, zerstört in einer Kinderseele viel: das Urvertrauen, die Bindungsfähigkeit, die Fähigkeit, einem anderen Menschen Vertrauen entgegenzubringen.

Eines der wichtigsten Kriterien für Prognosegutachten ist das Alter des Täters. Für einen Großteil von Straftaten gilt die Regel: Je älter der Täter, desto geringer ist die Wahrscheinlichkeit eines Rückfalls. Bei Männern nimmt die Rückfallwahrscheinlichkeit ab etwa dem 20. Lebensjahr deutlich ab. Bei den Frauen tritt dieser Knick etwas früher, schon mit etwa 16 Jahren, ein. Ab dem Alter wird der Anteil der polizeilich registrierten Tatverdächtigen insgesamt zunehmend geringer.

Bei Pädophilen – das haben zahlreiche Studien gezeigt – nimmt die Bereitschaft, sich einem Kind sexuell zu nähern im Vergleich zu anderen Tätergruppen weniger deutlich ab. Und: Pädophile sprechen auch auf Behandlungsprogramme teilweise wenig gut an. Darauf werde ich später noch genauer eingehen.

Ich treffe Cornelius für sein Prognosegutachten in der Besuchsabteilung der Haftanstalt in Niedersachsen. Er tritt mir höflich gegenüber – ein kräftiger, großer Mann mit breiten Schultern und Hornbrille. Er weiß von meiner Beauftragung, das Gericht hat ihn bereits benachrichtigt, die Vollzugsanstalt auch darüber, dass ich heute kommen werde. Er ist von der Haft geprägt, macht einen passiven, niedergedrückten Eindruck. Ich informiere ihn über meine Vorgehensweise bei der Begutachtung, es ist seine erste. Er stimmt zu, ja, er wolle mitarbeiten, was bedeutet, dass wir beide uns dreimal treffen, über ihn sprechen und daneben einige psychologische Tests machen werden.

Ausführlich berichtet er über sein Leben, vor allem seine Jugendzeit, sein Studium, den Idealismus, mit dem er an alles herangegangen sei. Seinen Beruf als Lehrer, sagt er, habe er geliebt. Während er die Anfangszeit im Pädagogischen Zentrum schildert, wird sein Ton deutlich lebendiger als zu Beginn des Gesprächs. Alte Erinnerungen kommen hoch, Cornelius erzählt mit Begeisterung von seinen Erfolgen und davon, wie viele Familien durch das Nachhilfezentrum unterstützt worden seien. Die Arbeit habe ihn stets erfüllt, lächelt er, er habe sie nie als Last oder Anstrengung empfunden.

Er betont, dass er, bevor es zu der Anzeige kam, nie straffällig geworden sei. Seine Ehe sei immer glücklich gewesen, auch heute stehe Sofia zu ihm und besuche ihn zweimal monatlich. Seine Kinder hätten sich aufgrund der Anklage und Verurteilung etwas von ihm distanziert, würden ab und zu schreiben, besuchen würden sie ihn aber nicht, was ihn offensichtlich belastet. »Ich habe im Grunde meine Familie verloren, werde von den meisten Leuten als Sexualstraftäter abgelehnt und verdammt.« Seine Frau sei nach seiner Verurteilung und Inhaftierung weggezogen, wohne inzwischen in Hannover, dort wisse niemand in ihrer Umgebung von der Geschichte ihres Mannes. Sie lebe zurückgezogen, treffe nur selten Freunde und habe keine Hobbys. »Wer abends mit Freunden zum Essen geht oder dem Golfclub beitritt, wird zwangsläufig in Gespräche über Privates verwickelt. Darüber will Sofia aber nicht reden. Deshalb ist sie so isoliert.« Sie sei seine einzige Stütze, sagt Cornelius.

Als ich seine Taten anspreche, entgegnet er abrupt: »Was im Urteil steht, stimmt nicht« – eine Äußerung, die man als Gutachter oft hört. Aber selbst wenn man aufgrund der Schilderungen des Verurteilten Zweifel an dem Urteil bekommen sollte (Fehlurteile kommen, wie etwa der Jurist und Journalist Thomas Darnstädt[7] ausführt, immer wieder vor), muss man sich während der Prognosearbeit an die Aussagen im Gerichtsurteil halten. Man muss von dem Urteil und dessen Richtigkeit ausgehen. Ich konfrontiere Cornelius also mit den Ausführungen im Urteil. Nach ein paar Sätzen bittet er mich freundlich, ob er jetzt schon dazu Stellung nehmen dürfe. Er wartet mein »Ja« ab, sitzt mir gegenüber, konzentriert, auch erkennbar angespannt, dann erklärt er: Er habe den Jugendlichen nur helfen wollen. Sie hätten schlecht Deutsch gesprochen, er habe ihnen Nachhilfe gegeben, um ihnen einen Anschluss an die anderen Schüler zu ermöglichen. Man habe sich in allen Fächern »mit Händen und Füßen« unterhalten, zumindest anfangs. Er habe versucht, das gesamte Schulprogramm mit den Schülern abzudecken, in dem Zusammenhang, sei er auch auf den Sexualkundeunterricht gekommen. »Und«, betont Cornelius, »so bin ich auch nicht nur bei diesen drei Schülern vorgegangen, so habe ich alle meine Schüler unterrichtet. Bei allen, die zunächst kaum Deutsch sprachen, gleichzeitig aber ja schon eine staatliche Schule besuchten und da mithalten mussten, habe ich improvisiert.«

Auf meine Frage, wie genau er denn beim Sexualkundeunterricht vorgegangen sei, erwidert Cornelius: »Das war alles nur theoretisch, ich habe den Kindern zum Beispiel Fotos von den Sexualorganen von Mann und Frau gezeigt, deren Funktion erklärt und bei ihnen darauf gedeutet, als sie mich nicht gleich verstanden haben. Mehr nicht.«

»Wie haben die Nachhilfeschüler darauf reagiert?«

»Neugierig. Sie waren interessiert, haben teilweise nachgefragt, worauf ich eingegangen bin. So wie ich an der Schule auf Fragen meiner Schüler geantwortet habe.«

»Kam es zu praktischen Demonstrationen? Haben Sie etwa je veranlasst, dass die Kinder sich ausziehen?«

»Nein, nie.«

»Warum, glauben Sie, haben diese drei Jugendlichen Sie dann so stark belastet?«

»Ich war manchmal sehr streng, das hat ihnen vielleicht nicht gefallen. Und am Schluss habe ich mich von ihnen und den Eltern auch nicht friedlich getrennt.«

»Was heißt das?«

»Die Eltern wollten noch mehr Stunden haben, sahen in mir mehr als einen Lehrer – eher eine Art Verwandten, den sie als Betreuungsperson einspannen konnten. Aber dafür hatte ich schlicht keine Zeit, ich hatte ja auch viele andere Nachhilfeschüler. Meine sehr klare Absage hat die beiden Elternpaare wohl verärgert – sie haben ihre Kinder mit einem Schlag ganz aus meinem Unterricht herausgenommen.« Cornelius betont, er habe sich gegenüber den Eltern dieser Schüler immer großzügig und unterstützend verhalten, habe ihnen Geld geliehen, sie wie Freunde behandelt.

»Man könnte auch sagen, dass Sie sich das Vertrauen kaufen wollten.« Bewusst will ich ihn provozieren, doch Cornelius bleibt ruhig.

Nein, so jemand sei er nicht. Er wehrt sich gegen die Vorwürfe, klingt dabei fast so, als stünde er wieder vor Gericht. Sehr klar vermeidet er, die Kinder in seinen Erklärungen anzugreifen, aber er stellt ihr Erinnerungsvermögen infrage: Sei es nicht möglich, dass sie diese Dinge in einem Film gesehen und in ihrer kindlichen Phantasie weitergesponnen hätten? Dass sie in ihrer Enttäuschung darüber, plötzlich keinen Kontakt mehr zu ihm zu haben, diese wahnsinnige Geschichte zusammengereimt hätten. »Wer weiß schon, ob sie ihre Ängste und psychischen Probleme nicht aufgrund ihres Familienlebens entwickelt haben?« Er fragt mich, wie es während der Gerichtsverhandlung habe sein können, dass seine Person, sein Wirken für die Gemeinde, sein Engagement, dass das alles gar nicht mehr gezählt habe? Dass seine Glaubwürdigkeit so in Misskredit geraten sei? Vor allem vor dem Hintergrund, dass die angeblichen Geschehnisse so lange zurücklägen. »Zählt die Erinnerung kleiner Kinder mehr als meine«, will er wissen, ob mir denn nicht auffallen würde, dass das Urteil so nicht stimmen könne. Ich betone nochmals, dass das Urteil die Referenz für meine Arbeit sei – ich sei nicht dafür eingesetzt, dessen Richtigkeit zu überprüfen, hätte dazu auch gar nicht die Möglichkeit. Er nickt, sieht müde und frustriert aus. Das Leben mit dem Stigma des Kinderschänders, sagt er, sei hart. Hier im Gefängnis – und sicher werde es nach seiner Haftentlassung nicht besser. Er werde teilweise von anderen Gefangenen bedroht und beschimpft, man habe ihn deswegen schon auf eine andere Abteilung verlegen müssen, er mache sich wirklich Sorgen. »Ich bin froh, dass wenigstens Sofia noch zu mir steht.«

Immer wieder betont Cornelius, er habe nur das Beste für seine Schüler gewollt und sei nach wie vor fassungslos, dass sie ihn angezeigt hätten.

Gegen Ende unseres letzten Treffens bitte ich ihn darum, mir nur theoretisch eine Frage zu beantworten. Wie würde Sofia reagieren, wenn er die Taten, für die er verurteilt wurde, tatsächlich begangen hätte? »Sie würde sich noch am selben Tag von mir trennen«, lautet die spontane Antwort. Ich lenke eine weitere Frage in dieselbe Richtung: Ob er während seiner Jahre in Haft je daran gedacht habe, eine Therapie zu machen? »Ich brauche keine Therapie«, antwortet er schroff. Er habe auch nie mit dem Anstaltspsychologen über die Gründe für seine Verurteilung gesprochen.

Das Leugnen der Tat und die Weigerung, eine Therapie zu machen, sind bei einer Kriminalprognose zu berücksichtigen. Bei Cornelius ist jedoch auch sein Alter zu beachten. Er ist inzwischen weit über 70 Jahre alt, von der Haft deutlich geprägt. Eine Therapie würde in seinem Alter vermutlich kaum noch einen wesentlichen Effekt zeigen. Hinzu kommt, dass die restliche Haftzeit auch nicht mehr für eine intensivere Behandlung ausreichen würde. Die Wahrscheinlichkeit, dass er wieder in eine vergleichbare Situation kommt, die es ihm relativ leicht macht, Kinder zu verführen, kann als niedrig angesehen werden. Das Zugeben der Straftaten würde nach eigenen Angaben die Folge habe, dass ihn seine Ehefrau verlassen würde. Vor diesem Hintergrund wäre es durchaus möglich, dass er dieses Risiko nicht eingehen möchte, er hängt an seiner Frau, sie ist seine letzte Stütze, vor allem im Alter. Aus der kriminologischen Forschung wissen wir, dass ein Geständnis, zumindest ein Teilgeständnis, hinsichtlich einer Verhaltensänderung wichtig und teilweise auch unabdingbare Voraussetzung, etwa für eine Therapie, ist – das bedeutet: Wer seine Tat zugibt, hat die größere Chance, sich erfolgreich einer Therapie zu unterziehen. Hier geht man als Gutachter von der größten Chance auf tief gehende veränderte Denk- und Verhaltensmuster aus. Einige Untersuchungen deuten aber auch darauf hin, dass ein Leugnen der Tat nicht zwangsläufig auf eine hohe Rückfallgefahr hinweist. So betont etwa der Psychiater und Prognosegutachter Hans-Ludwig Kröber[8], eine Tatbearbeitung aufgrund eines Geständnisses sei nicht die einzige Möglichkeit für eine Umstrukturierung des Täters. Das Leugnen der Tat(en) müsse auch kein zwingendes Hindernis für Haftlockerungen und Entlassung sein. Es komme darauf an, ob die Tatleugnung verdeutlicht, dass der Insasse Straftaten als seine Privatangelegenheit verhandelt und einer normativen Erörterung entzieht, oder ob in der Verleugnung primär Scham und ein letztlich prosoziales Konzept deutlich werden. Solche Fälle findet man relativ selten, aber bei Cornelius kam ich sehr klar zu dem Schluss, dass er absolut dazu fähig war, Emotionen zu empfinden, und dass er ein klares normatives Verständnis hatte. Dass er aufgrund von Scham leugnete, war dagegen plausibel. Seine Beziehung mit Sofia war – etwas zugespitzt gesagt – das Letzte, was Cornelius noch hatte, vor allem auch nachdem sich seine Kinder weitgehend von ihm distanziert hatten. Ich war mir recht sicher, er würde nichts tun, um sie zu gefährden. Für ihn war es geradezu essentiell, kein Sexualstraftäter zu sein. Es war auch davon auszugehen, dass seine Frau Sofia nun für das Thema sensibilisiert sein und besonders auf sein Verhalten achten würde.

Ich stelle Cornelius eine günstige Prognose aus, rate in seinem Fall zu baldigen Haftlockerungen und zur Entlassungsvorbereitung, einer Rückführung in die Gesellschaft. Gleichzeitig empfehle ich dem Gericht die Unterstellung unter einen Bewährungshelfer. Seine Frau lebt inzwischen in einer anderen Stadt, sie hält zu ihrem Mann und möchte ihn auch in Zukunft unterstützen. Er ist von der Inhaftierung deutlich geprägt, wird abgeschreckt sein, ein ähnliches Verhalten nochmals an den Tag zu legen, vor allem aber werden sich vergleichbare Gelegenheitsstrukturen nicht mehr ergeben. Schließlich ist er kein Kernpädophiler, hat eigene Kinder und, wie er mir in der Exploration berichtete, ist an sexuellen Beziehungen zu erwachsenen Frauen, nicht aber zu Kindern interessiert.

Ob Cornelius zu Unrecht verurteilt wurde – dieser Frage nachzugehen gehört nicht zu meinen Aufgaben.

Wie er seine zweite Chance in der Gesellschaft nutzen wolle, frage ich Cornelius: Er wolle in Ruhe mit seiner Frau den Lebensabend verbringen, »in einer Gegend, in der niemand weiß, dass ich wegen Sexualstraftaten in Haft war«.

Ich weise ihn auf die Möglichkeiten hin, sich bei eventuell auftauchenden einschlägigen Gefahrensituationen an Beratungsstellen zu wenden, wo er Hilfe bekommen könne. Er nickt und versichert, dass er seine Auflagen natürlich erfüllen werde, so wie er die Verurteilung für sich habe annehmen müssen.

Einige Monate später wird Cornelius, nachdem er vorher Vollzugslockerungen erhalten hat, aus der Haft entlassen.

Weitere drei Monate später ist er tot. Sofia schreibt mir nach der Beerdigung einen langen Brief, in dem sie sich für meine positive Einschätzung bedankt – ihr Mann habe dennoch nicht wieder ins Leben zurückgefunden, habe so aber doch die letzten Tage seines Lebens in Freiheit verbringen können. Cornelius, berichtet sie, habe vom ersten Tag an mit seiner Freiheit und der »zweiten Chance« gehadert, habe sich überall, auch unter vollkommen Fremden, verfolgt und verdächtigt, abgelehnt gefühlt, habe immer gedacht, die Leute würden ihn schief anschauen, über ihn tuscheln, ihm ablehnend begegnen, man sähe es ihm an, dass er in Haft gewesen sei.

Im Sommer hätten sie einen Nordsee-Urlaub gebucht: zwei Wochen auf Amrum. An einem Abend begegneten sie

zufällig einer Gruppe alter Freunde, darunter vier Lehrerkollegen und zwei Skatbrüdern von Cornelius. »So schrecklich klein kann die Welt sein«, schrieb Sofia. Keiner grüßte
Cornelius, alle blickten ihn überrascht, dann geringschätzig
und abweisend an, zumindest habe er das so erlebt. Noch in
der Nacht packten sie ihre Koffer, Cornelius wollte keine Sekunde länger bleiben. Zurück in Hannover verabschiedete
er sich abends, er gehe nur ein kleines Stück spazieren. Vier
Stunden später informierte die Polizei Sofia, ihr Mann habe
sich vor einen Zug geworfen.

Therapie bei (Sexual-)Straftätern

In der Öffentlichkeit wird vielfach die Frage diskutiert, inwieweit Straftäter überhaupt therapierbar seien oder ob man das Geld nicht besser für die Opfer ausgeben sollte. Vor allem nach schweren Rückfalltaten von aus dem Strafvollzug Entlassenen wird in den Medien oft die kritische Frage gestellt, ob sich der ganze Therapieaufwand denn gelohnt habe, ob Wegsperren nicht die einzige und bessere, vor allem auch billigere Lösung sei. Oft werde ich in Gesprächsrunden kritisch gefragt, ob denn ein härteres Vorgehen gegen Straftäter, eine deutliche Abschreckung, nicht besser zum Ziel führen würde, wobei im Zentrum der Diskussion immer wieder Sexualstraftäter, vor allem Männer, die Kinder sexuell missbraucht haben, stehen; daneben aber auch Gewalttäter, vor allem jugendliche.

Wir alle haben ein Recht darauf, dass der Staat, der das »Gewaltmonopol« hat, alles tut, um die Sicherheit der Bürger vor Straftaten so weit wie möglich zu gewährleisten. In diesem Zusammenhang wird oft auf Sexualstraftäter Bezug genommen, wobei man in der Regel an sexuellen Kindesmissbrauch und Vergewaltigung denkt und dabei häufig konkrete Fälle aus der Medienberichterstattung vor Augen hat. Schnell taucht dann die Forderung nach lebenslangem Wegsperren für »bestimmte«, vor allem schwere »Sexualstraftäter« auf, die ohnehin nicht therapierbar seien.

Für schwere Straftäter, vor allem nach gravierenden Rück-fällen, besteht in Deutschland die rechtliche Möglichkeit der Anordnung einer Sicherungsverwahrung, ein Instru-ment, das in den letzten Jahren ständig ausgebaut wurde. Hierbei kann ein Gericht vor allem bei Straftätern, die we-gen schwerer Verbrechen immer wieder rückfällig geworden sind, außer der Freiheitsstrafe auch die anschließende Un-terbringung in der Sicherungsverwahrung anordnen, wenn der Täter nach gutachterlicher Einschätzung als dauerhaft gefährlich angesehen wird.

Die Ausweitung der Sicherungsverwahrung, die vor dem Hintergrund einer intensiven Diskussion um »immer mehr Sicherheit« betrachtet werden muss, wird von fachwissen-schaftlicher Seite ausgesprochen kritisch gesehen, vor al-lem auch im Zusammenhang mit dem zumindest fragwür-digen Erfolg. Dass wir alle möglichst viel Sicherheit wollen, ist verständlich und natürlich. Allerdings kann es nicht nur um Sicherheit vor Straftaten gehen, sondern ebenso etwa um Sicherheit im Straßenverkehr oder vor Naturkatastro-phen. In Deutschland sterben jährlich mehr Menschen bei Straßenverkehrsunfällen als durch Straftaten. So wurden 2012 nach den Angaben der *Polizeilichen Kriminalstatistik* in Deutschland 2126 Fälle von Mord und Totschlag registriert, das sind 0,04 % aller im gleichen Jahr registrierten Strafta-ten. Im selben Jahr wurden nach Angaben in der Verkehrs-unfallstatistik im Straßenverkehr 3600 Menschen bei Unfäl-len getötet.

Das sind zweifellos 2126 Fälle »zu viel«. Allerdings muss man sich auch darüber im Klaren sein, dass Kriminalität, auch in der schwersten Form der Tötung eines anderen Men-schen, zu jeder Gesellschaft dazugehört. Es gibt keine Gesell-schaft und hat wohl auch nie eine gegeben, in der es nicht auch zu schwersten Straftaten gekommen ist. Es kann nur darum gehen, die Zahl der Straftaten durch sinnvolle krimi-nalpräventive Maßnahmen möglichst zu reduzieren, Straftaten gänzlich zu verhindern wird zwar ein attraktives aber unerreichbares Ziel sein. Hierbei ist auch zu berücksichtigen, dass in Deutschland, wie in anderen westlichen Ländern, die Zahl der Tötungsdelikte in den letzten Jahrzehnten deutlich zurückgegangen ist. Der Kriminologe Manuel Eisner (vgl. unten) konnte zeigen, dass im Mittelalter die Tötungskriminalität deutlich höher war als heute.

Neuere Ergebnisse von Opferstudien zeigen entsprechend, dass sich Befragte mehr Sorgen darum machen, dass ihr Kind im Straßenverkehr zu schaden kommt, als dass es Opfer eines Sexualstraftäters wird.

Kriminalität kann nicht vermieden, allerdings durch geeignete präventive Maßnahmen reduziert werden. Dazu zählen vor allem primärpräventive Maßnahmen in der Familie, die ein gutes Aufwachsen von Kindern begünstigen, aber auch Behandlungsmaßnahmen bei Straftätern, die deren Rückfallgefahr verringern. Schon der bekannte Strafrechtslehrer Franz von Liszt hat vor über einhundert Jahren zu Recht darauf hingewiesen, dass die beste Kriminalpolitik eine gute Sozialpolitik sei – das gilt bis heute. Allzu oft beschränkt sich die Politik auf eine Verschärfung von Sanktionen, bestärkt damit auch die falsche Vorstellung in der Öffentlichkeit, man könne das »Problem« mit harten Strafen verringern – und wenn das nicht wirkt, mit noch härteren.

Wurde in den 1970er-Jahren etwa die Wirksamkeit von Behandlungsprogrammen bei Straftätern auch von Fachwissenschaftlern, vor allem in den USA, teilweise angezweifelt, gerade weil deren Wirksamkeit nicht überzeugend belegt sei, liegt inzwischen eine Fülle von Untersuchungsergebnissen vor, die zeigen, dass und welche Behandlungsprogramme positive Effekte hinsichtlich einer bedeutsamen Senkung der Rückfallquote haben, vor allem aber auch deutlich machen, dass sich solche Programme finanziell rechnen, da Kriminalität in der Regel enorme Kosten verursacht. Es muss heute sehr deutlich und überzeugend gesagt werden:

Wirkungsvolle Täterarbeit dient vor allem dem Opferschutz. Das kann natürlich nicht bedeuten, dass man sich einseitig auf die Täter konzentriert und die Opfer vernachlässigt; für beide Seiten sollte etwas getan werden. Es ist nicht weiterführend, Täter und Opfer im Kampf um Ressourcen gegeneinander »auszuspielen«. In der Regel ist bei Straftätern eine Resozialisierung und Wiedereingliederung in die Gesellschaft möglich, sofern sie die richtigen Therapieangebote erhalten und vor allem auch die richtigen begleitenden Maßnahmen, wenn ihre Haft gelockert wird bzw. sie entlassen werden. Diese Maßnahmen müssen auch nach ihrer Entlassung fortgesetzt werden.

Bei der Frage, ob denn Therapie bei Straftätern, insbesondere Sexualstraftätern, wirklich erfolgreich sei, muss vor allem auch beachtet werden, dass es »den« Straftäter, auch »den« Sexualstraftäter nicht gibt. Manche Inhaftierte benötigen gar keine Therapie – eine nicht gerade kleine Gruppe. Dabei handelt es sich etwa um Täter, die aus einer spezifischen »einmaligen« Situation heraus eine Straftat begangen haben, vielleicht auch eine schwere, sonst jedoch stets unauffällig waren und man begründet davon ausgehen kann, dass sie wohl kaum noch jemals in eine vergleichbare Situation kommen werden. Hinzu kommt, dass auch die Haft einen gewissen Läuterungseffekt bewirkt haben kann.

Straftäter, und vor allem auch Sexualstraftäter, sind keineswegs eine homogene Gruppe. Das einzig Gemeinsame, das sie in der Regel haben, ist die Tatsache, dass sie gegen ein Strafgesetz verstoßen haben. Sexueller Kindesmissbrauch etwa kann aus einer spezifischen familiären Situation heraus entstanden sein, indem beispielsweise der Stiefvater seine 10-jährige Stieftochter sexuell missbraucht, die am Wochenende, wenn die Mutter morgens schon das Frühstück macht, sich noch zu ihm ins Ehebett kuschelt. Aus einem anfänglich noch relativ harmlosen Streicheln kann mehr werden – bis hin zu einem massiven sexuellen Missbrauch.

Der Missbrauch kann unterschiedlich schwer sein, oft denken wir in solchen Fälle automatisch an das »Schlimmste«. Selbstverständlich handelt es sich hier um eine Straftat, die auch entsprechend bestraft werden muss. Der Schaden kann enorm sein, das Opfer unter Umständen lebenslang schädigen, das ist aber nicht zwangsläufig so. Jeder Fall muss im Einzelnen bewertet werden. Unter Umständen ist das Einleiten einer »Strafverfolgungsmaschinerie« ein zusätzlicher wesentlicher Schaden für das Opfer. Eine mögliche Rückfallgefahr wird jedoch bei einem derartigen Täter, wenn er keinerlei pädophile Neigungen zeigt und auch sonst nie entsprechend auffällig geworden ist, völlig anders einzuschätzen sein als bei einem Mann, der mit Erwachsenen keine ihn sexuell befriedigende Beziehung verwirklichen kann und daher auf der Straße vor dem Hintergrund deutlicher pädophiler Neigungen fremde Mädchen oder Jungen anspricht und sie in seine Wohnung lockt mit dem Ziel, »irgendwann« mit ihnen Sex zu haben – der dieses Ziel also entsprechend von vornherein anstrebt.

Vor allem Täter mit einer deutlich pädophilen Neigung können oft nicht in einem solchen Ausmaß von psychotherapeutischen Behandlungsprogrammen profitieren, dass sie es schaffen, nicht mehr auffällig zu werden. Hierbei ist zu beachten, dass der Erfolg von Behandlungsmaßnahmen von zahlreichen Faktoren abhängig ist: der Persönlichkeit des Täters, seinem Störungsbild, der kriminellen Vorgeschichte, den Möglichkeiten der Einbeziehung des sozialen Umfelds in ein Behandlungsprogramm und natürlich von dem Behandlungsprogramm selbst oder dem Vertrauen zu den Therapeuten. Inzwischen liegen auch weitgehend standardisierte Behandlungsprogramme für unterschiedliche Tätergruppen wie Gewaltstraftäter oder Sexualstraftäter vor, zum Beispiel auch für Gruppensettings.

Wie erfolgreich sind Therapien?

Der Erfolg einer Behandlung hängt – wie erwähnt – von zahlreichen Faktoren ab, zu denen auch die Behandlungsbereitschaft bzw. der Leidensdruck gehört. Die Frage ist hier, ob ein Täter überhaupt behandelt werden will bzw. bereit ist, an einem solchen Programm teilzunehmen. Sexualstraftäter sind in der Haft der Gefahr ausgesetzt, dass sie bei Bekanntwerden ihrer Tat von den anderen Inhaftierten ausgegrenzt und unter Umständen sogar bedroht werden. In Strafvollzugsanstalten, vor allem größeren mit mehreren Hundert Insassen, herrscht in vielen Fällen eine strenge Hierarchie, wobei Täter, die einen sexuellen Kindesmissbrauch begangen haben – »Kinderficker« – ganz unten stehen. Deshalb sind gerade diese Täter bemüht, ihre Taten geheim zu halten, was von den Vollzugsanstalten unterstützt wird, um diese Gruppe keiner Gefahr durch andere Inhaftierte auszusetzen. Werden ihre Straftaten bekannt, müssen sie aus Sicherheitsgründen vielfach in andere Abteilungen oder gar Anstalten verlegt werden. Nehmen sie allerdings an einem Behandlungsprogramm teil, müssen sie sich »outen«. Hinzu kommt, dass inhaftierte Straftäter in der Regel aus unteren sozialen Schichten kommen, deshalb meist nur ein vages Bild und vielfach eine ablehnende Haltung gegenüber Psychotherapie bzw. psychologischer Behandlung haben. Wer zum Psychologen geht, wird leicht als Weichei und somit nicht als richtiger Mann angesehen. Bei Pädophilen, die bei ihren Taten keine Gewalt angewandt haben, ist vielfach kein Leidensdruck vorhanden. Sie rationalisieren ihre Taten oft als ein Handeln, das wenig schädlich für die Kinder war, sondern eher einen »erzieherischen« Charakter hatte.

Auch bei Männern, die Gewalt gegenüber Frauen ausüben, etwa Vergewaltigern, findet man oft sogenannte »Vergewaltigungsmythen« der Art, dass Frauen gewaltsamen Sex wünschen, nur pro forma Nein sagen u. ä. Sie stehen vor diesem Hintergrund häufig nicht zu ihren Taten, behaupten oder gehen davon aus, dass die Frauen die von ihnen praktizierten sexuellen Kontakte doch so geduldet und damit akzeptiert hätten. Wie schwierig es in solchen Fällen oft ist zu klären, was in einer intimen Zweiersituation tatsächlich geschehen ist, hat etwa der Kachelmann-Prozess deutlich gemacht.

Steht ein Täter (zunächst) nicht zu seinem Fehlverhalten, ist die Rückfallprognose damit nicht zwangsläufig negativ. Intensive vertrauensvolle Gespräche mit den Tätern können hier vielfach weiterhelfen. Ich hatte vor einigen Jahren einen 38-jährigen Mann zu begutachten, der als Ersttäter wegen des sexuellen Missbrauchs an einem 13-jährigen Jungen zu einer Freiheitsstrafe von vier Jahren verurteilt wurde. Er lebte vor der Inhaftierung allein, war beruflich gut integriert, hatte gelegentlich auch eine erwachsene Freundin, meist ging die Beziehung allerdings nach kurzer Zeit wieder in die Brüche, vor allem auch weil keine der Freundinnen seiner Mutter recht war, an die er emotional immer noch deutlich gebunden war. Mit den Frauen hatte er gelegentlich auch Sex.

Er lernte dann beim Fußball sein späteres Opfer kennen, einen Jungen, der mit einer alleinerziehenden Mutter zusammenlebte, die sich wenig um ihn kümmerte. Der Junge fand in dem späteren Täter, der ein jungenhaftes Gebaren an den Tag legte, einen Freund, der ihm auch gelegentlich kleinere Geschenke machte und ihn vor allem zu Ausflügen mitnahm. Bei den Ausflügen im Grünen alberten die beiden bei Picknickpausen herum. Der Täter näherte sich dem Jungen mehr in sexueller Absicht, streichelte ihn am Penis, ließ sich von dem Jungen selbst streicheln, es kam auch zu Oralverkehr. Der Junge durfte zu Hause selbstverständlich nichts erzählen. Erst als dieser eines Tages einem Schulkollegen von seinem Freund erzählte, was man gemeinsam machte, und dieser Schulkamerad das zu Hause berichtete, kam alles heraus, und es wurde Anzeige erstattet.

Der Mann leugnete seine Straftat vehement; es sei nur zu Albereien und dabei vielleicht zufälligen Berührungen im Sexualbereich gekommen. In der Haft besuchte ihn seine Mutter regelmäßig, die von seiner Unschuld überzeugt war, wodurch er verständlicherweise einem enormen zusätzlichen Druck ausgesetzt war. Ein Geständnis hätte aus seiner Sicht auch das Verhältnis zu seiner Mutter beschädigen müssen. Er nahm auf eigenen Wunsch an einer Einzeltherapie bei einem externen Psychotherapeuten teil.

Während der Exploration im Rahmen meiner Begutachtung machte er beim zweiten mehrstündigen Treffen bei der Beschreibung der Kontakte mit dem Jungen Ausführungen, die andeuteten, dass er darin wohl doch ein strafbares Verhalten sah. Ich hatte zu ihm von Anfang an einen guten Draht. In unseren mehrstündigen Gesprächen gelang es ihm dann, schrittweise weitgehend zu seinem straffälligen Verhalten zu stehen. Als ich ihn am Schluss der Exploration fragte, warum es ihm nicht schon früher gelungen sei, zu den Taten zu stehen, meinte er: »Mir hat doch keiner zugehört, Sie sind der Erste, der sich Zeit für mich genommen hat.« Ein Gutachter, der ihn im Rahmen des Strafverfahrens zur Frage der Schuldfähigkeit untersucht habe, sei unter Zeitdruck gewesen, habe bei einem einzigen Treffen nur etwa drei Stunden mit ihm gesprochen.

Der Erfolg einer Therapie hängt selbstverständlich auch stark vom Störungsbild des Täters ab. Hierauf muss die Therapie Bezug nehmen. Es ist von großer Wichtigkeit, dass der Therapeut in der Lage ist, eine wirklich tragfähige therapeutische Beziehung zu dem Klienten aufzubauen. Die Beziehungsgestaltung ist ein zentraler Aspekt jeder Psychotherapie, nicht nur bei Straftätern. So weisen etwa Grawe u. a.[9] in ihrem Lehrbuch zur Psychotherapie auf etliche Forschungsarbeiten hin, die immer wieder deutlich gezeigt haben, dass die Gestaltung einer therapeutischen Beziehung ein wesentlicher, wenn nicht der entscheidende Erfolgsfaktor für eine Therapie ist. Sie betonen in diesem Zusammenhang zu Recht

(S. 775): »Wenn man alle je untersuchten Zusammenhänge zwischen bestimmten Aspekten des Therapiegeschehens und dem Therapieergebnis zusammennimmt, dann sind Aspekte des Beziehungsgeschehens in Psychotherapien diejenigen Merkmale des Therapieprozesses, deren Einfluss auf das Therapieergebnis am besten gesichert ist.« Das gilt selbstverständlich gerade auch bei Straftätern, deren Beziehungserfahrungen oft ausgesprochen defizitär waren. Der Täter muss sich beim Therapeuten gut aufgehoben fühlen.

Findet die Therapie in einer Vollzugsanstalt statt, kann das die Erfolgsaussichten einschränken. Eine Justizvollzugsanstalt bietet in aller Regel keinen günstigen Rahmen für die Durchführung einer Therapie, wobei allerdings die meisten Täter, die sich mit einer Behandlung einverstanden erklären bzw. diese wünschen, das auch nur wegen der Haft tun. Insofern kann diese auch einen Richtungswechsel bei den Tätern begünstigen bzw. überhaupt erst ermöglichen. Es kommt ganz darauf an, wie die Haftzeit ausgestaltet wird und welche Angebote einem Inhaftierten gemacht werden können. Für die Familien der Inhaftierten ist es oft mit großem organisatorischem Aufwand verbunden, den Kontakt zu den Inhaftierten aufrechtzuerhalten. Dazu kommen personelle Schwierigkeiten. Meist steht in Regelvollzugsanstalten zu wenig Fachpersonal – vor allem Psychologen – zur Verfügung, um ausreichend Therapie anbieten zu können. Die Teilnehmer erhalten deshalb pro Woche oft nur wenig Therapie, im Hinblick auf die vorliegenden Störungen meist zu wenig. Der Therapeut und sein Klient brauchen Zeit, um sich aufeinander einzustellen. Deswegen ist die Sozialtherapie für viele Täter die bessere Einrichtung, allerdings gibt es dort zu wenige Behandlungsplätze und die Wartezeiten sind oft zu lang.

Zudem herrscht in den Haftanstalten unter den Insassen in der Regel eher ein ablehnendes Klima gegenüber Therapien. Das liegt an den bereits genannten Gründen, dass gerade Sexualstraftäter schon aus Angst vor Stigmatisierung und Bedrohung fast immer ihre Taten leugnen und dementsprechend auch keine Therapie wollen. Zugleich entstammen die meisten Täter einem Milieu, das wenig gebildet ist und Therapie als eine Maßnahme »für Verrückte« sieht, zu denen man sich selbst natürlich nicht zählt. Und in Gefängnissen herrscht eine »Männerwirtschaft«, die Einstellungen sind häufig chauvinistisch, es geht vor allem darum, Stärke zu zeigen – ein Grund mehr, sich gegen ein Angebot zu wehren, das in dieser Subkultur als Zeichen von Schwäche gewertet wird. Es ist vor diesem Hintergrund nicht verwunderlich, dass nur ein relativ kleiner Teil der Inhaftierten, der einer Therapie zustimmt, anfangs wirklich etwas an sich verändern will und die Notwendigkeit dazu sieht. Zu prüfen ist stets auch, wer wirklich eine Therapie braucht und wenn ja, welche. Nicht jeder Inhaftierte benötigt eine Therapie, um nicht mehr rückfällig zu werden.

Viele Täter sind in ihrer Kindheit selbst Opfer von Sexualstraftaten geworden, haben statt einer Kultur des Miteinander-Redens eher Gewalt und physische ebenso wie psychische Verletzungen erfahren oder wurden vernachlässigt. Die Entwicklung einer »normalen« Emotionalität ist bei ihnen vielfach aufs Schwerste gestört worden. Im Gefängnis nun herrscht eine weitreichende Entmündigung, was bedeutet: Die psychologische Fortentwicklung eines Menschen ist in diesem Rahmen, in dem man nichts selbst entscheidet, schwierig. Der Strafvollzug soll zwar nach den gesetzlichen Bestimmungen weitgehend dem Leben in Freiheit angepasst werden, was auch bedeutet, dass etwa der offene Vollzug mehr praktiziert werden soll, die Wirklichkeit allerdings sieht in der Regel anders aus. Hier spielen auch Sicherheitsbedenken eine wachsende Rolle.

Der Verlauf einer Therapie ist schwer vorherzusagen – ebenso wenig ihr Erfolg. So beruhigend es wäre, könnten wir Therapeuten eine Garantie abgeben – es bleibt unmöglich.

Immer wieder gibt es Rückfälle – bei sexuellen Straftaten ebenso wie bei anderen Gewaltdelikten –, die sich während oder nach der Therapie ereignen können. Eine absolute Sicherheit davor gibt es nicht, sie kann auch nicht durch Prognosegutachten gewährleistet werden, da Prognosen immer Wahrscheinlichkeitsaussagen sind. Therapie ist jedoch eine Methode des Umgangs mit Sexualstraftätern, die tatsächlich in vielen Fällen erfolgreich dazu beitragen kann, zukünftige Straftaten zu vermeiden. Mit modernen Behandlungsprogrammen kann die Rückfallquote signifikant reduziert werden, im Mittel vielfach um 10 Prozent oder mehr.

Was wird in einer Therapie für Sexualstraftäter gemacht? – Realität von Sexualkriminialität

Inzwischen gibt es standardisierte Gruppenprogramme für (Sexual-)Straftäter, die auch in der Haft weitgehend erfolgreich angewandt werden, so etwa das in Deutschland entwickelte »BPS – Behandlungsprogramm für Sexualstraftäter«[10]. Hier werden sogenannte kognitive Verzerrungen behandelt. Dazu gehören zum Beispiel »Vergewaltigungsmythen«, die man bei Vergewaltigern, aber nicht nur bei diesen, vielfach antrifft. Diese Täter sind etwa überzeugt, Frauen würden gewaltsamen Sex mögen, würden nur formal »Nein« sagen, weil sie das nach den in der Gesellschaft vorherrschenden Einstellungen müssten. Männer hätten ein Recht auf Sex. In Wahrheit »bräuchten sie« das, was der Täter ihnen zufügt.

Das Ziel der Behandlungsprogramme besteht nun darin aufzuarbeiten, wie es im Täter zu dieser Einstellung kam, und diese tief gehend zu verändern. Einer Sexualstraftat liegen vielfach unverarbeitete Konflikte zugrunde. Heutzutage gehen die meisten Sexualtherapeuten auf diese inneren Konflikte mit verschiedenen Ansätzen ein. Am erfolgreichsten haben sich meist kognitiv-behaviorale Therapieansätze erwiesen, vor allem auch Gruppenprogramme, in denen die einzelnen Täter gerade auch von anderen Insassen mit ihrer Problematik konfrontiert werden. Jede therapeutische Vorgehensweise hat allerdings auch ihre Grenzen. Dies gilt generell auch für Therapien, die nichts mit Straftaten zu tun haben.

Vergewaltigungsmythen findet man übrigens auch unter Frauen: Studien belegen, dass Frauen sich gegenüber einer Frau, die Opfer einer Vergewaltigung wurde, vielfach ablehnend verhalten. Ich habe vor einigen Jahren eine eigene Studie zu diesem Thema erstellt und dafür Studentinnen an der Universität Freiburg befragt – hatte also Probandinnen, die gebildet waren und sich in einem weltoffenen Milieu bewegten. Da sie Psychologie studierten, kann man davon ausgehen, dass ihnen Empathie ein Begriff war. Etwa 70 Prozent dieser Probandinnen erklärten, dass Frauen, die vergewaltigt würden, eine Teilschuld daran trügen. Sei es, dass sie betrunken waren, sich dem Täter gegenüber aufreizend verhielten und/oder die Tat durch ihre Kleidung provoziert hätten. Warum äußerten sich diese jungen Frauen so? Unterbewusst vermochten sie sich auf diese Weise von dem Opfer zu distanzieren. Indem sie es in eine Ecke stellten und ihm zumindest eine Mitschuld an der Vergewaltigung gaben, konnten sie sich insofern »beruhigen«, da sie das Gefühl entwickeln konnten: »Du bist anders, dir kann das nicht passieren.«

Ein weiterer wichtiger Punkt in der Therapie eines Sexualstraftäters besteht darin, dass er lernt, Problemsituationen rechtzeitig zu erkennen, zu analysieren und zu begreifen: »Welche Situationen können zu einer derartigen Tat führen, wie kann ich diese vermeiden, wie kann ich mein Verhalten und auch meine sexuellen Phantasien kontrollieren?«

Es geht in der Behandlung von Straftätern auch vielfach um Opferempathie, also darum, ein Gefühl dafür zu entwickeln, was man dem Opfer an Leid zugefügt hat. In manchen Behandlungsprogrammen werden die Täter aufgefordert, einen Opferbrief zu schreiben, in welchem sie sich mit dem Geschädigten auseinandersetzen müssen, sich etwa bei ihm entschuldigen oder ihre Schuld eingestehen. Diese Briefe werden in aller Regel nicht weggeschickt, dienen vielmehr der Auseinandersetzung des Täters mit seiner Tat in der Gruppe. Vielfach rationalisieren die Straftäter ihre Taten, etwa indem sie dem Opfer eine Mitschuld zuschieben, den verursachten Schaden bagatellisieren oder alles auf ungünstige Umstände abschieben. Worauf muss nun der Täter in Zukunft achten, um nicht mehr rückfällig zu werden? Welches sind für ihn »Gefahrensituationen« und wie kann er ihnen entgehen? Im Verlauf der Therapie gilt es, die Ursachen für abweichendes Verhalten herauszuarbeiten und möglichst zu minimieren, psychische Störungen, die hinter dem Verhalten stehen, zu beheben – hin zu einer Umorientierung und einem veränderten Umgang, etwa mit Phantasien und Ängsten.

In den letzten Jahren haben sich mehr und mehr Ambulanzen für Sexualstraftäter etabliert, die in der Regel sehr gute Arbeit leisten – etwa bei der Nachbetreuung nach der Verbüßung der Freiheitsstrafe – und den entlassenen Männern eine wichtige Anlaufstelle bieten. Sexualstraftaten werden, wie etwa auch Gewalttaten, vor allem von Männern begangen. Die *Polizeiliche Kriminalstatistik* weist für das Berichtsjahr 2012 insgesamt 11 245 Tatverdächtige bei Straftaten gegen die sexuelle Selbstbestimmung aus. Von den Tatverdächtigen sind 98,5 Prozent männlich und lediglich 1,5 Prozent weiblich.[11] Von allen Inhaftierten sind über die Jahre hinweg jeweils etwa 95 Prozent Männer und lediglich 5 Prozent Frauen. Kriminalität ist somit weitgehend »Männersache«, zumindest was die offiziell registrierten Straftaten betrifft. Die Geschlechtsunterschiede sind so groß, dass sie auch nicht durch ein möglicherweise großes Dunkelfeld »eingeebnet« werden können.

Viele Kriminologen halten diese Art der Betreuung, wenn sie konsequent und regelmäßig geschieht, für den besseren Therapieweg als eine Haft, in der eine Therapie angeboten wird. Ich stimme diesem Modell zu, eine effiziente Nachbetreuung nach der Haftentlassung – vor allem bei langen Haftstrafen – ist in aller Regel ausgesprochen wichtig für eine Wiedereingliederung in die Gesellschaft; ein Punkt, der in der Praxis bis heute vielfach vernachlässigt wird. Die Bewährungshilfe ist nach wie vor zu sehr überlastet, um diese Aufgabe allein wirkungsvoll umsetzen zu können.

Es gibt Tätergruppen wie Vergewaltiger, bei denen ich – auch hier ist zu differenzieren je nach Lebenslauf, der Fähigkeit, Empathie zu empfinden, dem Alter sowie der Bereitschaft mitzuarbeiten – die Chance einer Resozialisierung als relativ hoch einschätze im Unterschied etwa zu manchen Pädophilen, die häufig recht schwierig zu therapieren sind – vor allem wenn es sich um Kernpädophile handelt.

Generell wird Pädophilie nach der »ICD – International Classification of Diseases« (Internationale Klassifikation psychischer Störungen, ICD-10: F65.4) als »sexuelle Präferenz für Kinder, die sich zumeist in der Vorpubertät oder im frühen Stadium der Pubertät befinden«, verstanden. »Manche Pädophile haben nur an Mädchen, andere nur an Knaben Interesse. Wieder andere sind sowohl an Mädchen als auch an Knaben interessiert.«[12] Die ICD führt weiter aus: »Pädophilie kommt selten bei Frauen vor. Kontakte zwischen Erwachsenen und bereits geschlechtsreifen Jugendlichen werden gesellschaftlich nicht gebilligt, vor allem wenn es sich um gleichgeschlechtliche Kontakte handelt; diese sind aber nicht notwendigerweise gleichbedeutend mit pädophilen Kontakten. Ein einzelner Vorfall erfüllt die für die Diagnosestellung geforderte anhaltende oder vorherrschende Veranlagung nicht, insbesondere wenn der Handelnde selbst noch ein Jugendlicher ist. Unter den Pädophilen gibt es auch Männer, die eigentlich erwachsene Sexualpartner vorziehen, bei der Aufnahme geeigneter Kontakte aber dauernd frustriert werden und sich deshalb ersatzweise Kindern zuwenden. Männer, die ihre eigenen Kinder im Alter der Vorpubertät sexuell belästigen, nähern sich manchmal auch anderen Kindern, in beiden Fällen handelt es sich um Pädophilie.«

Von den genannten Gruppen pädophiler Täter sind die »Kernpädophilen« jene mit der höchsten Rückfallwahrscheinlichkeit. Der Wunsch nach sexueller Befriedigung, den ein Mensch verspürt, ist etwas vollkommen Normales. Inwieweit Pädophilie angeboren ist, wird in der Wissenschaft durchaus kontrovers diskutiert. Kernpädophile können diese Befriedigung aufgrund ihrer sexuellen Präferenz aber nur mit einem Kind erleben – was bedeutet, dass sie angesichts unserer Gesetzeslage (zu Recht natürlich) weitgehend auf erfüllende Sexualität verzichten müssen. Zugleich sind aber ständig Opfergelegenheiten gegeben, denn Kinder gibt es überall. man könnte die Situation vergleichen mit der eines Alkoholikers, der dauernd durch Schnapsläden läuft. Bei Kernpädophilen lässt sich durch Therapie vielfach nur dann dauerhaft etwas erreichen, wenn der verurteilte Täter selbst höchst motiviert ist und intensiv und dauerhaft mitarbeitet.

Seit einigen Jahren gibt es in Deutschland das Präventionsnetzwerk »Kein Täter werden«, das in acht Städten wie Berlin, Hamburg, Gießen oder Regensburg ein kostenloses und durch die Schweigepflicht geschütztes Behandlungsangebot für Menschen bietet, die sich sexuell zu Kindern hingezogen fühlen. Es spricht für unsere Gesellschaft, dass es solche Möglichkeiten gibt, zumal an den einzelnen Standorten hervorragende Arbeit geleistet wird. Gestartet wurde das Projekt in Berlin an der Charité, und man kann nur hoffen, dass immer mehr Pädophile sich der Problematik ihrer Präferenz bewusst werden und Hilfe in Anspruch nehmen, bevor sie zum Täter werden. Doch das setzt die Fähigkeit zur Reflexion voraus, das klare Erkennen der eigenen Problematik und/oder ein Umfeld, dem man sich mit seinen Phantasien anvertrauen kann und das einen im besten Fall unterstützt und auf solche Therapieangebote hinweist.

Die Realität sieht leider anders aus. Die pädophilen Täter, über die ich in den vergangenen 40 Jahren Gutachten geschrieben habe – und zusammen mit Vergewaltigern machen sie in den letzten Jahren einen immer größeren Anteil aller Gutachtenaufträge aus –, entstammen vielfach einem bildungsfernen Milieu; sie sind zu einem beachtlichen Anteil, zumindest nach eigenen Angaben, selbst missbraucht worden. Die Kernpädophilen, die ich explorierte, hielten ihre Verurteilung(en) in vielen Fällen vollkommen oder teilweise für »Unrecht«, für »eine richterliche Fehleinschätzung« ihres Verhaltens. Sie fühlten sich vielfach zu hart bestraft, wenn überhaupt würde nur ein Teil der Vorwürfe stimmen. Kurz gesagt: Es liegt häufig nur eine eingeschränkte Einsicht vor, oft kaum Reue und auch wenig Bereitschaft zur Veränderung, vieles wird rationalisiert. Hinzu kommt, dass die Täter, von denen wir hier reden, oft wenig zu verlieren haben. Der pädophile Bankmanager hat sich unter Umständen mehr im Griff und ist bereit, sich anonym behandeln zu lassen, denn er will seine Karriere nicht aufs Spiel setzen, sein Leben nicht ruinieren, nicht aus seinem sozialen Umfeld ausgeschlossen werden. Wer indes von ganz unten kommt, hat wenig oder kaum etwas zu verlieren, ist weniger gebildet, begegnet Therapieangeboten mit Vorurteilen – es ist ein Teufelskreis. Wobei ich hier nicht unterschlagen will, dass der Bankmanager, der sich in unserer Gesellschaft vielleicht im Griff hat, in seinen Ferien unter Umständen nach Thailand fährt und dort ohne Moral auslebt, was in westlichen Kulturen per Gesetz verboten ist. Auch solche Fälle hatte ich schon.

Es ist auch darauf hinzuweisen, dass eine Therapie nicht für jeden Sexualstraftäter automatisch der richtige Weg ist. Wer eine Straftat nach § 176 StGB (sexueller Missbrauch von Kindern) begangen hat, muss nicht zwingend pädophil sein. Wer pornografische Videos mit Kindern aufnimmt und verbreitet, macht das unter Umständen aus rein finanziellen Gesichtspunkten. Dennoch begeht der Täter eine Sexualstraftat, er bedient einen Markt, der in den letzten Jahren erheblich gewachsen ist. Neue Möglichkeiten, welche die Gesellschaft bietet, wie etwa das Internet, werden auch von Straftätern genutzt, nicht nur im Bereich von Sexualstraftaten, sondern etwa auch von Betrug oder Beleidigungen u. ä. Die Polizei versucht mit speziell dafür ausgebildeten Einheiten gegen Kinderpornografie vorzugehen, die Kontrolle ist allerdings sehr schwer und zeitaufwendig. Erst in den letzten Wochen kam in Deutschland auch ein Politiker in den Verdacht, illegale Kinderpornos bezogen zu haben.

Unter dem Begriff »Sexualkriminalität« werden unterschiedliche Formen von sexuellen Handlungen etwa auch an Minderjährigen zusammengefasst: Exhibitionismus, pädosexuelle Handlungen, Inzest und familiäre Sexualdelinquenz, aggressive Sexualdelikte, Sadomasochismus und sexuell motivierte Tötungen. Nach der *Polizeilichen Kriminalstatistik 2012*[13] wurden von der Polizei insgesamt 45 824 Straftaten gegen die sexuelle Selbstbestimmung registriert, ein Jahr zuvor waren es noch 47 078 Straftaten gewesen. Diese Zahl umfasst Delikte gegen Erwachsene ebenso wie gegen Kinder.

Berücksichtigt man, dass die Polizei 2012 insgesamt 5 997 040 Straftaten registriert hat – 2011 waren es noch 5 990 679 Straftaten –, macht der Anteil der Sexualstraftaten gerade einmal 0,76 Prozent aus. Bezieht man den Vergleich nur auf den sexuellen Missbrauch von Kindern (2012 waren dies 12 623 Fälle, ein Jahr zuvor 12 444 Fälle), dann entspricht dies 0,22 Prozent aller Straftaten. Die Zahlen machen deutlich, welch verzerrtes Bild die Medienberichterstattung von diesen Taten zeichnet, die doch vorrangig im Zentrum der öffentlichen Aufmerksamkeit stehen. Nach den Angaben in der *Polizeilichen Kriminalstatistik* entfallen 21,5 Prozent aller Straftaten auf einfachen Diebstahl, weitere 18,6 Prozent auf schweren Diebstahl und 15,6 Prozent auf Betrug. Mehr als die Hälfte aller registrierten Straftaten findet somit im Bereich der Eigentumskriminalität statt. Damit sollen natürlich keinesfalls die Sexualstraftaten verharmlost werden – jede sexuelle Straftat ist eine zu viel und muss geahndet werden –, mir geht es vielmehr darum, ein möglichst klares Bild der Verhältnisse zu zeichnen. Dies ist nötig, um angemessen mit der Problematik umgehen zu können. Wie verzerrt die Medienberichterstattung, gerade bei Sexual- und Gewaltkriminalität ist, konnte Thomas Hestermann[14] in seiner umfassenden Studie über »Fernsehgewalt und Einschaltquote« zeigen. So wird über Sexualmorde im Fernsehen im Vergleich zu den Registrierungen in der *Polizeilichen Kriminalstatistik* 6450-mal mehr berichtet, bei »sonstigen Tötungsdelikten« ist der Verfälschungsfaktor 627. Über andere, weniger »interessante« Straftatengruppen wird dagegen trotz eines hohen Anteils in der Statistik deutlich weniger berichtet, etwa Körperverletzungen oder Raub. Das macht deutlich, wie extrem verzerrt das Kriminalitätsbild in den Massenmedien dargestellt wird. Da die meisten Menschen ihre Information über Kriminalität aus den Medien entnehmen – wer schaut schon in die *Polizeiliche Kriminalstatistik* –, verwundert es nicht, dass das öffentliche Bild »der Kriminalität« enorm verzerrt ist.

Die Zahl der polizeilich registrierten Fälle von Straftaten gegen die sexuelle Selbstbestimmung geht seit 2008 deutlich zurück, beim sexuellen Missbrauch von Kindern zeigt sich in den letzten 15 Jahren erfreulicherweise ebenfalls ein deutlicher Rückgang. 1998 wurden noch ca. 17 000 Fälle polizeilich registriert, 2009 – dieses Jahr bildete den Tiefpunkt – waren es noch ca. 12 000 Fälle, bis 2012 stieg die Zahl wieder leicht auf inzwischen 12 623 Fälle. Da gerade bei sexuellem Kindesmissbrauch einerseits mit einer erheblichen Dunkelziffer gerechnet werden muss, andererseits die Sensibilität der Öffentlichkeit aufgrund der intensiven Diskussion und auch der Zunahme von Hilfsangeboten und der Erleichterung einer Anzeigeerstattung, etwa über eingerichtete Telefonberatung, zugenommen hat, kann letztlich nicht beurteilt werden, ob es ein »realer« Anstieg ist oder er lediglich auf eine Verschiebung vom Dunkel- ins Hellfeld zurückgeht.

Unter den Sexualstraftaten wurden im Jahr 2012 insgesamt registriert: 8031 Fälle von Vergewaltigung und sexueller Nötigung (16 Prozent), 165 Fälle sonstiger sexueller Nötigung, 343 Fälle von sexuellem Missbrauch Schutzbefohlener, etwa unter Ausnutzung einer Konstellation wie Lehrer/Schüler oder eines Vertrauensverhältnisses (1,4 Prozent), 12 623 Fälle des sexuellen Missbrauchs von Kindern (26,4 Prozent), 7510 Fälle von exhibitionistischen Handlungen und Erregung öffentlichen Ärgernisses (16 Prozent) und 3239 Fälle von Besitz bzw. Verschaffung von Kinderpornografie (8,3 Prozent). In allen Bereichen ist die Dunkelziffer als deutlich höher anzunehmen.

Der größte »Einzelposten« von Straftaten gegen die sexuelle Selbstbestimmung, wie sie in der *Polizeilichen Kriminalstatistik* erfasst und definiert werden, entfällt somit auf sexuellen Missbrauch von Kindern; von den 2012 erfassten 45 824 Fällen sind dies immerhin 12 623, das entspricht 28 Prozent. 95,9 Prozent der Tatverdächtigen bei sexuellem Kindesmissbrauch sind männlichen Geschlechts, lediglich 4,1 Prozent der Tatverdächtigen waren Frauen. Die Häufigkeitszahlen (Fälle pro 100 000 Einwohner) für sexuellen Missbrauch von Kindern unterscheiden sich in den einzelnen Bundesländern erheblich und reichten 2012 von 11,2 im Saarland bis 20,8 in Berlin; im Bundesdurchschnitt liegen sie bei 15,4. Die »Rangliste« der Bundesländer verändert sich jedoch über die Jahre hinweg deutlich. So lag etwa Berlin 2010 noch an siebthöchster Stelle der 16 Bundesländer, also etwa im Mittelfeld (Mittelwert 14,5), das Saarland dagegen an 10. Stelle. Der Unterschied zwischen beiden Ländern war somit recht gering (Berlin = 16,0; Saarland = 15,4). Vermutlich sind diese

Unterschiede eher auf eine Veränderung der Anzeigequote bzw. der polizeilichen Verfolgungsintensität zurückzuführen als auf eine tatsächliche Veränderung des Kriminalitätsbildes in diesem Bereich. Bezogen auf einzelne Großstädte lag die Häufigkeitszahl für Vergewaltigung und sexuelle Nötigung 2012 etwa für Dresden bei 2,8 und für Köln bei 28,1. Das bedeutet, dass Köln hiernach eine etwa zehnfach höhere Rate bei diesem Delikt haben würde als Dresden. Die relativ niedrigen Werte für die berücksichtigten ostdeutschen Städte könnten auch auf ein anderes Verständnis dieses Delikts und eine andere Anzeigebereitschaft zurückzuführen sein, wie Vergleichsuntersuchungen zeigen.[15] Die kriminalstatistischen Daten weisen auf ein Problem der Validität solcher Informationen hin und mahnen zu einer vorsichtigen Interpretation von Unterschieden und zeitlichen Entwicklungen.

Die Aufklärungsquote bei sexuellem Kindesmissbrauch lag 2012 bei 85 Prozent, wobei darauf hinzuweisen ist, dass von der Polizei in aller Regel nur angezeigte Delikte registriert werden und die Täter meist aus dem sozialen Umfeld der Opfer kommen, wie sich aus den Daten der Anzeigen ergibt.

74,6 Prozent der missbrauchten Kinder sind Mädchen, 25,4 Prozent, also etwa ein Viertel der Opfer, sind Jungen. Das Alter der Täter bei sexuellem Missbrauch von Kindern liegt bei 7,3 Prozent unter 14 Jahren, bei 16,7 Prozent zwischen 14 und 18 Jahren (Jugendliche), bei 7,7 Prozent zwischen 18 und 21 Jahren (Heranwachsende), bei 68,3 Prozent über 21 Jahren (Erwachsene), davon bei 6,8 Prozent zwischen 21 und 25 Jahren (Jungerwachsene) und bei 7,8 Prozent über 60 Jahren (Senioren). Die Hauptgruppe der Täter – etwa die Hälfte – ist somit in einem Alter zwischen 25 und 60 Jahren (Bundeskriminalamt).[16]

Wie lange dauert eine Therapie?

Eine Veränderung von lang bestehendem menschlichem Verhalten ist in der Regel ausgesprochen schwierig. Man denke nur an eigene Erfahrungen, wenn man etwa sein Gewicht reduzieren oder seine Lebensgewohnheiten umstellen möchte, also zum Beispiel mehr Sport machen, sich das Rauchen abgewöhnen. Nicht zu Unrecht sagt man, dass die Straßen mit guten Vorsätzen gepflastert sind, die alle nicht eingehalten wurden. Das gilt naheliegenderweise auch für Straftäter, die ein Verhalten, das sie in die Gefahr eines Rückfalls bringen könnte, verändern sollen. Schon deshalb dauern Therapien vielfach, ja in der Regel, mehrere Jahre, womit nur das »eigentliche« Therapieprogramm gemeint ist, von der Nachbetreuung ganz zu schweigen. Ein Aufenthalt in einer Sozialtherapeutischen Anstalt dauert häufig bis zu drei Jahren oder länger. Hier taucht in aller Regel wieder das Argument der Kosten einer solchen Therapie auf. Alle bisher vorliegenden seriösen internationalen Untersuchungen konnten allerdings zumeist zeigen, dass sich die Kosten auch für eine Behandlung rechnen, was bedeutet, dass der Staat in der Regel einen »Gewinn« macht, wenn er Straftäter nicht einfach nur wegsperrt, sondern sie behandelt und mit wirksamen Behandlungsprogrammen versucht, sie wieder in die Gesellschaft zu integrieren.

Kastration als radikale Therapie für Sexualstraftäter

Es gibt die sogenannte chemische Kastration, bei der der Täter triebhemmende Mittel einnimmt. Die Wirkung dieser medikamentösen Behandlung hängt von der dauerhaften Einnahme entsprechender Präparate ab; werden diese abgesetzt, lässt die Wirkung mehr und mehr nach. Bei einem Behandlungsabbruch erhöht sich die Gefahr eines Rückfalls unter Umständen. Die hormonale Behandlung sollte deshalb stets mit einer psychotherapeutischen Intervention gekoppelt werden. Aufgrund der oft zahlreichen Nebenwirkungen zeigt die Erfahrung aber, dass die Gefahr, dass solche Medikamente nicht regelmäßig eingenommen werden und keine strenge und andauernde Kontrolle besteht, relativ hoch ist. Vor einigen Jahren behandelte ich einen aus der Haft entlassenen Sexualstraftäter in Therapie, der zweimal pro Woche zu mir kam und zusätzlich ein triebhemmendes Medikament einnehmen sollte. Er war auch motiviert, diesen Weg zu gehen. Doch als er zum ersten Mal mit dem Rezept in der Apotheke stand, machte die Apothekerin vor den anderen Kunden eine Bemerkung zu der Art des Mittels – damit war den Umstehenden klar, was dieser Mann einnehmen sollte. Er fühlte sich so bloßgestellt, dass er nicht bereit war, dieses Medikament je wieder zu kaufen.

Neben der chemischen gibt es die chirurgische Kastration. Nach einer chirurgischen Kastration geht nach empirischen Untersuchungen die Rückfallquote tatsächlich zurück, allerdings nicht auf null. Die Behandlungseffekte sind allerdings hier vielfach am deutlichsten und nachhaltigsten. Die Gruppe der so behandelten Sexualstraftäter ist jedoch hoch selektiert, was die Verallgemeinerbarkeit der Resultate einschränken kann, worauf etwa auch Schmucker in seiner Auswertung deutlich hinweist (vgl. oben). Ich bin gegenüber dieser »Lösung« skeptisch, abgesehen davon, dass sie – würde sie unter Zwang geschehen, was bei uns rechtlich nicht mehr möglich ist – moralisch verwerflich wäre.

Sexualität findet, wie zu Recht betont wird, zu einem erheblichen Teil »im Kopf« statt. Sie spielt eine große Rolle für das gesamte Leben, für alle Beziehungen und die eigene Identität. Kastration kann das Problem von Sexualstraftaten somit keineswegs »lösen«. Auch ein kastrierter Mann trägt in seinem Kopf Phantasien mit sich herum, seien es Sehnsüchte und Wünsche im Normbereich oder sadistische, sexuelle, auf Kinder fixierte Vorstellungen.

Inzwischen hat sich diese Sichtweise der Kastration in

den westlichen Industrieländern weitgehend durchgesetzt, wohingegen sie in früheren Jahren noch als »heilendes Mittel« gesehen wurde. Besondere Aufmerksamkeit erfuhr diese Maßnahme in der Öffentlichkeit, als sich der pädosexuelle Serienmörder Jürgen Bartsch, verurteilt wegen vierfachen Mordes und Missbrauchs an Jungen, zu einer Kastration entschloss, um so einem lebenslangen Aufenthalt in der Psychiatrie zu entgehen. Während der Operation kam es zu einer Überdosierung des Narkosemittels – ein Unfall. Bartsch starb an einem tödlichen Kreislaufzusammenbruch. Heute ist die rechtliche Regelung zur chirurgischen Kastration in Deutschland im »Gesetz über die freiwillige Kastration und andere Behandlungsmethoden« festgelegt, das 1970 in Kraft trat. Hiernach können sich neben anderen Gruppen auch Sexualstraftäter freiwillig einer Kastration unterziehen. Allerdings muss eine medizinische Indikation vorliegen die besagt, dass durch einen solchen Eingriff eine Heilung oder zumindest Besserung zu erwarten ist. Auf der Basis einer juristisch-medizinischen Begutachtung urteilt die zuständige Ärztekammer über den Antrag. In den Jahren von 1970 bis 1980 erfolgte bei insgesamt knapp 800 Anträgen, nicht nur von Sexualstraftätern, in etwa der Hälfte der Fälle ein operativer Eingriff. In den folgenden Jahren hat die Zahl der Anträge erheblich abgenommen und wird heute auf unter zehn Fälle pro Jahr geschätzt. Der Eingriff hat somit an Bedeutung verloren (vgl. Schmucker 2004, S. 63).

Alternativen zur Haft

Die Öffentlichkeit spricht sich vor dem Hintergrund eines subjektiven »Gerechtigkeitsgefühls« bzw. eines Sühnegedankens in Abhängigkeit von der Schwere der Straftat für mehr oder weniger harte Strafen für den Täter aus. Hierbei spielt auch die Vorstellung eine wesentliche Rolle, man könne mit Strafen abweichendes und vor allem auch straffälliges Verhalten verhindern; wirken die Strafen nicht, muss man sie nach dieser Logik verschärfen. Die Einstellung zu Sanktionen wird dabei von der allgemeinen öffentlichen Diskussion zu dem Thema und vor allem auch der Sanktionspraxis in einer Gesellschaft beeinflusst. In Gesellschaften, in denen beispielsweise noch die Todesstrafe für schwere Straftaten praktiziert wird, unterstützt in aller Regel auch ein größerer Teil der Bevölkerung diese Sanktion als in solchen Gesellschaften, in denen die Todesstrafe abgeschafft wurde. So haben kurz vor Abschaffung der Todesstrafe in Deutschland durch den Parlamentarischen Rat im Jahre 1949 nach einer Umfrage des Meinungsforschungsinstituts Allensbach noch etwa drei Viertel der Befragten für die Todesstrafe votiert.

Die Befürwortung der Todesstrafe basiert dabei vielfach auf der Vorstellung, dass die Kriminalität ansteigen würde, hätte man diese abschreckende Sanktion nicht mehr. Trotzdem wurde diese barbarische Strafe vor dem Hintergrund der Schrecken des Zweiten Weltkriegs in Deutschland abgeschafft. Die Unterstützung der Todesstrafe ging in den folgenden Jahren in Deutschland deutlich zurück, stieg zwar bei schweren Straftaten, etwa im Zusammenhang mit der RAF oder schweren Einzelstraftaten, wieder an, um dann erneut auf einen relativ niedrigen Wert von etwa 20 bis 25 Prozent abzusinken. Immer mehr Menschen haben offensichtlich verstanden, dass man diese Strafe nicht benötigt, um die Kriminalität zu kontrollieren.

Weiterhin nimmt die Einstellung zur Todesstrafe bzw. zu (harten) Sanktionen generell dann ab, wenn die Befragten über die Hintergründe von Kriminalität informiert werden.[17] Dass selbst schwerste und grausamste Sanktionen den erwarteten Effekt nicht haben, zeigen bereits zahllose Beispiele aus der Geschichte, dennoch tut man bis heute vielfach so, als könne man mit einem möglichst harten Vorgehen das erwünschte Ziel erreichen. So berichtet etwa Aslan[18], dass zur Zeit Christi, also vor ca. 2000 Jahren, als die Römer in Palästina herrschten und ständig Probleme bei der Unterdrückung von »Aufständischen« hatten, die Kreuzigung, begleitet von unvorstellbaren Foltern, eine alltägliche Sanktion war, ohne dass dadurch die Zahl der »Rebellen« und »Banditen« reduziert worden wäre. So war der Statthalter Pilatus »vor allem wegen seiner extremen Brutalität« bekannt. »Während seiner Amtszeit in Jerusalem schickte er Tausende und Abertausende Juden so bereitwillig und ohne jeden Prozess ans Kreuz, dass die Einwohner von Jerusalem sich genötigt sahen, eine offizielle Beschwerde beim römischen Kaiser einzureichen.«[19] »Die römische Reaktion auf Rebellion, egal, wo im Reich sie ausbrach, war voraussagbar immer gleich: Brennt die Dörfer nieder, macht die Städte dem Erdboden gleich, versklavt die Bevölkerung.«[20] »Die Kreuzigung war in der Antike eine weitverbreitete und überaus häufige Form der Hinrichtung.«[21] »Der Zweck der Kreuzigung bestand nicht so sehr darin, den Verbrecher zu töten, als vielmehr in einer Abschreckung für andere, die den Staat womöglich herausfordern konnten. Deshalb wurden die Kreuzigungen immer öffentlich vollzogen – an Straßenkreuzungen, in Theatern, auf Hügeln oder sonstigen Erhebungen, überall, wo die Bevölkerung gar keine andere Wahl hatte, als diese gruselige Szene zur Kenntnis zu nehmen. Man ließ den Verbrecher immer lange hängen, nachdem er gestorben war; Gekreuzigte wurden fast nie begraben. Da der Sinn und Zweck der Kreuzigung allein darin bestand, das Opfer zu demütigen und die Betrachter in Angst und Schrecken zu versetzen, blieb der Leichnam hängen, um von Hunden und Raubvögeln gefressen zu werden.«[22] Auch diese kaum vorstellbare und nicht zu überbietende grausame Strafe konnte die Zahl der »Mesiasse«, »Banditen« oder »Rebellen« sowie immer wieder neuer Aufstände keineswegs reduzieren.

Auch vor diesem Hintergrund einer offensichtlich ausbleibenden abschreckenden Wirkung »reiner« Strafaktionen, die inzwischen längst auch durch umfangreiche empirische Studien überzeugend belegt ist, vor allem was die Todesstrafe betrifft[23], und zugleich dem zunehmendem Wissen über die Hintergründe straffälligen Verhaltens, etwa die Bedeutung des gesellschaftlich-sozialen Umfelds, wurde in neuerer Zeit immer mehr Wert gelegt auf eine Beeinflussung der Täter im Rahmen einer Kriminalsanktion. So betont etwa das 1977 in Kraft getretene erste Strafvollzugsgesetz der Bundesrepublik Deutschland (»Gesetz über den Vollzug der Freiheitsstrafe und der freiheitsentziehenden Maßregeln der Besserung und Sicherung mit ergänzenden Bestimmungen«) in § 2, also gleich am Anfang, als »Aufgaben des Vollzuges: Im Vollzug der Freiheitsstrafe soll der Gefangene fähig werden, künftig in sozialer Verantwortung ein Leben ohne Straftaten zu führen (Vollzugsziel). Der Vollzug der Freiheitsstrafe dient auch dem Schutz der Allgemeinheit vor weiteren Straftaten.« Die Resozialisierung und Wiedereingliederung des Täters wurde somit als primäre Aufgabe der Freiheitsstrafe bestimmt, in der Überzeugung, dass hiermit sehr wohl auch ein optimaler Opferschutz erreicht werden kann.

In den 1960er- und 1970er-Jahren erreichte die »Behandlungsforschung«, also die Erforschung der Wirkungsweise und des Effekts von Resozialisierungsmaßnahmen, einen ersten Höhepunkt. Da die Evaluation des Erfolgs von Resozialisierungsprogrammen zu den schwierigsten Aufgaben empirisch-sozialwissenschaftlicher Forschung zählt, verwundert es nicht, dass die ersten Untersuchungen aufgrund methodischer Mängel bald heftiger Kritik ausgesetzt waren, was zu einer vorübergehenden Skepsis gegenüber der Effizienz von Behandlungsprogrammen führte. Der US-Amerikaner Robert Martinson[24] veröffentlichte 1974 einen kritischen Aufsatz zu der Frage »What works?« hinsichtlich der Resozialisierung von Straftätern und gab auch gleich die Antwort: »Nothing works«, eine Botschaft, die bald um die Welt ging und die Information zu vermitteln suchte, dass mit der Behandlung wenig Erfolg zu erzielen sei. Eine große zusammenfassende Analyse der bis dahin verfügbaren Forschung, an der er auch mitarbeitete[25], stellte vor allem methodische Mängel der Forschung fest, sodass vor diesem Hintergrund letztlich ein Erfolg von Behandlungsprogrammen nicht als gesichert angesehen werden könne. Die Resozialisierungsprogramme waren damals noch weit weniger ausgearbeitet und spezifisch als heute. Vor dem Hintergrund inzwischen vorliegender internationaler Forschung kann an dem Erfolg gut ausgearbeiteter Resozialisierungsprogramme nicht mehr gezweifelt werden.

Voraussetzung einer wirksamen Therapie ist eine gute Diagnostik der Problematik des Täters, die letztlich zu seinem straffälligen Verhalten geführt hat. Das gilt insbesondere auch für »Sexualstraftäter«, eine ausgesprochen heterogene Gruppe. Das Ziel einer Therapie besteht darin, die Rückfallwahrscheinlichkeit zu reduzieren, wobei selbst nach langer Behandlung ein Rückfall nie mit Sicherheit ausgeschlossen werden kann. Eine Freiheitsstrafe kann den positiven Effekt haben, dass der Täter etwa aus seinem »kriminellen Milieu« herausgerissen wird, was gerade auch für Jugendliche, welche ihre Taten oft in Gruppen begehen, gilt. Durch die Inhaftierung kann der Täter zum Nachdenken gebracht werden; erhält er eine fachmännische Beratung und Begleitung, kann er motiviert werden, sich mithilfe therapeutischer Maßnahmen zu ändern. Das setzt allerdings voraus, dass Fachpersonal im Strafvollzug vorhanden ist, das ihn beraten kann, und dass auch Therapieplätze zur Verfügung stehen. Ist das nicht der Fall, was leider für den Großteil des bundesdeutschen Strafvollzugs gilt, besteht die Gefahr, dass der Inhaftierte sich mehr und mehr den anderen Insassen anschließt und in eine anstaltsinterne Subkultur eingebunden wird. Das aber dürfte ihn eher nicht zu Resozialisierungsmaßnahmen motivieren, wie etwa die Forschung zur »Prisonisierung« deutlich zeigen konnte.

Vor diesem Hintergrund sollten Therapien gerade dann einsetzen, wenn die Motivation für eine Veränderung möglichst groß ist. Das ist in der Regel nach wenigen Monaten bzw. Jahren einer Inhaftierung der Fall. Die Veränderungsmotivation wird dann abnehmen, wenn der Insasse das Gefühl bekommt, er werde »nur weggesperrt«, man »kümmere« sich nicht um ihn; umso mehr wird er sich anderen Insassen zuwenden.

Therapiemaßnahmen sollten auf der Basis der festgestellten spezifischen Problematik des einzelnen Täters geplant und durchgeführt werden. Mehr oder weniger standardisierte Gruppenprogramme für einzelne Tätergruppen, wie etwa auch Sexualstraftäter, können sehr gut weiterhelfen. Eine Gruppentherapie bietet etwa auch ein Setting, in welchem der Inhaftierte erleben kann, wie andere Täter mit vergleichbaren Taten damit umgehen. Ein derartiger Ansatz kann es auch erleichtern, sich zu öffnen und offen über seine Taten zu sprechen.

Eine Freiheitsstrafe kann daher durchaus therapeutisch genutzt werden. Kritisch wird vielfach die Frage diskutiert, inwieweit lange Freiheitsstrafen unter Resozialisierungsgesichtspunkten sinnvoll sind, in denen die Täter meist zu Beginn der Freiheitsstrafe erst jahrelang inhaftiert sind, ehe es als sinnvoll angesehen wird, ihnen, wenn sie nur noch wenige Jahre vor der Entlassung stehen, eine Behandlung anzubieten.

In den letzten Jahren wurden vor dem Hintergrund der Problematik von Freiheitsstrafen wiederum vermehrt Alternativen dazu diskutiert – und zwar zu Recht. Diese sind billiger und haben nicht die negativen Nebenwirkungen einer Inhaftierung. Sie können auch dazu beitragen, dass Haftstrafen verkürzt werden können. Zu denken wäre etwa an Mediationsprogramme oder Täter-Opfer-Ausgleich; im Englischen wird oft von Restorative Justice gesprochen. Wie empirische Untersuchungen zeigen, können solche

Programme auch bei Sexualstraftätern wirkungsvoll angewandt werden.

Ein Täter-Opfer-Ausgleich ist deutlich billiger als die Durchführung eines klassischen Strafverfahrens. Voraussetzung ist, dass beide Seiten – das Opfer und der Täter – nach fachmännischer Vorbereitung mit dem Verfahren einverstanden sind. In vielen Fällen werden solche Verfahren inzwischen auch bei Sexualstraftätern angewandt.[26]

Grundsätzlich lässt sich über eine Mediation sagen, dass sie dem Opfer mehr Platz einräumt als das klassische Strafverfahren, in dem das Opfer vor allem und meist nur Zeuge ist. Im Rahmen der Mediation beschreibt das Opfer hingegen neben seinem Erleben der Tat auch seinen Schaden und wie es ihm damit ergeht. Es kann dem Täter Fragen stellen, ihn konfrontieren und von ihm fordern, was als Entschädigung in seinen Augen notwendig ist. Gerade bei einer Mediation, bei der Sexualstraftaten verhandelt werden, ist es wichtig, dass beide Parteien – Täter und Opfer – gut auf die Begegnungen vorbereitet wurden. Der Mediator – in der Regel ein Psychologe oder speziell eingearbeiteter Sozialarbeiter bzw. Rechtsanwalt – muss gut ausgebildet sein, um die Vorbereitung so durchzuführen, dass es nicht erneut zu einer Viktimisierung des Opfers kommt. Keinesfalls darf es während der Gespräche zu einem Ungleichgewicht kommen, Täter und Opfer müssen sich vielmehr auf Augenhöhe begegnen. Die entscheidende Voraussetzung dafür ist, dass der Täter seine Schuld anerkennt, dass er sich entschuldigen will und Reue empfindet. Es geht um die Wiedergutmachung des Schadens, nicht nur des materiellen, sondern gerade bei Sexualstraftaten vor allem auch um den seelischen Schaden. Bei Opfern von Sexualstraftaten muss es auch auf die langfristige psychologische Genesung ankommen, auf die Reduktion von Furcht und Unsicherheit, auf das Gefühl, gerecht behandelt zu werden, auf die Integration in die Gesellschaft und die Familie. Selbstverständlich muss auch hier im Einzelfall geprüft werden, inwieweit eine Mediation nach entsprechender Aufklärung beider Parteien und Vorbereitung weiterhelfen kann, wobei das Vorgehen im Sinne eines gemeinsamen Gesprächs bei einzelnen Straftaten, wie etwa Stalking, von manchen Experten kritisch gesehen wird. Insgesamt zeigt diese Art der Konfliktschlichtung jedoch erhebliche Vorteile. Ein entsprechendes Verfahren kann etwa auch nach einem offiziellen Strafprozess durchgeführt werden.

Das offizielle Strafverfahren beschreiben viele Opfer als nicht befriedigend, wie Studien belegen, weil sie sich während des Prozesses alleingelassen und lediglich als Zeuge fühlen – und danach kommt nichts mehr. Inzwischen gibt es Hilfe für die Opfer schwerer Straftaten bei Gericht, indem diese etwa von besonders ausgebildeten Betreuern begleitet und unterstützt werden. In der Mediation kann das Opfer Gerechtigkeit fordern und sich frei äußern, es kann seine eigene Macht fühlen, was wiederum dabei hilft, das Schreckliche anzunehmen und zu lernen, damit zu leben. Ganz entscheidend ist für das Opfer darüber hinaus, in der direkten Auseinandersetzung mit dem Täter zu erleben, dass die Verantwortung für seine Straftat bei diesem liegt und nicht beim Opfer. Vielfach entwickeln die Opfer im Lauf des Verfahrens Verständnis für die Täter und deren Situation, die ja häufig selbst in ihrer Kindheit Opfer wurden. Viele Studien zeigen den therapeutischen Effekt für die Opfer. »Restorative Justice« hat auch positive Effekte auf die Familie des Opfers, die danach emotional vielfach sehr viel stabiler ist – es ist Angehörigen durchaus möglich, an der Mediation teilzunehmen, sofern das Opfer es möchte.

Für die Täter hat die Mediation ebenfalls positive Effekte. Sie können die Folgen ihrer Straftat besser erkennen, die Verantwortung für den von ihnen angerichteten Schaden besser übernehmen. Häufig sind Täter nach einer Mediation bereit, sich einer Therapie zu unterziehen und sich intensiv mit dem Tatgeschehen auseinanderzusetzen.

Die Empathie-Gefühle der Täter werden außerdem gestärkt, sie können besser begreifen und vielfach direkt erleben, welches Leid sie einem anderen Menschen zugefügt haben, können die Verantwortung dafür nicht mehr so leicht »wegrationalisieren«. Diese Erkenntnisse begünstigen eine spätere erfolgreiche Resozialisierung: Ein Täter, der zu seiner Tat steht, kann sich darüber mit seiner Familie auseinandersetzen. Man kann sich leicht vorstellen, wie viel Wut und Angst unter den Angehörigen herrscht, wie sehr sie unter Schock stehen oder die Tat vielleicht durch ihr Verhalten unbewusst begünstigt haben. So oder so kann eine Entwicklung innerhalb der Familie nur geschehen, wenn miteinander geredet wird – statt zu schweigen und damit allen Schmerz und alle Aggression in sich zu konservieren. In einem solchen Fall kann die Rückkehr des Täters in seine Familie und seine Wiedereingliederung schwierig sein. Dass der Täter erkennbar Reue empfindet, wird es ihm auch erleichtern, in seiner Gemeinde und unter früheren Freunden wieder Anschluss zu finden. Ein entscheidender Vorteil einer Mediation ist fraglos auch: Bei Tätern, die einer Mediation zugestimmt haben, kann die hier gesammelte Erfahrung in ein Resozialisierungsprogramm eingebunden werden.

Illya S.

Illya, 21, wartet bis kurz vor 20 Uhr vor dem Drogeriemarkt. Den Eingang lässt er – groß, schlaksig, dunkelblonder Bürstenschnitt – nicht aus den Augen. Eine Verkäuferin räumt die Waren rechts und links der Tür zusammen: Geschenkpapierrollen, Metallkörbe mit Waschmitteln und Küchenpapier, Spielsachen für den Sandkasten.

Der Novemberhimmel hängt tief, es ist dunkel, und nur wenige Passanten sind noch unterwegs. Der Drogeriemarkt befindet sich am Rand einer Großstadt im Ruhrgebiet, in einer Ansammlung von Supermärkten, Getränkehandel, einem Großmarkt für Tierfutter. Der Parkplatz vor dem Markt liegt einsam zwischen den Geschäften. In der Drogerie sind – obgleich es eine größere Ladenfläche ist – immer nur zwei Verkäuferinnen tätig. Illya hat die Arbeitsbedingungen während der letzten vierzehn Tage ausgekundschaftet. Etwa eine halbe Stunde vor Ladenschluss beginnt eine der Verkäuferinnen mit dem Aufräumen. Die andere bleibt an der Kasse. Zwei Videokameras hängen über dem Eingangsbereich, zwei weitere sind im hinteren Teil des Geschäfts an der Decke angebracht.

Illya hat mitgezählt, wie viele Kunden während der letzten halben Stunde das Geschäft betreten und wieder verlassen haben. Als der letzte gegen 19.50 Uhr herauskommt, zieht er die Kapuze seiner Jacke über und läuft mit gesenktem Kopf durch die Regalreihen, will sicherstellen, dass sich niemand mehr im Laden aufhält außer den Verkäuferinnen. Die Frau an der Kasse – eine Mittfünfzigerin mit tiefer Stimme – ruft ihm nach. »Wir schließen gleich.« Die Zigaretten für den Feierabend hat sie schon neben die Kasse gelegt.

Illya findet ihre Kollegin an der Tür zum Lager. Er hat in den letzten Tagen mehrfach getestet, ob die Verkäuferin an der Kasse wahrnimmt, wenn er im hinteren Teil des Geschäfts nach ihr ruft oder Gegenstände fallen lässt, Lärm macht. Sie hat auf nichts davon reagiert.

Aus der Jackentasche zieht Illya eine Pistole und zerrt die zweite Verkäuferin, die sich überrascht umdreht, als er ihr ins Lager folgt, mit der freien Hand zu sich heran. Er hält ihr die Waffe an den Hals. Eine Schreckschusspistole, was für sie allerdings nicht erkennbar ist.

Die Verkäuferin versucht sich aus Illyas Griff zu befreien. Sie ist gut einen Kopf kleiner als er und hat keine Chance. Die Haut an ihrer Schläfe platzt auf, als er sie schlägt. Die Frau blutet, ist aber bei Bewusstsein. Sie verhält sich jetzt ganz still, doch Illya holt noch einmal aus; der Kolben der Pistole trifft ihr Kinn. Mit einem Strick, den er ebenfalls in seiner Tasche versteckt hat, fesselt Illya sie an Händen und Füßen. Dann befestigt er das Seil an einem der Regale; da es nicht lang genug ist, bekommt Illya nur mit Mühe einen Doppelknoten hin. Er schwitzt. Hektisch klebt er der Frau Gaffa-Tape über den Mund, packt sie an den halblangen blonden Haaren und droht: »Ein Ton von dir und ich bring dich um.«

Er läuft zurück in den Geschäftsraum, schwitzt noch stärker. Durch das Schaufenster sieht er, wie draußen ein Wagen vorfährt. Illya nimmt sich wahllos ein Shampoo aus dem Regal und legt es auf das Band vor der Kasse, wartet ab, ob jemand aussteigt. Aber das Auto wendet, fährt zurück auf die Straße.

Die Verkäuferin sieht, dass Illyas Hände zittern. Dann fällt ihr Blick auf die Pistole, die er unter seiner geöffneten

Jacke auf sie richtet. Nicht mal einen ganzen Satz wirft Illya ihr hin: »Das Geld. Alles.« Wie gelähmt sitzt die Verkäuferin einen Moment da, dann greift sie nach den Scheinen und füllt sie in eine Tüte. Sie atmet hörbar ein und aus, was Illya unheimlich auf die Nerven geht. Er verliert die Geduld, schnauzt sie an: »Schneller.« Aus Sorge, sie könne doch versuchen zu schreien, schiebt er noch schnell nach: »Bitte.« Die Frau wird ruhiger. Illya fordert sie auf, zum Kassenschrank zu gehen, der im Büro steht. Etwa 29 000 Mark sind darin gelagert, die sie in weitere Tüten stopft.

Illya fesselt die Frau neben ihrer Kollegin im Lager und knebelt sie ebenfalls. Eine der Tüten kippt um, Illya rafft die Scheine zusammen und verlässt das Geschäft mit schnellen Schritten. Auf der gegenüberliegenden Straßenseite steht ein Wagen, ein BMW. »Fahr. Fahr«, schreit Illya den jungen Mann am Steuer auf Russisch an.

Gegen Mitternacht werden die beiden Frauen befreit: In einer nahe gelegenen Straße wird wegen Ruhestörung eine Streife gerufen. Auf dem Rückweg zum Revier fällt den beiden Beamten auf, dass in dem Drogeriemarkt noch Licht brennt und eine der Türen halb offen steht. Die jüngere Verkäuferin, die Illya als Erste überwältigt hat, steht so sehr unter Schock, dass sie kaum sprechen kann. Bei jedem Geräusch zuckt sie zusammen und weint ununterbrochen. Einer der beiden Beamten ruft den Notarzt. Ihre ältere Kollegin, die das Geld ausgehändigt hat, ist in besserer Verfassung und beschreibt Illya so genau, dass umgehend ein Phantombild angefertigt werden kann: etwa Mitte zwanzig, groß, eher hager, weit auseinanderstehende blaue Augen, schmale, lange Nase, markante Wangenknochen.

Illya fühlt sich unbehaglich, als er zwei Tage nach dem Überfall an einem Postamt vorbeikommt und das Plakat der Polizei sieht – das Bild ähnelt ihm. Aber die Nase stimmt nicht – und da er eine Kapuze getragen hat, sieht die Stirnpartie auf dem Bild auch anders aus als seine.

Auf dem Heimweg wischt Illya die Sorgen beiseite: Hunderte junger Männer sehen wahrscheinlich so ähnlich aus wie der auf der Zeichnung. Er denkt an seine Mutter; auf keinen Fall will er jetzt aufgeben und in die Ukraine zurückkehren.

Illya erlebt als kleiner Junge, wie seine Mutter während drei Schwangerschaften im vierten oder fünften Monat ihr Kind verliert. Die kleine schwarzhaarige Frau weint nie, klagt nicht, versucht die Normalität aufrechtzuerhalten. Aber die Spuren sind doch deutlich: Sie spricht kaum mit Illya, lacht nur selten, ihr Umgang ist kalt, unermüdlich betet sie in der Überzeugung, Gott bestrafe sie für eine Sünde. Illya passt sich unbewusst dem Gefühlsleben seiner Mutter an, ist ein in sich gekehrtes Kind.

Er schläft schlecht und hat von Beginn der Grundschule an Schwierigkeiten, längere Zeit zuzuhören und sich auf den Unterricht zu konzentrieren. Während der Pausen wird er zunehmend von seinen Klassenkameraden gehänselt, worauf Illya aggressiv reagiert. Da er für seine sechs Jahre groß ist, nach seinem Vater kommt – einem beeindruckend hochgewachsenen Mann mit Bauchansatz, einem dichten blonden Bart, der ihn alt wirken lässt, und geradem Rücken, aus dem Stolz spricht –, ist Illya den anderen Jungen körperlich überlegen. Wegen der vielen Prügeleien wird er im Klassenzimmer zur Strafe oft in einer Ecke an einen Einzeltisch gesetzt, was er damit quittiert, ständig den Unterricht zu stören. Von psychischen Störungen bei Kindern aufgrund von frühen Traumata haben weder die Lehrer noch Illyas Eltern je gehört. Die anderen Kinder meiden den Störenfried. Nur einen Jungen aus der Nachbarschaft hat Illya zum Freund.

Als Illya acht Jahre alt ist, wird sein Bruder Mykyta geboren. Illya ist zum ersten Mal seit langer Zeit glücklich; seine Mutter ist ausgeglichen, strahlt Freude aus – und ist Illya gegenüber plötzlich aufmerksamer und liebevoll. Sich um Mykyta zu kümmern macht Illya Spaß, er fühlt sich zuständig für dessen Wohlergehen. Obwohl die Familie über wenig Geld verfügt und dicht gedrängt in einer kleinen Wohnung lebt, folgen Mykytas Geburt zwei Jahre, in denen die Mutter sich gegenüber ihren Kindern sorgend und herzlich verhält. Dann wird Anna geboren.

Die Mutter ist nach der Geburt sehr geschwächt, die Blutungen im Wochenbett werden stärker. Eine Nachbarin, die als Hebamme tätig ist, versorgt sie, aber ihr fehlen die Mittel, um sie ausreichend zu behandeln.

Die Familie lebt in einem Dorf nahe einer ostukrainischen Industriestadt, einen Arzt gibt es in der Gemeinde nicht. Illyas Vater kann die Schwere der Komplikationen nach der Geburt nicht einschätzen, in seiner Weltsicht sind das Frauendinge, mit denen er nichts zu tun hat.

Nach vierzehn Tagen spricht die Hebamme aus, was alle Frauen im Ort ahnen: Illyas Mutter hat sich mit großer Wahrscheinlichkeit eine Infektion zugezogen. Illya muss seinen Tanten und der Hebamme helfen, seine Mutter zu versorgen. Er wechselt die Verbände und die Betttücher. Die Wäsche wird zum Trocknen über dem Herd aufgehängt. Es ist der einzig wirklich warme Platz in der Zwei-Zimmer-Wohnung, aber natürlich sind die Sachen nie richtig sauber – der gesundheitliche Zustand der Mutter verschlechtert sich von Tag zu Tag. Die Hebamme drängt darauf, die Mutter in der Stadt im Hospital untersuchen und versorgen zu lassen.

Illyas Vater hilft auf einem nahe gelegenen Bauernhof aus, ist immer von Frühjahr bis Herbst als Feldarbeiter tätig. Bis vor vier Jahren war er als Monteur bei der Lokomotivfabrik in der Großstadt angestellt. Da die Vorschriften für Wartung und Instandhaltung der Bahnbaumaschinen in dem Unternehmen nur ungenau eingehalten werden, verliert er während eines Betriebsunfalls an einer Hand vier Finger. Er ist ein anständiger, pflichtbewusster Mann, in dessen Wertesystem die Ehrbarkeit eines Menschen mit dem Respekt vor seinem Berufsstand einhergeht. Dass der Unfall seine Berufsunfähigkeit nach sich zieht, verbittert den Vater. Anders als seine Kollegen, die ebenfalls von dem Unglück betroffen sind, hält er sich vom Alkohol fern, aber seine Frustration ist im Alltag ständig zu spüren. Alle Erwartungen, die er an sich selbst nicht mehr stellen kann, überträgt er auf seinen ältesten Sohn, verhält sich ihm gegenüber mit unverhältnismäßiger Strenge und überfordert ihn mit der Rolle, die er ihm zuweist. Die Familie kämpft jeden Monat, um das nötige Geld für Miete und Essen zusammenzubekommen. Es ist das bestimmende Thema zwischen den Eltern.

Da der Vater sich während der Erntezeit keinen Lohnausfall leisten kann, muss Illya seine Mutter in die Stadt bringen. Zwei seiner Tanten haben selbst kleine Kinder und können ihn deshalb nicht begleiten, die jüngste Schwester der Mutter – Mari – bleibt im Dorf, um nach Mykyta und Anna zu sehen.

Der Bauer, bei dem Illyas Vater arbeitet, leiht der Familie ein Auto, um die Mutter in die Stadt zu bringen, ein Bekannter fährt. Es ist eine große Geste des Entgegenkommens.

Illya hat Angst um die Mutter, die sehr geschwächt ist. Noch nie hat er sein Heimatdorf verlassen. Er fürchtet sich vor der Stadt, in der er sich nicht auskennt, und noch mehr vor der Verantwortung. Seine Mutter liegt hinten auf dem Rücksitz, zugedeckt mit mehreren Decken und einem Lammfell, und friert ohne Unterlass.

Bis die drei das Krankenhaus finden, das ihnen die Hebamme genannt hat, ist es längst später Abend. Die Mutter wird in ein Behandlungszimmer getragen, und eine Krankenschwester führt Illya zurück in die Eingangshalle, wo er sich hinsetzen soll. Der Raum ist voll von Menschen, die noch auf einen Arzt warten oder auf ihre Angehörigen, die gerade behandelt werden. Die Luft ist stickig, auf keiner Holzbank ist ein Platz frei, so kauert Illya sich neben einem älteren Herrn, der ihn anlächelt, im Schneidersitz auf den Boden. Das Bild, als zwei Pfleger seine Mutter aus dem Auto gehoben haben, geht ihm nicht aus dem Kopf: Die unterste Decke, auf der sie lag, war durchtränkt von Blut. Er hat furchtbare Angst um seine Mutter, hoffentlich überlebt sie.

Nach etwa zwei Stunden tritt ein Arzt in die Halle und ruft Illyas Namen. »Wir können nichts mehr tun«, erklärt er dem Jungen, nachdem dieser aufgesprungen und zu ihm gelaufen ist. Illya versteht nicht, was der Mann meint. »Deine Mutter ist gestorben«, sagt der Arzt. Illya ist wie vor den Kopf gestoßen, der Arzt redet beruhigend auf ihn ein, kurz darauf verlässt er das Krankenhaus und geht zurück zum Auto, in dem sein Bekannter gewartet hat. Diesem sagt er tonlos: »Sie ist tot«. Auch der ist geschockt, versucht ihn zu trösten, Illya sitzt auf dem Beifahrersitz und beginnt zu weinen. Wie soll er seinem Vater und seinen Geschwistern die schreckliche Nachricht überbringen?

Rückblickend kann Illya nicht sagen, wie lange er neben dem Bekannten auf dem Beifahrersitz saß, beide schwiegen. Zum ersten Mal ist Illya mit der Endlichkeit menschlichen Lebens konfrontiert. Niemand hat je mit ihm über den Tod gesprochen.

Als Illya zu Hause ankommt, bringt er seinem Vater gegenüber zunächst kein Wort heraus, er kann nicht aufhören zu weinen. Der Bekannte teilt dem Vater mit wenigen Worten die traurige Botschaft mit. Mari, die jüngste Schwester der Mutter, bringt Illya ins Schlafzimmer: Er müsse nichts erklären, sagt sie. Dann geht sie zurück und redet beruhigend auf den Vater ein. Illya beobachtet ihn durch den Türspalt. Der Vater weint und schlägt immer wieder mit der Faust auf den Tisch. Mykyta und Anna fangen an zu schreien. Das steigert die Verzweiflung des Vaters noch. Schließlich nimmt Mari Illyas jüngere Geschwister und verlässt mit ihnen die Wohnung. Illya schleicht sich, nachdem sie fort sind, an seinem

Vater vorbei, der ihn gar nicht wahrzunehmen scheint. Sein Blick ist leer, mit herabhängenden Armen und ausdruckslosem Gesicht sitzt er da. Der Inbegriff von Einsamkeit und Hoffnungslosigkeit.

Bis zum Abend läuft Illya durch das Dorf, immer wieder dieselbe Runde: vorbei an den baufälligen Wohnhäusern in seiner Nachbarschaft, an den Bauernhöfen und Feldern; er will allein sein. Was soll ich eigentlich noch hier – die Frage spukt durch seinen Kopf. Seine Mutter hat oft vom »Westen« gesprochen, dass man dort so viel besser leben könne, während man hier, am Ende der Welt, nicht weiterkäme. »Hier gibt es keine Freiheit«, hat sie immer wieder gesagt.

Über den Tod der Mutter verliert der Vater gegenüber seinen Kindern nie ein Wort. Jeder von ihnen leidet allein und still vor sich hin. Mari kümmert sich um Anna und Mykyta; da Illya zehn Jahre alt ist, wird von ihm erwartet, sich als »der Große« zu verhalten, der allein zurechtkommt.

Der Vater heiratet Mari kurz vor Illyas elftem Geburtstag. Sie versorgt Illya, Mykyta und Anna und bekommt noch zwei weitere Kinder, denen sie sehr viel mehr Aufmerksamkeit entgegenbringt als den Kindern aus der ersten Ehe ihres Mannes. Sie achtet zwar darauf, dass diese ordentliche Kleidung tragen, kocht für sie, bringt sie zur Schule und abends ins Bett – Gesten der Zuneigung aber gibt es deutlich weniger als bei den eigenen Kindern. Illya, Mykyta und Anna wird damit klar vermittelt, dass sie nicht gleichwertig sind. Der Vater bekommt davon nichts mit und seine Kinder wagen nicht, ihm von ihrem Kümmer zu erzählen.

Illya vermisst seine Mutter, fühlt sich hilflos. Seine emotionale Einsamkeit zeigt sich in seinem Rückzug, er spricht kaum. In der Schule werden seine Noten immer schlechter – und es gibt niemanden, den das interessiert. Oft ist er impulsiv und unruhig. Von seiner Stiefmutter will er sich nichts sagen lassen, reagiert aggressiv auf sie, weswegen es oft zum Streit kommt – auch mit dem Vater.

Neun Jahre nach dem Tod der Mutter – Illya ist 19 Jahre alt, hat die Schule beendet und eine Lehre als Schlosser gemacht – trifft er auf dem Heimweg aus der Werkstatt einen alten Bekannten wieder: Igor, der als Junge in der benachbarten Wohnung wohnte und gerade aus Deutschland zurückgekehrt ist, wo er inzwischen »sehr gut« lebt, wie er Illya berichtet.

Alle jungen Männer im Dorf sind fasziniert von Igors Erzählungen über Deutschland, über den Reichtum des Landes. Sie scharen sich jeden Abend um den Weitgereisten, der als wohlhabender Mann zurückgekehrt ist. Zumindest gibt er sich so. Dass er Geld hat, beeindruckt so sehr, dass keiner fragt, wie er dazu gekommen ist.

Illya weiß, dass sein Vater nicht übertreibt, wenn er tagtäglich die schlechten Aussichten beklagt, im Dorf oder der Umgebung dauerhaft Arbeit zu finden. Andere Jungen aus dem Dorf träumen davon, in der benachbarten Großstadt ihr Glück zu machen. Dorthin will Illya auf keinen Fall. Igor scheint das zu spüren und fragt Illya, ob er mit ihm nach Deutschland kommen wolle, er könne ihm helfen, dort Geschäfte zu machen und Geld zu verdienen. Igor wohnt im Ruhrgebiet und beschreibt die Chancen, eine gute Arbeit zu finden, in den leuchtendsten Farben. Illya überlegt hin und her; eigentlich will er hier weg. Sofort. Zugleich hat er das Gefühl, seine Geschwister im Stich zu lassen. Igor spricht ihn in den folgenden Wochen noch einige Male an, dann – an einem Wochenende im Frühjahr – verabschiedet er sich von Illya: Morgen fahre er zurück. Er drückt ihm seine Adresse in Köln in die Hand, auf der Rückseite steht die Telefonnummer eines Schleusers aus Kiew. »Überleg es dir.«

Die Gedanken an ein neues, besseres Leben lassen Illya nicht los. Und hat seine Mutter nicht immer genau davon gesprochen? Er nimmt Kontakt zu dem Schleuser auf – und dann, als der ihm seinen Preis nennt, sofort wieder Abstand von dem Vorhaben. Damit wäre all sein Geld auf einen

Schlag ausgegeben. Und der Gedanke daran, seine jüngeren Geschwister zurückzulassen, bricht ihm fast das Herz. Traurig und schicksalsergeben versucht er weiterzumachen wie bisher.

Die anderen jungen Männer aus der Nachbarschaft finden nach und nach Arbeitsstellen in der Großstadt. Seinen 20. Geburtstag verbringt Illya allein. Am darauffolgenden Tag setzt er sich in den Zug und fährt schwarz nach Kiew, läuft vom Bahnhof zu der Wohnung, die der Schleuser ihm genannt hat, und hat Glück, den Mann dort anzutreffen. Illya übernachtet auf dem Sofa – dem einzigen Möbelstück neben einem Herd und einer Spüle. Am nächsten Morgen sitzen der Schleuser und er im Zug nach Ungarn. Kurz vor der letzten Station steigen sie aus und gehen nachts über die grüne Grenze. Über Österreich reisen sie mit dem Zug nach Deutschland ein. Der Schleuser hilft ihm noch, vom Bahnhof in Salzburg eine Bahnverbindung nach Köln zu finden, denn Illya ist völlig überfordert. Er spricht kein Wort Deutsch. Wieder fährt Illya schwarz. Geht ein Bahnbeamter zur Kartenkontrolle durch die Waggons, versteckt er sich auf der Toilette.

Seinen Geschwistern hat Illya einen Brief hinterlassen, in dem er verspricht, sie nachzuholen, sobald er in dem neuen Land Arbeit gefunden und richtig Fuß gefasst habe. Bis dahin werde er ihnen Geld schicken.

In Köln kann Illya zunächst bei einem älteren ukrainischen Mann wohnen, einem Gelegenheitsarbeiter, der sich legal in Deutschland aufhält. Die Miete ist wöchentlich zu zahlen, so wird es vereinbart. Doch Illya findet keine Arbeit. Nach zehn Tagen wirft ihn der Mann hinaus und behält, was Illya an Kleidung aus der Ukraine mitgebracht hat.

Illya schläft einige Nächte im Freien. Mal auf dem Bürgersteig, im Eingang eines Geschäfts, mal unter einer Brücke. Glücklicherweise ist der April recht mild, sodass die Nächte im Freien nicht kalt sind. Igor ist für einige Tage nicht in der Stadt. Jeden Morgen und Abend klingelt Illya an seiner Wohnung in Köln-Deutz. Als er ihn schließlich antrifft, zeigt Igor sich sofort hilfsbereit: Er bietet sein Sofa als Schlafplatz an und leiht Illya Geld; »damit du erst mal auf die Beine kommst«, sagt er. Es sind etwa 150 Mark – Igor verspricht dieselbe Summe noch einmal, wenn Illya ihm helfe. Zunächst glaubt der, er solle die Drogeriemärkte nur auskundschaften. Eines Abends erklärt ihm Igor: »Ich fahre. Du gehst rein und holst das Geld.« Illya wehrt sich anfangs gegen Igors Vorschlag. Er will niemandem Schaden zufügen und hat zudem Angst, erwischt zu werden. Igor beruhigt ihn. »Die Läden sind alle versichert, wir schädigen keine einzelnen Personen, sondern riesige Firmen, denen es wirklich nicht weh tut. Die Versicherungen zahlen denen alles zurück.«

Illya hat von all dem noch nie etwas gehört: Versicherungen, die bei Diebstahl Entschädigung zahlen – aber gut, wenn Igor es sagt. Er kennt sich hier ja aus, denkt Illya und vertraut dem vier Jahre älteren Freund. Er hat auch nicht das Gefühl, groß anders entscheiden zu können, denn Igor macht deutlich, dass er ihn nicht »ewig durchfüttern« könne. Illya will keinesfalls als »Verlierer« zurück in die Ukraine. Die Gefahr, erwischt zu werden, sei außerdem »gleich null«, sagt Igor. »Du gehst da rein, kurz bevor der Laden schließt, und bist ruckzuck wieder draußen. Diese Drogeriemärkte haben nie mehr als zwei Leute im Geschäft, und fast immer sind es Frauen. Das kriegst du hin. Und nur so kommen wir schnell zu Geld.« Wenn er sich mal ein bisschen was angespart habe, fährt Igor fort, könne Illya sich hier »richtig was aufbauen«: eine gute Wohnung mieten, einen Deutschkurs belegen, eine legale Arbeit finden, seine Geschwister nachholen. »Du machst das ja nicht nur für dich. Und ich organisiere alles, keine Sorge. Das Auto und unauffällige Klamotten für dich.« Von der Pistole sagt er nichts; die sieht Illya zum ersten Mal, als die beiden jungen Männer abends vor dem Drogeriemarkt im Wagen sitzen und es losgehen soll, da überreicht ihm Igor die Plastikwaffe: »Zur Sicherheit und zur Einschüchterung, schießen kann man damit nicht.«

Insgesamt erbeuten die beiden jungen Männer bei dem ersten Überfall etwa 32 000 Mark, für Illya ein ungeahnter Reichtum. Das Geld teilen sie auf, wobei Igor 25 000 Mark für sich in Anspruch nimmt, er habe wegen des Wagens, den sie für die Raubzüge brauchen, hohe Schulden angehäuft, müsse diese abbezahlen, beim nächsten Mal werde Illya mehr bekommen. Illya gibt sich unwillig mit seinen 7000 Mark zufrieden. Etwas anderes bleibt ihm gar nicht übrig. Igor verspricht, das Geschäft werde sich bald auch für Illya lohnen. Damit sie nicht zusammen gesehen werden, besorgt er ihm eine Wohnung bei einem Bekannten aus der Ukraine in einem Hochhaus. 5000 Mark schickt Illya auf mehrere Briefumschläge verteilt an seinen Vater, 2000 behält er für sich selbst.

Igor und Illya erweitern den Radius ihrer Einbrüche, überfallen während der nächsten Monate drei weitere Drogeriemärkte in Köln, Bonn und Dortmund. Die Überfälle laufen immer nach demselben Muster ab, Illya macht allerdings gegenüber Igor zunehmend deutlich, dass er aus dem »Geschäft« aussteigen und einen legalen Job suchen wolle. Sein Problem indes – und das weiß Igor: Illya hält sich illegal im Land auf und spricht nur wenig Deutsch. Igor beschwichtigt Illya, schlägt vor, noch einen letzten Markt in der Region zu überfallen, danach »die Zelte abzubrechen« und sich im Raum Hamburg anzusiedeln. Dann, verspricht Igor erneut, werde er sich um Illyas »legales Leben« kümmern: ihm helfen, Papiere zu bekommen und eine Wohnung zu finden. Illya kommt nicht auf die Idee nachzufragen, wie Igor das anstellen will.

Während des letzten Überfalls in Dortmund bemerkt Illya nicht, dass sich drei statt zwei Verkäuferinnen in dem Geschäft aufhalten. Seiner üblichen Vorgehensweise folgend fesselt er erst eine Frau, als sie zum Aufräumen ins Lager geht. Dann eilt er vor zur Kasse und bedroht die zweite Verkäuferin, ihm das Geld auszuhändigen. Illya nimmt die dritte Frau nicht wahr, die an diesem Tag eine Extraschicht eingelegt hat, um die Inventur vorzubereiten. Sie befindet sich in einem kleinen Büroraum, von dem aus sie den Überfall bemerkt und sofort die Polizei ruft. Während Illya noch dabei ist, von der Kassiererin den letzten Schein zu verlangen, stürmt die Polizei das Geschäft und nimmt ihn fest. Igor schafft es, in seinem Wagen zu flüchten.

Am Morgen nach dem Einbruch wird er in einem Café in Bochum aufgespürt. Illya hat nach seiner Festnahme keine Aussage gemacht, aber durch Zeugen, die Igors Wagen präzise beschreiben, sind die Beamten diesem auf die Spur gekommen.

Igor belastet Illya als Drahtzieher: Er habe die Überfälle geplant. Da Igor lediglich als Fahrer an den Überfällen beteiligt war, die Taten also nicht selbst ausgeführt hat, wird er zu sechs Jahren Haft verurteilt, er ist einschlägig vorbestraft, Illya zu neun Jahren. Bei seinem Urteilsspruch kommt belastend hinzu, dass er illegal nach Deutschland eingereist ist.

Im Gefängnis findet Illya Anschluss an eine Gruppe russischer und ukrainischer Häftlinge. Drei von ihnen sind wegen Körperverletzung und Raubüberfällen seit sieben Jahren in Haft, die anderen beiden seit drei Jahren. Mit ihnen fühlt Illya sich rasch verbunden, sie sprechen dieselbe Sprache und haben ähnliche Lebensgeschichten. Häufig sinnen die Männer über Fluchtmöglichkeiten nach und versuchen tagtäglich, in Erfahrung zu bringen, wo sich im Gefängnisalltag Sicherheitslücken auftun.

Ein Jahr nach Haftbeginn – es ist Sommer – gelingt Illya die Flucht. Gegenüber einem Gefängnisbeamten klagt er morgens darüber, eine halbseitige Lähmung zu spüren, er zieht sein Bein nach und lässt seinen Arm schlaff neben dem Körper hängen. Während der Vollzugsbeamte ihm zuhört, beginnt Illya immer unklarer und langsamer zu sprechen. Ein Krankentransport wird angeordnet, ein Untersuchungstermin im Krankenhaus angesetzt. Vollzugsbeamte bringen Illya – an Händen und Füßen gefesselt – ins städtische Krankenhaus.

Das Behandlungszimmer liegt im ersten Stock. Zur Untersuchung werden ihm die Fesseln abgenommen. Während der Untersuchung, die relativ umfangreich ist, gelingt Illya die Flucht durch das Fenster auf die Straße. Da das Krankenhaus in der Innenstadt liegt, kann Illya in der Fußgängerzone zwischen den vielen Passanten untertauchen, bevor ihn die überraschten Beamten einholen können.

Zunächst versteckt er sich einige Tage in Köln, fährt dann per Anhalter nach Salzburg, von dort aus als blinder Passagier mit dem Zug nach Kiew und weiter in sein Heimatdorf. Dort bleibt er einige Monate, den Winter über und bis zum Frühling. Er lebt von Gelegenheitsarbeiten, sein Vater räumt für ihn eine Ecke in der Wohnung um, sodass Illya, abgetrennt durch einen Vorhang, im Wohnzimmer seinen eigenen Bereich hat. Dass er die Familie aus Deutschland finanziell unterstützt hat, rechnet der Vater ihm hoch an. Mit der Zeit versöhnen sich die beiden wieder, und Illya schließt auch mit seiner Stiefmutter Frieden. Er hat gezeigt, dass es ihm darum geht, seiner Familie zu helfen. Trotz der veränderten Familiensituation will er wieder fort, das Leben in dem kleinen ukrainischen Dorf empfindet er als deprimierend. In Deutschland hat er gesehen, dass man ein besseres Leben führen kann, er möchte sich in einem »reichen Land« etwas aufbauen, mit ehrlicher Arbeit, hofft, dass er eine Chance bekommt. Seinen jüngeren Geschwistern, die ihn anhimmeln, verspricht er, sie bald nachzuholen. »Dieses Mal klappt es wirklich«, schwört Illya.

Wiederum per Anhalter, zu Fuß und mit dem Zug schlägt er sich bis Süditalien durch. In einem Überseehafen findet er Arbeit, hilft beim Beladen der großen Frachtschiffe. Da er kein Englisch und nur wenige Worte Italienisch spricht, die er im Alltag aufgeschnappt hat, ist es nicht leicht für ihn, Kontakte zu knüpfen. Doch nach einigen Wochen trifft er beim Beladen eines Schiffs auf ein Mannschaftsmitglied, das Russisch spricht. Der Mann hilft ihm, sich an Bord zu verstecken. Im Gegenzug gibt Illya ihm etwas Geld. Viel hat er nicht. Er kann, während das Schiff im Hafen liegt, nachts an Bord schlafen. Der Bekannte erzählt Illya, man fahre nach Australien, ob er nicht mitwolle. Er entschließt sich kurzerhand als blinder Passagier mitzufahren. Einige Tage nachdem das Schiff abgelegt hat, wird er entdeckt. Mit dem Kapitän schließt Illya einen Handel, bettelt ihn an, ihn nach Australien mitzunehmen und dort nicht den Behörden zu melden.

Wochenlang ist Illya auf dem Schiff fortan als Mädchen für alles tätig, schläft keine Nacht mehr als vier Stunden, muss alle ungeliebten Arbeiten erledigen, bei den Zwischenstopps bleibt er stets an Bord. Es macht ihm nichts aus. Er bemüht sich gleichzeitig, mit den Mitgliedern der Mannschaft in Kontakt zu kommen, um mehr über das Land zu erfahren, in dem er sein neues Leben beginnen wird und von dem er wenig weiß. Der Schiffskoch spricht Englisch, und da Illya ihm häufig zur Hand geht, kann er Unterhaltungen schon recht gut folgen, als sie in Sydney ankommen.

Illya hat Glück: Unmittelbar nach der Ankunft bemüht er sich um eine Aufenthaltsgenehmigung und erhält diese befristet für ein Jahr.

In der Region um Melbourne findet er Arbeit auf einer Farm. Niemand fragt nach seinen Papieren. Jeden Samstagabend haben die Erntehelfer frei und fahren in eine nahe gelegene Bar an der Überlandstraße. Alle, die in der Gegend arbeiten, kommen hier am Wochenende zusammen. Es gibt sonst nichts. Bis Melbourne sind es einige Hundert Kilometer. Illya lernt an seinem ersten Abend Christina kennen, deren Eltern schon vor Jahren aus Kasachstan ausgewandert sind. Zum ersten Mal, seit Illya seine Heimat als 19-Jähriger verlassen hat, schläft er nachts ruhig.

Er erzählt Christina schon beim nächsten Treffen seine Lebensgeschichte, lässt nichts aus. Vier Monate später heiraten die beiden. Illya ist 23 Jahre alt, Christina drei Jahre älter. Die Schwiegereltern helfen mit einer größeren Summe aus, damit Illya und Christina sich ein eigenes Unternehmen aufbauen können – Christina hat, bevor sie auf die Farm ihrer Eltern zurückkehrte, drei Jahre für einen Reiseveranstalter gearbeitet. Die beiden ziehen in die Küstenstadt Brisbane, investieren einen Teil von Christinas vorgezogenem Erbe in den Bau eines kleinen Hauses mit zwei Kinderzimmern und bieten Schifffahrten zum Great Barrier Reef an. Die eigene kleine Firma läuft sehr gut, Illya und Christina haben zwei Mitarbeiter, das Einkommen ist beständig und kann die Familie gut ernähren.

Illya hat seinem Vater und seinen jüngeren Geschwistern gegenüber nie preisgegeben, dass er in Deutschland zu einer Haftstrafe verurteilt wurde und nach Australien geflohen ist. Er schreibt ihnen nach drei Jahren des Schweigens, berichtet nur von seinem Umzug. Einige Monate später kommt ein Brief von seiner Schwester Anna – fortan schreiben die beiden sich regelmäßig, er schickt ihr Geld für die Familie.

Illya schickt auch Fotos von seinem kleinen Sohn, der zwei Jahre nach der Hochzeit mit Christina geboren wurde. Unter die Glückwünsche, die Anna zurücksendet, schreibt sie, dass es dem Vater gesundheitlich nicht gut gehe. Er leide unter Diabetes. Von Brief zu Brief verschlechtern sich die Nachrichten über seinen Gesundheitszustand. Nach einem halben Jahr entscheidet Illya sich, in die Ukraine zu reisen, um seinen Vater noch einmal zu sehen. In seiner Vorstellung von

Pflicht, Familie und Ehre ist es unerlässlich – trotz aller Krisen –, sich von ihm zu verabschieden.

Schon einmal ist ihm die illegale Einreise nach Deutschland gelungen, schon einmal die Einreise nach Australien: Er ist überzeugt, dass es ihm wieder gelingen werde. Christina, die inzwischen ein zweites Kind geboren hat, macht sich Sorgen, versteht Illyas Gründe aber. Schließlich fährt sie ihn nach Sydney.

Illya hat in Absprache mit seiner Frau einen Flug nach Wien und von dort einen direkten Anschlussflug nach Kiew gebucht. Er freut sich auf das Wiedersehen mit seinem Vater. Nach einer langen Reise kommt er morgens in Wien an, wo ihn am Ausgang des Flugzeugs Polizeibeamte in Zivil erwarten. Gegen Illya liegt ein internationaler Haftbefehl vor, da er vor Jahren aus einer Vollzugsanstalt in Deutschland geflohen sei, sich somit der Vollstreckung seiner Haftstrafe illegal entzogen habe. Er kommt in Wien vorübergehend ins Gefängnis. Einzelzelle. Ein Anruf ist ihm gestattet. Christina ist nicht zu Hause, als Illya versucht, sie zu erreichen. Auf dem Anrufbeantworter hinterlässt er ihr auf Russisch eine Nachricht, er sei in Österreich in Haft. Mit ihren Kindern sprechen sie Englisch. Etwa einen Monat später wird er von deutschen Polizeibeamten aus der Wiener Vollzugsanstalt abgeholt und nach Deutschland in den Strafvollzug überstellt. Er muss noch drei Jahre und zwei Monate absitzen.

Zwei Jahre nach Illyas Festnahme beauftragt mich das Gericht, ein Prognosegutachten zu erstellen. Illyas Anwalt hat einen Antrag auf vorzeitige Haftentlassung gestellt. Die Gefangenenpersonalakten zeichnen von Illya ein positives Bild: In seinem Verhalten ist er während der jetzigen Haft nie unangenehm aufgefallen, es gibt keine Disziplinarmeldungen, er gilt als vorbildlicher Gefangener, der pflichtbewusst und ehrgeizig in der Schreinerei der JVA tätig ist – seit einem Jahr als Vorarbeiter.

Illya tritt mir freundlich gegenüber, macht während der Gespräche einen offenen und kooperativen Eindruck. Er spricht nach der zweijährigen Inhaftierung recht gut Deutsch, hat in der Vollzugsanstalt an einem Sprachkurs teilgenommen. Ruhig und im Bemühen, mir seine Wandlung deutlich zu machen, erzählt er seine Geschichte. Wir unterhalten uns intensiv über die Straftaten und wie es dazu kam. In seiner Heimat, betont Illya, sei er nie straffällig geworden, auch nicht im Bagatellbereich. »Aber ich hatte damals keinerlei Zukunftsperspektive, lebte in einem Land, in dem man sich als junger Mann nicht vorstellen konnte, dass es jemals aufwärts gehen wird. Meine Mutter hat mir die Idee vermittelt, ich könne nur im Westen vorankommen. Immer wieder sprach sie von Deutschland, das sie aber nie kennengelernt hatte, immer nur von anderen darüber gehört oder in Zeitungen gelesen hat. Gleichzeitig spürte ich aber immer, dass sie mich auch nicht verlieren möchte. Ich glaube, sie träumte davon, hier gemeinsam mit uns Kindern neu anzufangen.«

Er habe schon als Junge versucht, über die westlichen Industrieländer mehr zu erfahren, insbesondere über Deutschland – was sehr schwer gewesen sei. Er habe als 14-Jähriger einmal die deutsche Botschaft in Kiew angeschrieben und um Informationen gebeten. Dann habe er Igor wiedergetroffen, seinen Freund aus Kindheitstagen, der vorgab, sich in Deutschland auszukennen, und der ihm Mut machte, gemeinsam auszuwandern. »Er war meine einzige Wissensquelle. Der Einzige aus unserer Gegend, den ich kannte, der so weit gereist war. Heute ist mir natürlich klar, dass er nur seine eigenen Interessen verfolgte und mich für seine Straftaten ausgenutzt hat. Als ich mich aus der Ukraine zu ihm nach Köln aufmachte, wusste ich auch nicht, dass Igor in Deutschland bereits mehrfach wegen Betrugs und Eigentumsdelikten vorbestraft war, immer nur von mehr oder weniger illegalem Einkommen gelebt hat. Das habe ich erst während der Gerichtsverhandlung erfahren.« Er wolle damit nicht die Schuld auf Igor abschieben, erklärt Illya. Aber doch die Hintergründe erklären. »Ich stehe zu meinen Straftaten, die ich bedauere. Ich habe damals keine andere Möglichkeit gesehen, hier zu überleben und mir etwas aufzubauen. Ich wollte einfach eine Chance für einen Neuanfang. Bei der Hauptverhandlung habe ich mich bei den Opfern entschuldigt und angeboten, ihnen eine Entschädigung zu zahlen.«

Ich konfrontiere ihn mit meinem Wissen über die Opfer, das ich aus den Gerichtsakten habe: Während die 53-jährige Verkäuferin nach etwa 15 Gesprächen mit einem Psychologen, den sie mithilfe der Opfer-Hilfsorganisation »Weißer Ring« gefunden hat, keine weitere Betreuung wünschte und die Arbeit im Drogeriemarkt wieder aufgenommen hat, litt die jüngere Frau monatelang unter psychischen Schäden. Obwohl ihre ältere Kollegin, die für Illya die Kassen und den Kassenschrank leeren musste, sehr viel mehr mit ihm konfrontiert war, ging es der 30-Jährigen erheblich schlechter. Jeder Mensch hat seine eigenen Fähigkeiten, mit Stresssituationen fertig zu werden, seine »Copingstrategien«. Wichtig ist in solchen Situationen in der Regel auch, ob man in ein unterstützendes Umfeld eingebunden ist. Im Lager gefesselt und geschlagen worden zu sein in Verbindung mit Illyas Drohungen, hatte bei der Frau eine Angststörung ausgelöst, die sie erheblich beeinträchtigt hat. Sie litt an Schlafstörungen, konnte abends nicht allein das Haus verlassen und zog sich deutlich zurück. Sie nahm auch die Hilfe eines Psychologen in Anspruch, doch auch nach einer längeren Therapie zeigte sich keine entscheidende Besserung. Sie gab ihre Arbeitsstelle auf, ihre Krankenkasse genehmigte eine sechswöchige Kur, von der sie gestärkt zurückkehrte, sie blieb allerdings ängstlich. In der Verwaltung eines Industriebetriebs fand sie nach längerer Pause eine neue Anstellung.

Die 53-jährige Verkäuferin ist während der Hauptverhandlung bei Gericht anwesend, sie sieht Illya selbstbewusst in die Augen; die Wut darüber, was ihr angetan wurde, ist deutlich zu spüren. Ihre Kollegin macht ihre Aussage in Abwesenheit des Angeklagten. Sie legt großen Wert darauf, Illya nicht mehr zu begegnen.

Einbrüche oder Raubüberfälle wie der hier geschilderte lösen bei den Opfern meist erhebliche psychische Schäden aus: vor allem Ängste, Verunsicherung und vielfach Rückzugsverhalten. Häufig habe ich im Rahmen meiner Arbeit erlebt, dass Opfer von Raubüberfällen nie wieder an den Ort des Geschehens zurückkehren konnten – es ist nicht einmal eine Frage des Wollens. Teilweise können solche Ereignisse bei den Opfern zu Panikattacken oder psychosomatischen Störungen führen. Dass Raubüberfälle diese Folgen nach sich ziehen, gilt für den Arbeitsplatz ebenso wie für das eigene Haus oder die Wohnung. Die eigenen vier Wände sind für uns alle der »letzte Rückzugsbereich«, unser ganz privater Bereich, in dem wir bestimmen können, wer ihn betreten darf und wer nicht. Erfolgt hier ein gewaltsames Eindringen, löst das verständlicherweise in der Regel enorme Verunsicherungen und Ängste aus.

Vor einigen Jahren bearbeitete ich den Fall eines Täters, der mehr als 20 Raubüberfälle mit teils schwerer Körperverletzung begangen hatte. Er war nachts in Häuser und Wohnungen eingestiegen, in denen alleinstehende Personen wohnten. Besonders in Erinnerung ist mir eines der Opfer geblieben, eine 45-jährige Frau, die aus eigener Kraft ein sehr erfolgreiches Unternehmen im norddeutschen Raum aufgebaut hatte: eine Kette von Frühstücksrestaurants, in denen man Kaffee, Säfte und Essen mitnehmen konnte. Die Frau war sympathisch, gut aussehend, resolut, fraglos ein harter Verhandlungspartner – aber es war ihr unmöglich, ihre Wohnung nach dem Überfall je wieder zu betreten. Der Täter, mit dessen Prognose ich beauftragt worden war, war nachts durch die offene Balkontür in die große Wohnung im ersten Stock einer schönen alten Villa eingedrungen, hatte die Frau, die allein in der Wohnung war, aus dem Schlaf wachgerüttelt, während er ihr mit seiner Taschenlampe ins Gesicht leuchtete, und ihr dann eine Pistole an den Kopf gehalten. Da er vermummt war, konnte sie später keinerlei Angaben zu seinem Aussehen machen. Sie händigte ihm all ihr Bargeld und den Schmuck aus dem Safe aus und packte für ihn das silberne Teeservice aus dem Wohnzimmer in einen großen Müllsack. Als sie diesen übergab, drohte er ihr, wenn sie Anzeige erstatten würde, käme er wieder, dann floh er, während sie völlig schockiert aufs Bett sank. Als sie sich etwas gefangen hatte, sich klarmachte, was eben passiert war, packte sie sofort ein paar Sachen zusammen, setzte sich ins Auto, checkte in einem Hotel ein und rief erst von dort die Polizei. Sie weint noch heute, wenn sie über den Vorfall berichtet.

Opfer solch schwerer Straftaten benötigen in aller Regel gezielte therapeutische Hilfe. Glücklicherweise hat sich unsere Gesellschaft in den letzten drei Jahrzehnten sehr gewandelt, und es ist längst kein Tabu mehr, zu einem Therapeuten zu gehen. Aber bis heute gibt es zu wenige qualifizierte und spezifisch ausgebildete Therapeuten, gerade für die Opfer von Straftaten. Vom Staat Hilfe zu bekommen ist schwierig, kostet Zeit und Energie. Beides haben die Opfer vielfach nicht: Sie brauchen sofort Hilfe, und sie muss leicht zu erhalten sein, denn der Leidensdruck ist bei den Betroffenen oft so groß, dass es ihnen schwerfällt, überhaupt nur ihren normalen Alltag zu bewältigen. Zusätzliche Behördengänge sind da vielfach nicht machbar, werden als Überforderung erlebt. Die Hilfe, von der ich spreche, bietet etwa der »Weiße Ring« an, der sehr gute Arbeit leistet.

Ich spreche mit Illya auch darüber, wie schwer es für Opfer ist, Hilfe zu bekommen. Denn oft erlebe ich, dass Täter der

Auffassung sind, für die Opfer werde ja viel getan, es ginge ihnen also nicht allzu schlecht, ihnen werde der Schaden ersetzt, auch sei man ja versichert. Dahinter steckt vielfach eine Rationalisierung und Entschuldigung des eigenen straffälligen Verhaltens. Illya hingegen sagt frei heraus, er könne sich vorstellen, welchen Schaden er den Frauen zugefügt habe. »Gern würde ich mich bei ihnen noch einmal entschuldigen und bin auch weiterhin bereit, Schadenersatz zu bezahlen.« Sein Anwalt habe ihm indes davon abgeraten, den Fall bei den Opfern jetzt nochmals »aufzurühren«; man müsse respektieren, dass sie den Kontakt zu Illya nicht wollen, mit der Sache unter Umständen schon abgeschlossen haben. Illya versteht das.

Was ihn jetzt am meisten schmerze, erklärt er, sei die Trennung von seiner Familie, seiner Frau und seinen Kindern. »Ich rufe jede Woche einmal in Australien an, mehr kann ich mir finanziell nicht leisten. Fast mein ganzer Verdienst hier in der Anstalt geht für die Telefonate drauf. Jeden zweiten Tag schreibe ich einen Brief, sitze abends in meiner Einzelzelle, denke an meine Familie. An nichts anderes. Etwa alle zwei Wochen schreibe ich auch einen Brief an meine Geschwister in der Ukraine.« Er habe viele Sorgen, sagt Illya: Ob die Firma überlebe. Ob seine Ehe die lange Zeit der Trennung überstehe. Noch könne seine Frau das Unternehmen einigermaßen am Laufen halten – ab und zu helfe ihr ein Cousin, der in der Nähe lebt. Aber der Verdienst sei zurückgegangen, weil sie einfach nicht so viele Touren aufs Meer anbieten könne wie früher. Seine Frau müsse ja auch die Kinder versorgen, den Haushalt machen, könne sich keine Haushaltshilfe leisten. »Der finanzielle Druck«, sagt Illya, »ist nicht allein deshalb belastend: Wir müssen auch die Raten für unser Haus abbezahlen.« Sein Schwiegervater habe, sagt Illya, einen finanziellen Verlust erlitten und könne nicht helfen. Seine Frau habe die Ratenzahlungen in Absprache mit der Bank etwas reduzieren können. Dennoch: Sich um zwei Kinder und die Firma zu kümmern, überfordere seine Frau und bringe sie sehr an ihre Grenzen. »Wir hoffen darauf, dass ich bald entlassen werde, doch die Entscheidung hat sich immer wieder hinausgezögert.« Seine Frau sei deswegen schon oft enttäuscht gewesen. »Wie lange hält sie das noch durch?«, fragt Illya. Er versuche von hier aus alles, was er könne, um die Beziehung aufrechtzuerhalten. »Ich fertige abends in meiner Zelle Kinderspielzeug, das ich mit Unterstützung der JVA verkaufen kann, um zusätzlich etwas Geld für meine Familie zu verdienen.« Er zeigt mir Fotos von seiner Familie, strahlt, als er über seine Kinder spricht.

Zum zweiten Termin bringt er mir ein kleines Holzpferdchen mit. Der Kopf und die Füße lassen sich bewegen. Ja, er würde immer mal wieder etwas verkaufen, aber das sei letztlich natürlich nur »ein Tropfen auf den heißen Stein«.

Nach seiner Haftentlassung wolle er sofort wieder zurück nach Australien und dort mit seiner Familie leben, das Unternehmen weiter betreiben. Seine Frau und seine zwei Kinder hätten die australische Staatsbürgerschaft, er hoffe, dass er diese dann auch bald erhalten werde. Noch einmal spricht Illya von seiner Sorge, seine Frau zu verlieren. Und er müsse auch für seine Geschwister sorgen, denn der Vater sei wenige Monate nach Illyas Festnahme gestorben.

Deutlich spüre ich den Appell an mich: »Es liegt jetzt an Ihnen, dass nicht alles kaputtgeht.«

Einen solchen »Appell« oder »Hilferuf« von Inhaftierten hört man als Prognostiker nicht selten. Doch bei allem Mitgefühl, das in solchen Situationen durchaus aufkommen kann, ist es unerlässlich, seine Neutralität, Unabhängigkeit und Sachlichkeit zu wahren, sich seiner großen Verantwortung bewusst zu sein, die man mit der Erstellung einer Kriminalprognose übernimmt. Es geht darum, möglichst neutral und sachlich die Rückfallwahrscheinlichkeit einzuschätzen, und es wäre unverantwortlich, jemandem nur aus »Mitleid« eine gute Prognose auszustellen. Prognosen sind immer Wahrscheinlichkeitsaussagen, absolut sicher kann man sich seiner Vorhersage nie sein, umso wichtiger ist es, methodisch gut und gründlich zu arbeiten.

Illya bringt mir zu unserem dritten Gespräch die Briefe seiner Frau mit, die sie in den letzten sechs Wochen geschickt hat. Aus ihnen geht hervor, was er bereits dargelegt hat: dass der Druck für sie immer größer werde und sie nicht wisse, wie es weitergehen soll. Er ist nach seiner Flucht aus der Haft in Deutschland nie mehr straffällig geworden, hat sich gezielt seinen Wunsch, sich etwas aufzubauen und eine Familie zu gründen, verwirklicht. Natürlich sind das wichtige Informationen für mich. Denn ein stabiles soziales Umfeld nach der Haftentlassung, das ein Leben ohne Straftaten fördert, ist für Straftäter ausgesprochen wichtig, um in der Gesellschaft wieder Fuß zu fassen. Gerade bei jahrelangen Inhaftierungen entfremden sich die Paare nicht selten. Die Frauen werden oft zwangsläufig selbstständiger, müssen über Jahre die Familie – nicht selten mit Kindern – allein über die Runden bringen. Die Kinder können, vor allem wenn sie noch klein sind, kaum eine enge Beziehung zu ihrem Vater aufbauen, sehen sie diesen doch – wenn überhaupt – nur bei den kurzen Gesprächsterminen in der besonderen Situation der Haft. Sind die Kinder noch sehr klein, verstehen sie oft nicht, wo der Vater ist, sie glauben, das sei eine Firma, wo er arbeitet. Nicht selten trennen sich die Paare, meist ausgehend von den Frauen, die den Druck nicht mehr ertragen. Aufgrund der großen Entfernung konnte seine Frau Illya nie besuchen, man war also auf Telefonate und Briefe angewiesen.

Bleibt eine Beziehung trotz der Belastung durch die Inhaftierung des Mannes bestehen, ist das in aller Regel eine deutlich bessere Startbasis für den Entlassenen. Kann der Ex-Häftling zu seiner Familie zurückkehren, hat er eine Wohnung, in die er (wieder) einziehen kann, und seine Partnerin kann ihm helfen, wieder Fuß zu fassen, etwa auch eine Arbeitsstelle zu finden. Das mag banal klingen, aber genau an diesen beiden Punkten beginnen die Schwierigkeiten, an denen Entlassene oft verzweifeln: eine Wohnung zu finden und somit eine Basis zu haben, einen Rückzugsort, an dem man sich sicher und aufgehoben fühlt – und einen Arbeitsplatz, der einem Routine gibt, der soziale Kontakte bedeutet und Sinn stiftet. Letzteres ist besonders wichtig, wenn der Häftling keine Familie mehr hat, die ihn aufnimmt.

Für die Familien bedeutet die Rückkehr einerseits Freude, andererseits auch eine Herausforderung. Eine lange Inhaftierung verändert Menschen. Sie leben jahrelang in einer »totalen Institution«, in der alles strikt geregelt ist und man (so gut wie) keine eigenen Entscheidungen treffen kann. Zudem sind es reine Männergesellschaften mit eigenen Regeln und Gesetzmäßigkeiten. Das kann bedeuten, dass sich der Entlassene nach der Haft erst wieder an ein Leben außerhalb und in der Familie gewöhnen muss, es kann zu Problemen und Spannungen kommen, denn auch die Familie hat sich verändert, musste ja lernen, ohne den Vater, Bruder, Ehemann zurechtzukommen. Das, was früher im Umgang miteinander gegolten hat, muss nicht zwangsläufig wieder gelten.

Illya spreche ich nach drei Treffen eine positive Prognose aus. Nach seiner Flucht ist er nicht mehr straffällig geworden. Seine letzte Straftat liegt viele Jahre zurück. Er lebt in einem stabilen sozialen Umfeld, ist glücklich verheiratet, hat ein Kind und ist anteilig an einer von ihm geführten Firma beteiligt. Seine Tätigkeit erfüllt ihn, und er hat Erfolg in seinem Beruf gehabt. Er bagatellisiert seine Straftaten in keiner Weise, diese sind im Kontext einer sehr spezifischen persönlichen Situation entstanden, aus der er längst heraus ist. In seinem neuen Wohnort in Australien ist er offensichtlich in ein gutes, ihn unterstützendes Netzwerk eingebunden, seine Frau steht noch zu ihm, was aus ihren Briefen deutlich hervorgeht. Er ist arbeitsmotiviert, zeigt keine Einstellungen, die weitere Straftaten unterstützen würden. Psychische Störungen liegen nicht vor, auch ein Suchtverhalten hinsichtlich illegaler Drogen oder Alkohol ist nie festgestellt worden. Von der Vollzugsanstalt wird er ebenfalls ausgesprochen positiv geschildert, sein Verhalten sei freundlich und angepasst, er arbeite intensiv mit, es gebe auch mit anderen Insassen keinerlei Probleme, eine baldige Entlassung wird unterstützt.

Selten hatte ich so deutlich wie in diesem Fall das Gefühl, dass eine (weitere) Inhaftierung mehr Schaden anrichtet, als dass sie Nutzen bringt: Cui bono – wem nützt das? Natürlich bin ich mir darüber im Klaren, dass vor dem Gesetz alle gleich behandelt werden müssen. Illya hat immerhin schwere Straftaten begangen, hat sich darüber hinaus der Strafverfolgung durch seine Flucht entzogen. Aber – und das wiegt schwerer – in Australien hat er sich fest in der Gesellschaft etabliert, hat eine Familie und ein kleines Unternehmen gegründet, hat über Jahre hinweg ein rechtstreues Leben geführt. Wie sinnvoll ist es jetzt noch, die Reststrafe zu vollziehen und damit alles, was er zwischenzeitlich aufgebaut hat, unter Umständen zu gefährden – eine Frage, die sicher aus juristischer Sicht anders zu beantworten ist als aus kriminalprognostischer.

Aber da ich den Fall als Psychologe bearbeite, spielen für mich die biografischen Hintergründe eine große Rolle: Illya hatte in seiner Kindheit und Jugend schwere Zeiten durchleben müssen. Sie und die damaligen Umstände im Kontext seines jugendlichen Alters bedingten entscheidend seine Straftaten. In anderen Situationen ist er nie wesentlich straffällig geworden, zeigte ein ausgesprochen angepasstes Verhalten, bis zuletzt auch an seinem neuen Wohnort in Australien, wo er sich als arbeitsmotiviert und tüchtig erwies, für sich und seine Familie etwas aufgebaut hat.

Illyas Ehefrau, die einen ähnlichen sozialen Hintergrund von ihren Eltern kennt, kann sein Denken und Handeln nachvollziehen, urteilt nicht über seine Straftaten, über die er sie nach eigenen Angaben umfassend informiert hat. Sie unterstützt ihn uneingeschränkt und gibt ihm ein Gefühl der Sicherheit und Geborgenheit, vermittelt ihm ein festes Wertesystem. Wie sich anhand seines beruflichen Erfolgs in Australien zeigt, kann Illya in einem solchen Umfeld viel erreichen, sich weiterentwickeln, Verantwortung für andere übernehmen. Er hat es nicht mehr »nötig«, straffällig zu werden, will das Erreichte auch nicht gefährden. In seiner Nachbarschaft in Australien ist er anerkannt, man schätzt ihn. Christina hat keinem der Nachbarn von Illyas Inhaftierung und seinem Vorleben erzählt, um ihm die Rückkehr zu einem geregelten Leben in der Gesellschaft zu erleichtern. Er sei aus beruflichen Gründen in Deutschland, sagt sie stets, wenn nach Illya gefragt wird. Eine solche Notlösung lässt sich natürlich nur aufrechterhalten, wenn die Straftat weit entfernt vom Heimatort oder -land begangen wurde. Würde Illyas Familie in Deutschland leben, wäre es recht wahrscheinlich, dass die Medien über die Überfälle berichtet hätten – und der eine oder andere aus Illyas und Christinas Umfeld zwei und zwei zusammengezählt hätte. Die Familie wäre dadurch stigmatisiert. Vor allem die Kinder von Straftätern werden oft von Klassenkameraden – und vielfach auch deren Eltern – abgelehnt, sie werden zunehmend isoliert, sobald herauskommt, dass der Vater im Gefängnis sitzt. Die Eltern wollen oft nicht, dass ihre Kinder »schlechten Umgang« pflegen. Durch die dadurch entstehenden »Kollateralschäden« ist nicht selten der Grundstein für den Weg des neuen zukünftigen Straftäters gelegt.

Ich erfahre etwa ein halbes Jahr nach Abgabe meines Gutachtens von der Anstalt, dass Illya vor einigen Monaten aus der Haft entlassen wurde. Er lebt wieder in Australien.

Kurz vor Weihnachten liegt in meinem Briefkasten ein Umschlag mit einer australischen Marke. Aus Brisbane. Es sind Weihnachtswünsche von Illya und seiner Frau, beide bedanken sich dafür, dass ich mich in meinem Gutachten zu seinen Gunsten geäußert habe. Dem Brief liegt ein Foto des Paares mit ihren Kindern am Strand bei: alle strahlen. Illya berichtet, die Firma laufe wieder gut. Das Haus konnte er nach einigen Gesprächen mit der Bank retten, da diese schließlich bereit gewesen sei, die Höhe der zu zahlenden Raten noch einmal zu reduzieren, nachdem man gesehen hat, dass es wieder läuft.

Er sei glücklich, schreibt Illya. Am unteren Rand des Briefes ist eine Kinderzeichnung. Sein Bruder Mykyta und seine Schwester Anna planen, ihn im Frühjahr zu besuchen. Außerdem, schreibt er, habe er begonnen, einen Krimi-Autor zu beraten, den er bei einem Besuch in Sydney zufällig kennengelernt habe – er kenne aus dem Gefängnis so viele Geschichten.

Illyas Beispiel zeigt, dass es Fälle gibt, in denen eine lange Strafe oder die Fortsetzung einer Strafe der Gesellschaft nicht dient. Natürlich kann man seine Flucht, mit der er sich der Strafvollziehung entzogen hat, nicht einfach »vergessen«, alle müssen gleich behandelt und auf Fehlverhalten muss reagiert werden. Die Frage scheint mir vielmehr, was man aus der Strafe macht, wie man sie ausgestaltet, welcher Anteil davon vollzogen werden muss und ob man eine Veränderung beim Straftäter bei der Ausgestaltung der Haft und auch deren Länge nicht (noch) mehr berücksichtigen sollte. Das kann auch zu einer Veränderung motivieren. Es gibt nicht wenige Kriminologen, die sich – gerade auch bei schwereren Delikten wie beispielsweise Raub oder Körperverletzung – für eine deutlichere Reduzierung von Freiheitsstrafen und die Anwendung von Alternativen aussprechen. Der Kriminalsoziologe Gerhard Spieß[27] etwa schlägt vor, dass »es unter rechtsstaatlichen wie unter präventiven Gesichtspunkten gleichermaßen gut begründet ist, die klassischen freiheitsentziehenden Strafen weitgehend durch nichtfreiheitsentziehende Alternativen zu ersetzen. Sozial konstruktive Formen der Reaktion auf Kriminalität wie der Täter-Opfer-Ausgleich ermöglichen anstelle punitiver Reaktionen eine auch für die Geschädigten wie die Gesellschaft überwiegend akzeptable Form der Verantwortungsübernahme für die Tat und die Tatfolgen.«

Beim Täter-Opfer-Ausgleich setzen sich beide Parteien unter Anleitung eines Fachmanns zusammen – eines Juristen, Psychologen oder Psychiaters, der speziell dafür ausgebildet ist. Der Täter entschuldigt sich bei seinem Opfer. Oft zahlt er auch eine Entschädigung. Bei jugendlichen Straftätern kommt vielfach noch eine »erziehende Maßnahme« hinzu, sie werden zu gemeinnütziger Arbeit in Krankenhäusern, Altersheimen oder der Stadt verpflichtet, müssen Parks reinigen oder bei der Begrünung helfen. Ich teile die Auffassung, dass der Täter-Opfer-Ausgleich, etwa auch in Verbindung mit zusätzlichen Pflichten eine gute Alternative zur Haft ist. Sogar die bessere, meine ich. Aber natürlich nur im Fall von leichteren und mittelschweren Straftaten und wenn der Täter einsichtig ist und mitarbeitet.

Grundsätzlich kann man festhalten, dass der Trend der deutschen Rechtsprechung in die Richtung geht, möglichst wenig Haftstrafen zu verhängen. Man denke ans Mittelalter, als Straftäter entweder in Kerker geworfen oder direkt zum Tode verurteilt wurden, wobei die Hinrichtung auf grausamste Weise erfolgte: durch Ertränken, lebendiges Begraben oder Foltern. Es gibt keine Art von »Abschreckung«, die man sich damals nicht ausgedacht und praktiziert hätte – wobei all das der Gesellschaft gar nichts brachte. Vielmehr war die Tötungskriminalität in den europäischen Ländern, wie der Kriminologe Manuel Eisner 2001 belegen konnte, etwa 25-mal höher als heute. Selbst diese barbarischen Strafen haben die Bürger damals nicht von der Begehung von vielfach aus tiefster Not begangenen Straftaten abhalten können, was bereits auf die eingeschränkte Wirkung von Sanktionen hinweist.

Günther Kaiser[28], der frühere Leiter der Forschungsgruppe Kriminologie des Max-Planck-Instituts für ausländisches und internationales Strafrecht in Freiburg, weist in seinem Lehrbuch *Kriminologie* darauf hin, dass 1882 immerhin noch 76,8 Prozent der von den deutschen Gerichten ausgesprochenen Strafen Freiheitsstrafen waren, deren Vollstreckung angeordnet wurde. Lediglich 22,2 Prozent entfielen damals auf Geldstrafen. 0,03 Prozent auf die damals noch praktizierte Todesstrafe, was schon eine deutliche Verbesserung im Vergleich zum düsteren Mittelalter war.

Inzwischen hat sich das Bild der deutschen Rechtsprechung vollkommen verändert. Weniger als zehn Prozent der Straftäter werden zu einer unbedingten Freiheitsstrafe verurteilt und somit inhaftiert. Die Geldstrafe, die einen Anteil von etwa 70 Prozent aller Strafen ausmacht, ist bei Weitem zur Hauptsanktion geworden. Etwas über zehn Prozent der Straftäter erhalten eine bedingte Freiheitsstrafe von unter zwei Jahren und müssen somit in der Regel nicht in Haft – zumindest nicht solange sie sich an die ausgesprochenen Auflagen halten. Kaiser betont[29], dass durch weitere Veränderungen eine Entwicklung hin zu »humaneren« und der Gesellschaft dienlicheren Strafen möglich ist: Durch das »Zurückdrängen des Freiheitsentzuges« könne überflüssiges Leiden vermieden werden. Und: Könne der Straftäter Sanktionen wie etwa gemeinnützige Arbeit außerhalb von Gefängnismauern vollziehen, sei die Wahrscheinlichkeit eines Rückfalls viel geringer, da er nicht aus der Gesellschaft ausgeschlossen werde. Schließlich geht es, wie gerade in letzter Zeit hinsichtlich Randgruppen, beispielsweise auch in Schulen, zu Recht immer wieder betont wird, um »Inklusion« in die Gesellschaft. Wieweit diese bei Straftätern durch »Exklusion« erreicht werden kann, wird in letzter Zeit aufgrund neuerer Forschungsergebnisse immer mehr bezweifelt.

2003 legten im Auftrag des Bundesministeriums der Justiz Kriminologen eine »kommentierte Rückfallstatistik« zur »Legalbewährung nach strafrechtlichen Sanktionen« vor.[30] Die Autoren betonen zusammenfassend zu Recht: »Rückfallverhinderung ist eine der wichtigsten Aufgaben des Strafrechts.«[31] In der Studie werden alle 1994 strafrechtlich Sanktionierten oder aus der Haft Entlassenen, das sind insgesamt knapp eine Million Straftäter, bis 1998 – also über vier Jahre – in ihrer Entwicklung verfolgt. Sind sie wieder straffällig geworden? Das ist die entscheidende Frage. Erstmalig wurde der Politik mit dieser Studie ein »repräsentatives Material über die Rückfallwahrscheinlichkeit nach Strafrechtssanktionen an die Hand gegeben«[32]. Im Wesentlichen kommen die Autoren auf der Basis dieses umfangreichen Datenmaterials zu dem Ergebnis: »Für die meisten strafrechtlich in Erscheinung tretenden Personen bleibt die Straffälligkeit (im Beobachtungszeitraum) ein einmaliges Ereignis. Nur etwa jeder dritte strafrechtlich Sanktionierte bzw. aus der Haft Entlassene wird innerhalb des Rückfallzeitraums von vier Jahren erneut straffällig. Sofern eine erneute strafrechtliche Reaktion erfolgt, führt dies überwiegend nicht zu einer vollstreckten Freiheitsentziehung; die meisten Rückfälle werden milder geahndet. Die zu einer freiheitsentziehenden Sanktion Verurteilten weisen ein höheres Rückfallrisiko auf als die mit milderen Sanktionen Belegten. Die Bewährungsstrafen schneiden gegenüber vollzogenen Freiheits- und Jugendstrafen deutlich besser ab. Die Strafgefangenen werden zwar überwiegend erneut straffällig, die Mehrheit kehrt jedoch nach Entlassung nicht wieder in den Strafvollzug zurück.«[33] Aus dem Strafvollzug entlassene Täter werden somit mehrheitlich nicht mehr so schwer straffällig. Hier ist zu überlegen, wie man durch eine Verbesserung der Entlassungsvorbereitung und Nachbetreuung die Rückfallquote weiter senken kann. Durch eine Verschärfung der Sanktionen ist das wohl kaum erreichbar.

Es wäre auch Aufgabe der Politik, über die Alternativen zu Haftstrafen mehr aufzuklären und sie in der Gesellschaft zu propagieren. Ihre Anwendung, das möchte ich noch einmal betonen, ist natürlich nicht bei jedem Täter möglich. Aber gerade der Täter-Opfer-Ausgleich zeigt bei leichten bis mittelschweren Straftaten Erfolge – und bedeutet für die Opfer oft den befriedigenderen Ausgang, als wenn der Täter seine Strafe absitzt und dann wieder in Freiheit kommt. Fraglos bedeutet die Verhängung der Strafe eine gewisse Genugtuung und vermittelt das Gefühl, der Gerechtigkeit sei Genüge getan worden. Aber nicht wenige Opfer leiden letztlich doch darunter, dass der Täter zwar in Haft war, dann aber wieder in die Gesellschaft zurückkehren und »neu anfangen« kann, während sie selbst ihr Leben lang mit der Vergangenheit und den Folgen ihres Verlustes oder ihrer Verletzung ringen müssen. Den Täter zur Reue zu bringen, ihm ins Gesicht zu sagen, was er einem angetan hat, gibt vielen Opfern langfristig die größere Genugtuung. Der Täter-Opfer-Ausgleich ist übrigens eine alte Methode, die schon im alten Griechenland bekannt war und bis heute bei »primitiven« Gesellschaften erfolgreich betrieben wird.

Könnte er auch in Deutschland vermehrt angewandt werden? Ein Blick in die Statistik zeigt: Ja. Gerade im Fall von leichteren und mittelschweren Delikten wäre er eine sinnvolle Maßnahme – die auch die Opfer mehr befriedigen könnte und vor allem auch billiger wäre als eine Inhaftierung.

Nach der *Polizeilichen Kriminalstatistik* wurden 2011 in Deutschland 48021 Raubdelikte offiziell von der Polizei registriert und fanden so Eingang in die Statistik. Hiervon bezogen sich nicht weniger als 2619 Taten auf Zahlstellen (außer offiziellen Geldinstituten und Postfilialen) und Geschäfte. Das bedeutet, dass durchschnittlich etwa sieben entsprechende Raubstraftaten pro Tag begangen wurden. In der Kategorie »Gewaltkriminalität« der *Polizeilichen Kriminalstatistik*, die allerdings aufgrund ihrer problematischen Zusammensetzung aus Einzelstraftaten teilweise zu Recht kritisiert wird, stellen nach der Gruppe der »gefährlichen und schweren Körperverletzung«, die 2011 139 091 Fälle ausmachte, die Raubdelikte die zweitgrößte Gruppe dar. Im Vergleich dazu wurden im selben Jahr etwa 7539 Fälle von Vergewaltigung und sexueller Nötigung und 723 Fälle von Mord registriert. Insgesamt zählt die Statistik für 2011 197 000 Fälle von »Gewaltkriminalität«. Hierbei ist zu berücksichtigen, dass die Zahl der Gewaltstraftaten insgesamt seit 2007 deutlich zurückgeht, die Zahl der Raubdelikte sinkt bereits seit 1997. Der Rückgang von einzelnen Straftaten dürfte vor allem auch auf bessere Sicherungsmaßnahmen etwa von Privathäusern oder vor allem auch Ladengeschäften, eine bessere »technische Prävention« zurückgehen, wo Videoüberwachung inzwischen zur Standardausrüstung gehört.

Etwa 40 Prozent aller 2011 registrierten Straftaten entfallen auf Diebstahlsdelikte, davon 21,5 Prozent auf einfachen Diebstahl, davon wiederum 16 Prozent auf Ladendiebstahl, 16,9 Prozent auf Diebstahl von Kraftwagen sowie 13,7 Prozent auf Fahrraddiebstahl.

2011 wurden 2 403 781 Fälle von Diebstahl, davon 385 463 von Ladendiebstahl entdeckt und registriert. Das bedeutet, dass es in Deutschland täglich zu gut eintausend Fällen von Ladendiebstahl kommt, wobei es sich vielfach um einen relativ geringen Schaden handelt, der zum Teil auch von Kindern und Jugendlichen verursacht wird.

Mirko T.

Mirko, 17, und seine Freunde Sascha und Farid – beide 16 Jahre alt – treiben sich in Berlin seit Stunden am Bahnhof Zoo herum. In einem Rucksack hat Mirko eine Flasche Jägermeister mitgebracht, aus der die Jungen abwechselnd trinken, bis sie leer ist. Sascha erklärt anschließend, er brauche jetzt einen Kaffee, und läuft über den Hardenbergplatz zu McDonald's. Der Dezemberwind fegt kalt über die große Kreuzung, es ist kurz nach 16 Uhr und schon nahezu dunkel.

Die Jungen treffen sich häufig, mindestens zweimal pro Woche, immer nachmittags: Alkoholkonsum gehört dabei zu ihrem Alltag, seit sie 14 Jahre alt sind.

Sascha kehrt mit einem Pappbecher voll heißem Kaffee zurück, gemeinsam gehen die Jungen auf die massive Eisenbahnbrücke zu, an deren Pfeiler eine Bahnhofsuhr hängt. Sie sehen, wie eine Mutter mit ihren kleinen Söhnen einer Obdachlosen, die auf dem Bürgersteig unter der Brücke kauert, einen Geldschein zusteckt. Dann eilt die junge Frau mit den Kindern weiter. Es ist kalt und nieselt, und wer zu Fuß unterwegs ist, bemüht sich, bei dem unfreundlichen Wetter rasch ins Trockene zu kommen.

Die Obdachlose – eine ältere Frau mit abgezehrtem Gesicht und grauen Haaren, die unter einer schwarzen Wollmütze zusammengeschoben sind – greift schnell nach dem Schein: fünf Euro. Der Gehweg unter der Brücke ist nur dürftig beleuchtet, da einige der Leuchtstoffröhren, die über der Straße hängen, nicht funktionieren. Mit Ausnahme der Obdachlosen und der drei Jungen ist der Bürgersteig menschenleer.

Mirko überlegt nicht lange, geht auf die Obdachlose zu und tritt ihr in die Seite. Vorher sagt er kein Wort: Er droht der Frau nicht, fordert das Geld nicht von ihr, greift sie sofort an – schaut von oben auf die gebückt dasitzende Frau herunter.

Die Obdachlose fällt vornüber, keucht vor Schmerzen. Noch einmal schlägt Mirko fest zu, dieses Mal auf den Kopf. In ihrer rechten Hand hält die Obdachlose den Geldschein und einige Münzen fest umklammert. Mirko hockt sich neben sie und biegt ihr die Finger auseinander. Das herunterfallende Geld steckt er ein.

Dann nimmt er Sascha seinen Kaffeebecher aus der Hand und schüttet der Obdachlosen das dampfende Getränk ins Gesicht. Die Jägermeisterflasche, die inzwischen leer ist, schlägt er der nach vorne gebeugten Frau auf den Kopf, sodass sie zersplittert. So zumindest kann man es später im Bericht der Polizei über die Tat lesen.

Sascha und Farid betrachten die am Boden Liegende einen Moment lang erschrocken, dann rennt Farid Richtung Bushaltestelle los, Mirko folgt ihm. Sascha zögert. Er breitet über dem verkrümmten Körper noch die zerschlissene Wolldecke aus, die auf dem Rucksack der Obdachlosen festgeschnallt war. Dann macht er sich auf den Weg, um seine Freunde einzuholen.

Für Passanten sieht es aus, als schlafe die Obdachlose unter ihrer Decke, die auch über ihren Kopf gezogen ist. Angesichts des kalten Wetters erscheint ihr Anblick niemandem verdächtig. Die herumliegenden Scherben fallen ebenso wenig auf. Davon gibt es auf den Bürgersteigen Berlins viele. Mirkos Opfer stirbt innerhalb der ersten zwei Stunden nach dem Angriff aufgrund innerer und äußerer Blutungen.

Erst am darauffolgenden Tag bemerkt ein Straßenreiniger den dunklen Fleck neben der Decke. Da er auf seine mehrfach gerufene Frage, ob alles in Ordnung sei, keine Antwort erhält, zieht er die Decke zurück, sieht die Kopfverletzung und das inzwischen geronnene Blut. Der Notarzt stellt einen »nicht natürlichen Tod« als Ursache fest, doch die Polizei kann keine Spuren finden, die Hinweise auf den oder die Täter liefern. Da Mirko gegen die Kälte gefütterte Lederhandschuhe getragen hatte, befinden sich an den Scherben und auch am Flaschenhals keine brauchbaren Fingerabdrücke. Saschas Pappbecher hat die Straßenreinigung längst entsorgt. Es gibt keine Zeugen. Die ermittelnden Beamten vermuten, dass es zu einer gewaltsamen Auseinandersetzung mit anderen Obdachlosen gekommen ist.

Mirko kehrt am darauffolgenden Tag zum Bahnhof Zoo zurück und beobachtet, was unter der Brücke vor sich geht. Er sieht, wie Polizisten in den umliegenden Geschäften und Restaurants nach Zeugen suchen, und erfährt, dass die Frau gestorben ist.

Vierzehn Tage lang hält Mirko sich täglich mehrere Stunden am Bahnhof auf, mit jedem Tag wächst seine Gewissheit, dass die Polizei ihm nicht auf die Spur kommen wird. Seinen Freund Sascha trifft er in diesem Zeitraum nur vormittags in der Schule, mit Farid geht er – wie üblich – nach dem Unterricht nach Hause. Keiner der beiden Freunde verliert auch nur ein Wort über den gewaltsamen Angriff auf die Obdachlose und deren Tod.

Alle drei Jungen besuchen eine Realschule in Neukölln; Mirko und Farid fehlen mindestens einmal pro Woche. Da sie immer Entschuldigungen ihrer Mütter vorlegen können, lassen die Lehrer sie gewähren. Es gibt genug andere Probleme.

Kurz vor Weihnachten greift Mirko am späten Nachmittag im Tiergarten wieder eine Obdachlose an – erneut im Beisein seines Freundes Farid. Mirko reißt die schlafende, betrunkene Frau von einer Bank, tritt ihr mehrfach in den Bauch. Er schreit sein Opfer an: »Du Drecksau, du Schlampe.« »Was ist mit dir los?«, faucht Mirko dann in Farids Richtung, der reglos neben ihm steht. »Traust dich wohl nicht?« Farid erwacht aus seiner Starre und tritt der Frau gegen die Brust. Mirko fordert ihn auf, die »Alte« fertig zu machen. Farid zögert, Mirko fährt ihn an: »Du bist ein Feigling.« Dieses Mal holt Farid mit mehr Kraft aus und trifft den Kopf: Die Obdachlose liegt blutend am Boden, bewegt sich nicht mehr. Nahende Schritte retten der Frau das Leben. Farid und Mirko stürmen davon, lassen sie mitten auf dem Weg liegen. Zwei Studenten, die regelmäßig im Tiergarten joggen, finden die Obdachlose und verständigen den Notarzt. Sie überlebt, kann indes zu dem Angriff kaum Angaben machen, außer dass es sich wahrscheinlich um zwei junge Männer handelt. Im Blut der Obdachlosen findet sich ein Alkoholwert von knapp zwei Promille.

An einem Stehausschank in der Nähe der S-Bahnstation Tiergarten kauft Mirko nach der Flucht der beiden Jungen zwei Flaschen Bier. Sie trinken sie zügig aus, und Mirko, den man leicht auf Anfang 20 schätzen kann, holt noch zwei weitere Runden. Farid wirkt verängstigt. Mirko verliert kein Wort darüber, warum er auf die Frau losgegangen ist. Er sagt nach dem dritten Bier nur: »Wir müssen unsere Schuhe wegwerfen.« Die Turnschuhe der Jungen landen in Neukölln in einem Müllcontainer und werden von der Polizei nie gefunden.

Kriminalbeamte beginnen zu ermitteln, doch es gibt keine weiterführende Spur, und da es während des Mordes an der Obdachlosen nahe dem Zoo keine Zeugen gegeben hat, wird zunächst kein Zusammenhang zwischen den Taten hergestellt. Mirko sieht zwar die Plakate, die dort aufgehängt werden und Zeugen auffordern, sich mit Hinweisen zu melden, doch – so sagt er später im Rahmen der Exploration –

das habe ihn nicht weiter beunruhigt. Er fühlt sich sicher, ja unangreifbar.

Auf einer Silvesterparty nehmen Mirko und Farid zum ersten Mal Pillen, die MDMA enthalten – ein 24-jähriger Barkeeper namens Martin bietet sie ihnen an. Er hat noch andere synthetische Drogen im Angebot. Zunächst verkauft er sie den Jungen zu niedrigen Preisen. Sascha lässt sich zweimal überreden, beim Ausgehen auch eine Pille zu nehmen, hält sich nach einem Kreislaufzusammenbruch dann jedoch von den Drogen fern.

Die Freundschaft zwischen den dreien driftet in den folgenden Monaten mehr und mehr auseinander: Mirko und Farid machen sich über Sascha lustig, der in ihren Augen ein Langweiler ist und »schwach«. Zunächst bemüht dieser sich, wieder Anerkennung zu finden, doch äußere Umstände führen dazu, dass er schließlich davon ablässt. Seine Mutter findet im Frühjahr eine neue Arbeitsstelle in der Nähe von Potsdam und zieht mit ihrem Sohn südlich von Berlin aufs Land, um keinen langen Anfahrtsweg zu haben.

Als sich Mirkos und Farids Schulden bei Martin auf etwa 300 Euro belaufen, weil sie immer wieder haben »anschreiben« lassen, wird dieser ungeduldig; er will sein Geld zurück – und zwar schnell. Mirko entwickelt einen Plan: Es ist ein Montagabend im April, und gemeinsam mit Farid wartet er rauchend auf der Straße – nur ein paar Schritte entfernt von einer Bankfiliale in Kreuzberg, in deren Vorraum zwei Geldautomaten stehen. An diesem ersten Abend gehen die Jungen »erfolglos« nach Hause, einige Männer und zwei Paare haben Geld abgehoben, aber niemand, der in ihren Plan gepasst hätte.

Am nächsten Abend fordert Mirko Farid auf, noch einmal mitzukommen. Nach einer halben Stunde des Wartens – erneut rauchend vor der Bankfiliale – betritt eine junge Frau den verglasten Raum und hebt Geld ab. Darauf haben Mirko und Farid gewartet. Sie folgen der Ahnungslosen in einigen Metern Abstand, nachdem diese die Bank verlassen hat. Nach etwa zehn Minuten Fußweg biegt die Frau in eine schmale, ruhige Straße ein. Mirko rennt von hinten zu ihr, packt ihre Schulter, legt ihr den linken Arm um den Hals und zückt mit der rechten ein Klappmesser. Farid reißt ihr nur Sekunden später die Handtasche von der Schulter und sucht nach dem Portemonnaie. Er findet darin 250 Euro. Die Frau steht wie versteinert da, gibt keinen Ton von sich.

Nachdem Farid Mirko schweigend das Geld gezeigt hat, versetzt dieser der Frau einen heftigen Stoß. Sie fällt vornüber auf den Bürgersteig. Farid und Mirko rennen, bis sie eine S-Bahnstation erreichen. Dort steigen sie in den nächsten Zug. Niemandem fallen sie als verdächtig auf.

Die junge Frau erstattet Anzeige bei der Polizei; da sie Mirko und Farid nur von hinten gesehen hat, führen ihre Hinweise indes nicht weiter.

Vier weitere Überfälle begehen die beiden Jugendliche in den kommenden zwei Monaten und profitieren dabei von der Anonymität der Großstadt. Immer gehen sie nach demselben Prinzip vor, postieren sich nach Einbruch der Dunkelheit vor Bankautomaten in unterschiedlichen Bezirken der Stadt. Nie erregen sie Aufmerksamkeit, bevor sie ihren Opfern folgen – es gibt keine Zeugen, die eine brauchbare Spur liefern könnten.

Doch trotz der etwa 1100 Euro, die Mirko und Farid auf diese Weise erbeuten, schrumpfen die Schulden bei Martin nur minimal. Die beiden nehmen inzwischen jedes Wochenende Drogen. Die Schule besuchen sie weiterhin nur unregelmäßig, Farid schafft im Sommer, als das Schuljahr endet, die Versetzung nicht.

Mirko redet ihm ein, das sei nicht schlimm. Gemeinsam malen die beiden Jungen sich aus, später ihre eigene Bar zu eröffnen. Beim nächsten Überfall überlässt Mirko fast die gesamte Beute Farid, damit dieser wieder »besser drauf« käme, wie Mirko sagt.

Farid scheint es im Gegenzug ganz selbstverständlich, Mirko den Gefallen zu erweisen, um den dieser ihn bittet: Farid soll Martin im Volkspark Friedrichshain treffen und ein »Päckchen« für Mirko abholen. Er selbst könne nicht gehen, erklärt Mirko, da er mit seiner Mutter und deren neuem Freund zum Sonntagskaffee eingeladen sei. Dessen Eltern wollten unbedingt auch ihn kennenlernen, sagt Mirko – was nicht gelogen ist. Mirko schreibt Martin eine SMS, Farid werde kurzfristig »einspringen«. Der findet Martin nicht gleich im Park, muss ihn zweimal anrufen, bis er die Parkbank gefunden hat, auf der er wartet – dass Mirko ihm mit Absicht einen falschen Treffpunkt genannt hat, ahnen beide nicht.

Da Mirko weiß, dass Martin einige Zeit aus seiner Wohnung fort sein wird, bricht er dort ein und stiehlt Martins Einkünfte der vergangenen zwei Wochen, die er nach einer halben Stunde Suchen in einem Umschlag unter einer Schublade entdeckt.

Natürlich erstattet Martin keine Anzeige wegen des Diebstahls; mit der Polizei will er nichts zu tun haben. Mirko hatte die Tür der Wohnung, die im Hinterhof eines Altbaus in Pankow liegt, geschickt aufgebrochen.

Die Familie des Lebensgefährten der Mutter wohnt nur eine S-Bahn-Station von Martins Wohnung entfernt. Mit etwas Verspätung gesellt Mirko sich am Kaffeetisch dazu. Mit 3000 Euro in der Tasche seiner Jeansjacke.

Die Anleitung, um die Tür aufzuhebeln, hat Mirko im Internet gefunden. Dass in der Wohnung der Mutter ein Internetanschluss aktiviert wird, hat ihr neuer Lebensgefährte veranlasst.

Martin schöpft Mirko gegenüber keinen Verdacht, er vermutet, dass der Diebstahl auf das Konto einer rumänischen Dealer-Truppe geht, die versucht, alle anderen »aus dem Geschäft zu drängen« – und Mirko ist klug genug, seine Schulden nur sehr langsam abzuzahlen.

Mirko fragt Martin ein paar Wochen später, ob er ihm K. o.-Tropfen besorgen könne. Er kann. Als Martin ihm die Flasche etwa sechs Tage später überreicht, scherzt er, ob Mirko kein Mädchen ins Bett kriegen könne, ohne es vorher ins Delirium zu versetzen. Was Mirko wirklich mit den Tropfen vorhat, fragt er nicht.

Wenige Tage später macht der sich spätnachmittags damit auf den Weg zum Bahnhof Zoo.

Fast ein Jahr nach seinem tödlichen Angriff auf die Obdachlose streunt er wieder suchend unter der Bahnhofsbrücke und oben an den Gleisen herum. Es dauert nicht lange, bis er bei den Rolltreppen zu den Bahnsteigen eine jüngere Frau entdeckt, die offenkundig auf der Straße lebt. Doch Mirko geht weiter.

Gegen Abend bemerkt er schließlich eine ältere Frau mit gekrümmtem Rücken, die mit einem alten schmutzigen Lodenmantel und zu großen Schuhen bekleidet ist. Ihre Habe führt sie auf einem kleinen Handwagen mit sich. Da sich im Zuge der Feierabendhektik viele Menschen am Bahnhof aufhalten, wartet Mirko.

Die Obdachlose sitzt etwa zwei Stunden an einer der Bushaltestellen, dann bringt sie ihren Wagen in Richtung Brücke. Sie baut sich ein Lager auf. Mirko sieht sich um; nur auf der gegenüberliegenden Straßenseite laufen einige Mädchen. Er bietet der Frau die K. o.-Tropfen – vermischt mit Wein – an, füllt den mitgebrachten Becher bis zum Rand. Dabei trägt Mirko Handschuhe – dieses Mal ist es eine bewusste Entscheidung. Die Obdachlose leert den Becher in mehreren Zügen. Mirko geht anschließend rasch weiter.

Es dauert nicht lange, bis bei der Frau Müdigkeit einsetzt und sie eindämmert. Ruhig beobachtet Mirko, der in etwa fünfzig Meter Entfernung wartet, wie der Körper der Frau nach etwa einer Viertelstunde auf die Seite kippt, als würde sie einschlafen. Da sie vorher noch stöhnende Laute von sich gibt, bleibt ein Passant bei ihr stehen und spricht sie an. Sie gibt keine Antwort, der Passant ruft den Notarzt. Die Frau überlebt und liefert der Polizei erste Hinweise auf Mirko: ein junger Mann, dunkelhaarig, schlank. An mehr kann sie sich nicht erinnern.

Eine Woche später bietet Mirko einer Obdachlosen im Tiergarten einen Becher mit Wein an, in den er wiederum K. o.-Tropfen gemischt hat. Er weiß jetzt, wie das Getränk wirkt.

Die 62-Jährige stirbt, aber nicht allein aufgrund des Konsums des Getränks, sondern wegen innerer Blutungen, ausgelöst durch Mirkos Tritte gegen ihren Kopf, die er ihr, als sie schon weggedämmert ist, versetzt.

Die Medien greifen den Mord an der Obdachlosen auf und schreiben über einen jungen Mann, der dem Opfer »vergifteten Wein« zu trinken gegeben hätte. Im Zuge der Berichterstattung werden andere gewaltsame Übergriffe an Berliner Obdachlosen im Vorjahr in Erinnerung gerufen: auch jener an einer ebenfalls obdachlosen Frau am Bahnhof Zoo. Nur kurze Zeit später geht bei der Polizei ein anonymer Anruf ein: Eine junge Stimme gibt entscheidende Hinweise auf Mirko und Farid, beide werden von der Polizei gefasst.

Vor Gericht sagt Farid gegen Mirko aus. Sein Anwalt betont das Abhängigkeitsverhältnis des Jüngeren zum älteren Freund, hebt hervor, dass Mirko die treibende Kraft gewesen sei – sowohl bei den Raubüberfällen als auch bei den Angriffen auf die Obdachlosen.

Sascha, der nach Farids Angaben von der Polizei als der anonyme Anrufer ermittelt und als Zeuge befragt wurde, bestätigt die Aussage. Mirko wird für seine erste Tat »nur« wegen Körperverletzung mit Todesfolge angeklagt, da man ihm aufgrund seines eisernen Schweigens keine Tötungsabsicht nachweisen kann.

Im zweiten Fall wird er wegen Mordes zu zehn Jahren Haft verurteilt, er ist kurz vor der zweiten Tat 18 Jahre alt geworden, das Gericht hat allerdings nach gutachterlicher Prüfung noch das Jugendstrafrecht angewandt. Während der Durchsuchung der Wohnung hat die Polizei schnell alle Beweise gefunden – auch die K. o.-Tropfen. Martin wird festgenommen wegen Drogenhandels.

Das Gericht erklärt in seinem Urteilsspruch auch auf der Grundlage von zwei Gutachten zur Frage der Schuldfähigkeit, dass Mirko in beiden Fällen aus Frust, aus Hass auf Menschen und insbesondere auf Frauen gehandelt habe; seine Taten seien von Grausamkeit, Heimtücke und Rücksichtslosigkeit gekennzeichnet, er habe auch übermäßig Alkohol getrunken, habe Drogen konsumiert, eine Abhängigkeit könne allerdings weitgehend ausgeschlossen werden. Während der Taten habe er mit einer Einschränkung bei der ersten Tat nicht wesentlich unter Alkohol- oder Drogeneinfluss gestanden. Mirko habe sich unter den Schwachen die Schwächsten als Opfer gewählt, die unter großen Qualen zu Tode gekommen seien. Die Steigerung seiner Gewaltbereitschaft zeige sich daran, dass er innerhalb eines Jahres immer rücksichtsloser und vorsätzlich gehandelt und seine letzten Taten gezielt geplant habe. Es gebe keinen Zweifel daran, dass er bei den Straftaten bewusst und zielgerichtet vorgegangen sei. Ein Auszug aus dem Bundeszentralregister zeigt, dass Mirko bereits dreimal straffällig geworden war: einmal wegen mehrfachen Ladendiebstahls, ein weiteres Mal wegen des Besitzes geringer Mengen leichterer Drogen und das dritte Mal wegen leichter Körperverletzung, er hatte einem Mitschüler ins Gesicht geschlagen und ihn dabei verletzt.

Was hatte dazu geführt, dass sich seine Gewaltbereitschaft auf diese Weise gesteigert und verändert hatte?

Als ich Mirko sieben Jahre nach seiner Verurteilung im Rahmen unseres ersten Gesprächs für sein Prognosegutachten treffe, ist seine Antwort auf die Fragen, wie es zu dieser Entwicklung kommen konnte: Dass er »damals diese Leute« gehasst habe, die hätten es nicht anders verdient, »so habe ich es damals empfunden«. Die zweite Tat zeigt schließlich doch, dass er wohl auch Lust und Befriedigung aus den Qualen seiner Opfer zog. »Vielleicht keine Lust, ich war einfach aggressiv aufgeladen, der geringste Frust konnte mich zum Explodieren bringen, ich war einfach gefährlich. Durch die Teilnahme an den Internetforen habe ich auch zusätzlich Mut bekommen, andere Teilnehmer haben mich in meinem Hass bestärkt, zeig's denen mal. Ich hatte auch keinerlei Perspektive, keinerlei Pläne, wie ich mein Leben einrichten wollte, konnte mit niemandem darüber sprechen, meine Mutter kümmerte sich nur um ihren Freund.«

Sah man Mirko ins Gesicht, wirkte er relativ harmlos und brav, war keinesfalls der bullige junge Mann, den man sich angesichts seiner Taten vielleicht vorstellt. Abgesehen von den harten Zügen um seinen Mund wirkte er kindlich, war eher schmal und unscheinbar.

Was an Mirko indes auffiel, nachdem ich beim zweiten Gespräch erste psychologische Tests gemacht hatte: Er war leicht überdurchschnittlich intelligent und zeigte in den Persönlichkeitsfragebogen einen deutlich erhöhten Wert in den Aggressionsskalen. Mir gegenüber tritt er in den Gesprächen anfangs leicht distanziert-abwartend, tendenziell eher zurückweisend auf und signalisiert: »Was wollen Sie eigentlich von mir?« Da ich ihm vermittele, dass meine Aufgabe darin besteht zu prüfen, ob er für die Gesellschaft noch gefährlich sei, ob von ihm eine Rückfallgefahr in schwer straffälliges Verhalten ausgehe und wenn ja, was getan werden sollte, um ihn wieder in die Gesellschaft zurückzuführen, ob das jetzt schon möglich oder die von ihm ausgehende Gefahr noch zu hoch sei, wird er zugänglicher und berichtet mir auf meine Fragen von seinem Leben. Andere Insassen hätten ihn vor solchen Gutachten »gewarnt«, hätten damit schlechte Erfahrungen gemacht. Mit zunehmender Dauer der Gespräche wird er offener und kooperationsbereiter. Er hat wohl verstanden, dass ich nicht die Absicht verfolge, ihn möglichst lange in Haft zu lassen, sondern dass es mir darum geht, seine gegenwärtige Gefährlichkeit einzuschätzen und Hinweise zu geben, was getan werden sollte, um diese gegebenenfalls zu reduzieren. Diese Entwicklung in den Gesprächen mit Inhaftierten erlebe ich immer wieder.

Mirko ist ein Wunschkind, seine Eltern lebten zusammen, bis ihr Sohn zweieinhalb Jahre alt ist. Dann entdeckt der Vater die Mutter eines Mittags, als er zwischendurch von der Arbeit unangemeldet nach Hause kommt, im Bett – gemeinsam mit seinem Bruder. Der Vater, ein Verkäufer, hat sich im Lager während Inventurarbeiten die Hand so stark verletzt, dass er für den Nachmittag krankgeschrieben wird. Es sind tatsächlich oft derart kleine Zufälle, die ganze Lebenswege bestimmen. Während Mirko – noch ein Kleinkind – im Nebenzimmer seinen Mittagsschlaf hält, packt der wutentbrannte und tobende Vater eine Tasche für seine untreue Ehefrau. Dem Bruder droht er, er werde ihn umbringen, wenn dieser sich nicht sofort aus dem Staub mache. Wahllos wirft der Vater Sachen der Mutter in die Tasche, dann stößt er sie unter Verwünschungen ins Treppenhaus. Halb nackt und weinend steht sie vor der Tür, beteuert, es sei nur dieses eine Mal gewesen. Der Vater reißt die Tür noch einmal auf und drückt ihr den inzwischen erwachten und schreienden Mirko in den Arm. Er wisse nach dieser Erfahrung nicht mal, ob das Kind überhaupt von ihm sei, wirft er der Mutter vor.

Ihr Geliebter, der Bruder des Vaters, will nach diesem Debakel mit ihr nichts mehr zu tun haben, nachdem die Affäre, die im Übrigen etwa ein Jahr andauerte, aufgeflogen ist. Das erklärt er ihr in knappen Worten, als sie nach dem Rauswurf bei ihm einziehen möchte. Er werde seine Familie doch nicht ihretwegen entzweien; sie – Mirkos Mutter –

habe ihm ohnehin schon so viele Schwierigkeiten gemacht. Sie habe Schuld, behauptet er, habe ihn »angemacht, bis ich nicht mehr Nein sagen konnte«.

Mirkos Mutter ist 26 Jahre alt, hat mit 21 ihren Job als Sekretärin an den Nagel gehängt, um eine gute Ehefrau zu sein, und hat keine Freundinnen – diese bittere Erfahrung muss sie jetzt machen. Die Frauen, die sie kennt, gehören alle zum gemeinsamen Freundeskreis, den sie mit Mirkos Vater gepflegt hat. Keines der Paare will sie aufnehmen; die Männer geben ihre Loyalität gegenüber dem betrogenen guten Freund als Grund an, die Ehefrauen – so glaubt Mirkos Mutter – sind froh, sich hinter ihren Männern verstecken zu können. Keine, so scheint es ihr, wolle eine Ehebrecherin bei sich einziehen lassen, die sich vielleicht als Nächstes an den eigenen Ehemann heranmacht und die auch noch ein kleines Kind mitbringt.

Mirko und seine Mutter kommen zunächst in einem Frauenhaus unter. Die Mutter versucht noch einmal, Mirkos Vater zurückzugewinnen, nicht zuletzt gehe es ja auch um das gemeinsame Kind, aber er will von beiden nichts mehr wissen, bezweifelt nochmal, ob Mirko überhaupt sein Kind sei. Er ist so verletzt, dass er nicht mehr zurück will. Inzwischen hat sich die Geschichte auch an seiner Arbeitsstelle herumgesprochen, ein »richtiger Mann« kann da nicht nachgeben. Mirko wird ihn nie wiedersehen. Auch Bemühungen des Frauenhauses, beide in eine Ehetherapie zu vermitteln, scheitern. Auf spätere Versuche Mirkos, als dieser 14 Jahre alt ist, einen Kontakt zwischen Vater und Sohn herzustellen, antwortet dieser nicht.

Die Mutter verfällt nach der Trennung vom Vater in eine Depression und hat kaum Kraft, sich um Mirko zu kümmern. Das Kind erhält nur die nötigste Zuwendung. Einige Wochen leben die beiden im Frauenhaus und dann ein Jahr lang in einer Wohnung, einer Anlaufstelle für Wohnsitzlose. Schließlich findet die Mutter über eine andere Frau, die sie dort kennengelernt hat, wieder eine Stelle als Sekretärin. Die Probezeit absolviert sie mit Leichtigkeit, ihr scheint es, als ginge es von nun an wieder bergauf, sie schöpft neuen Mut.

Ich telefoniere in Absprache mit Mirko auch mit ihr, während ich an dem Prognosegutachten arbeite. Sie berichtet zwar weitgehend dieselben Fakten wie ihr Sohn, bewertet diese aber deutlich anders. »Ja«, bekennt die Mutter, die Trennung von Mirkos Vater sei schlimm gewesen, aber danach habe sich alles wieder zum Guten gewandt: Sie habe den Einstieg ins Berufsleben geschafft, eine kleine, schöne Wohnung in Neukölln gemietet, sich langsam einen neuen Freundeskreis aufgebaut, darauf sei sie auch stolz, es sei ja doch sehr schwer gewesen mit dem kleinen Kind. Mirko sei in den Kindergarten gegangen und dann im Alter von fünf Jahren auf Empfehlung des Kindergartens eingeschult worden. Alles sei in Ordnung gewesen.

Warum der offenkundig intelligente Sohn trotz der frühen Einschulung nach der Grundschule nicht aufs Gymnasium, sondern auf die Realschule kommt, hatte die Mutter nie hinterfragt. In den Aktenunterlagen finden sich immer wieder Hinweise, dass Mirko zwar als klug eingeschätzt wird, aber gleichzeitig im Unterricht als undiszipliniert und faul beschrieben wird und wegen seiner schnellen Auffassungsgabe als heranwachsender Teenager gegenüber den Lehrern zunehmend arrogant und unverschämt auftritt. Niemand zu Hause kümmert sich um seine schulischen Leistungen oder fördert sie gar. Mirkos Großmutter kommt ab und zu aus der Braunschweiger Gegend zu Besuch, aber sie erlebt von Mirkos Schulalltag nur die Oberfläche mit, zeigt sich auch nicht daran interessiert. Außerdem ist sie während ihrer Tage in Berlin immer und vor allem damit beschäftigt, Mirkos Mutter Vorwürfe zu machen, wie diese ihren Ehemann habe betrügen können; letztendlich sei sie selbst an dem Desaster schuld. »Der Hass auf Frauen begann mit dem Hass auf meine eigene Mutter« – sagt Mirko mir in einem der Gespräche. Er verstehe, dass seine Mutter mit der Situation überfordert gewesen sei, sie habe ihm nie Zuwendung gegeben, nein, er sei nie in den Arm genommen worden, könne sich zumindest an eine solche Situation nicht erinnern. Bei Besuchen bei Schulkollegen habe er das bei deren Müttern gelegentlich erlebt, »da ist mir umso deutlicher aufgefallen, was ich nicht habe«. Seine Mutter habe abends für ihn gekocht, geredet habe man kaum, sie habe dann immer vor dem Fernseher gesessen, er habe sich zurückgezogen, habe das Gefühl gehabt, »ich bin ihr eigentlich gleichgültig, sie interessiert sich nicht für mich«. Bei der Mutter fühlt Mirko sich ebenso wenig geborgen wie bei der Großmutter, die ihm vermittelt, dass er für sie eigentlich nur eine Last sei. Einen Besuch des Jungen bei ihr sagt sie immer wieder mit unterschiedlichen Begründungen ab, Mirko fühlt sich auch da nicht akzeptiert. Er solle bloß nicht werden wie die Mutter, erklärt die Großmutter ihm oft genug. Je älter Mirko wird, desto schlechter kommt er mit der Großmutter zurecht, die er als »rechthaberisch und kalt« beschreibt. Sie habe nicht auf seine Probleme eingehen können, habe bei ihren Besuchen immer nur Vorwürfe gemacht. Mirko fällt in der Schule immer wieder durch leichtere Straftaten auf, vor allem Diebstähle oder leichte Körperverletzungen, die meist nicht angezeigt bzw. von der Polizei nicht weiterverfolgt werden.

Als Mirko 14 Jahre alt ist, lernt die Mutter nach vielen Jahren ohne Beziehung einen Mann kennen, der im Hinterhaus eingezogen ist und alle Nachbarn zu seinem Einweihungsfest eingeladen hat.

Mirkos Mutter und er werden ein Paar, es dauert nicht lange, da geht er in ihrer Wohnung täglich ein und aus. Im Rahmen der Exploration gibt Mirko an, der neue Partner sei ihm von Anfang an unheimlich, ja unsympathisch gewesen. Dass er manchmal schon am späten Nachmittag zu ihnen in die

Wohnung kommt, während die Mutter noch arbeitet, gefällt Mirko nicht.

Eines Nachmittags, als Mirko nach einem Treffen mit seinen Freunden Farid und Sascha die Wohnungstür aufschließt, hört er aus seinem Zimmer ein Geräusch, das er zunächst für ein Räuspern hält. Das Schlafzimmer der Wohnung hat die Mutter als Mirkos Zimmer eingerichtet, sie selbst schläft auf einer Ausziehcouch im Wohnzimmer. Mirko schiebt seine Zimmertür auf und entdeckt den Lebensgefährten der Mutter auf seinem Bett liegend beim Onanieren. Mirkos Schock steigert seine Lust noch. Mirko rennt zur Tür hinaus und kommt erst spät abends nach Hause und verkriecht sich schweigend in seinem Zimmer.

Nächtelang kann er nicht schlafen. Als er sich seiner Mutter anvertraut, schimpft diese, Mirkos Geschichte sei Wichtigtuerei und »das Gezicke« eines Teenagers. Demonstrativ überreicht sie ihrem Lebensgefährten einen Wohnungsschlüssel.

Sie selbst, das wird im Gespräch mit ihr deutlich, ist eine unsichere Frau, die Halt sucht, die keine beständige eigene Meinung hat und sich eher an anderen orientiert. Sie hat selbst eine ausgesprochen schwierige Kindheit hinter sich und berichtet mir in dem Gespräch, sie sei als Kleinkind von einem Nachbarn mehrfach sexuell missbraucht worden. Sie könne sich daran noch erinnern, aber offiziell sei nie Anzeige erstattet worden. Ja, sie habe in der früheren Beziehung Geborgenheit und Unterstützung gesucht, das gelte auch für die jetzige, sie habe in ihrem Elternhaus nie Geborgenheit erlebt, wolle ihren jetzigen Partner nicht verlieren, das würde ihr Angst machen, die Trennung von Mirkos Vater stecke ihr noch in den Knochen, »noch mal allein sein, verlassen werden, das würde ich nicht schaffen«.

Da Mirko den neuen Lebensgefährten von nun an nahezu jeden Nachmittag zu Hause antrifft – oft auch in seinem Zimmer –, bleibt er zunehmend bis abends mit seinen Freunden zusammen; sie treiben sich auf der Straße herum und trinken immer öfter nach Schulschluss Alkohol, den sie häufig in Supermärkten klauen.

Der Bahnhof Zoo wird zu ihrem Treffpunkt. Von den Obdachlosen, die sich dort aufhalten, insbesondere von den Frauen, fühlt Mirko sich abgestoßen. Wird auch er einmal so enden? Diese Frage habe ihn bei diesen Begegnungen nicht losgelassen, erzählt er mir während der Exploration mehrfach.

Der Anblick der Frauen versetzt ihn in Wut, warum hocken die nur herum und betteln, warum tun die nichts gegen ihren Zustand? Die Wut bezieht sich auch auf seine Mutter, wie er in den Gesprächen immer wieder betont, wegen der er nicht nach Hause kann, da diese ihrem Freund den Aufenthalt in der Wohnung erlaubt, obwohl Mirko sich mehrfach heftig darüber bei ihr beschwert hat. Er fühlt sich zurückgesetzt und auf die Straße gedrängt, geradezu in diese Situation mit den Wohnsitzlosen getrieben. Seine Wut bei den Streifzügen durch die Stadt steigert sich zunehmend, wegen »dieses Kerls«, den seine Mutter ihm vorzieht, kann er nicht nach Hause. Er habe sich damals sogar mehrfach überlegt, von zu Hause wegzugehen und selbst auf der Straße zu leben. Immer häufiger denkt er darüber nach, dass er den Frauen zeigen möchte, »wo's langgeht«, dass die gefälligst mehr für sich sorgen sollen.

Später in der Haft erkennt Mirko mithilfe einer längeren Therapie mehr und mehr die Hintergründe seiner Aggressivität. »Das war auch ein Appell an mich selbst, Ärger über die eigene Untätigkeit, etwas zu ändern. Auf die wohnsitzlosen Frauen habe ich auch meine Wut über meine eigene Lebenssituation und das Verhalten meiner Mutter projiziert. Ich hatte damals niemanden, mit dem ich sprechen konnte.

Damals, als 17-Jähriger, findet er im Internet Foren, in denen Gewaltphantasien über »unhaltbare« Zustände ausgetauscht werden. Einige Wochen lang liest Mirko nur die

Beiträge der anderen User, dann schreibt er selbst zum ersten Mal nieder, was sich in seinem Kopf abspielt, wenn er die Wohnsitzlosen am Bahnhof sieht: Wie sehr er den Impuls verspürt, bei einer dieser Obdachlosen immer wieder zuzutreten. Seine Äußerungen in den Internetforen werden immer brutaler, auch angefeuert durch die anderen. Regelmäßig schreibt er fortan unter einem Phantasienamen anonym seine Gewaltvorstellungen und -phantasien auf und steigert sich so, wie er in den Gesprächen mit mir betont, immer mehr in diese Gedankenwelt hinein. Er denkt nicht darüber nach, warum er sich so verhält oder wie es auf andere wirken könnte. Schon nach dem ersten Eintrag hat er »Fans« unter den anderen Usern. Gegenseitig bestärkt man sich und schaukelt sich in immer brutaleren Szenarien hoch, »es war wie ein Spiel, wer bietet mehr«. Seine Mutter und deren Freund kümmern sich um seine Aktivitäten nicht, lassen ihn machen. Manchmal sitzt Mirko mehrere Stunden am Computer, liest die Kommentare der anderen, formuliert brutale Racheszenarien, nicht nur gegenüber den Frauen am Bahnhof Zoo, auch gegenüber ungeliebten Mitschülern. Er fühlt sich in der Internetgruppe als Teil einer Gemeinschaft, die ihn in seinen Einstellungen bestätigen, wie er in den Gesprächen mit mir mehrfach erklärt.

Ich spreche für die Erstellung von Mirkos Gutachten auch mit dem Anstaltspsychologen, der über mehrere Jahre neben den Gruppenprogrammen regelmäßig Einzelgespräche mit ihm geführt hat. Er bestätigt, dass Mirko im Rahmen der Therapie große Fortschritte gemacht habe und über eine hohe Auffassungsgabe verfüge, was seine erfolgreiche Eingliederung in die Gesellschaft mit großer Wahrscheinlichkeit erleichtern werde. Aus Sicht des Anstaltspsychologen ist die Prognose momentan allerdings noch zu ungünstig, um ihn entlassen zu können, er benötige noch weitere Therapie, vor allem müsse er auch langfristig auf die Freiheit vorbereitet werden, ein Punkt, den auch ich als ausgesprochen wichtig einschätze.

Während der Haft hat Mirko zusätzlich an einer Gruppentherapie für Drogen- bzw. Alkoholabhängige teilgenommen, ferner an einem Anti-Aggressions-Training in der Gruppe. In den therapeutischen Einzelgesprächen mit dem Anstaltspsychologen hat er sich mit seinen Frustrationsgefühlen und der unterschwelligen Aggression gegenüber der Mutter intensiv auseinandergesetzt und verstanden, dass er sich an der Mutter nie hatte festhalten können – und dass dies auch in seinem künftigen Leben wohl nie der Fall sein wird. Ein Vater sei für ihn nie dagewesen. Innerlich hat er sich während der Therapie von seinen Eltern verabschiedet, denn auch auf die Hilfe des Vaters kann er nie hoffen, er kennt ihn letzlich nicht. Die Großmutter ist inzwischen verstorben.

Mirko spricht auch über diese emotional schwierigen Momente sehr ruhig, in seinen Erzählungen klingt etwas die typische »Berliner Schnauze« mit, sein Ton ist hier und da etwas forsch, aber insgesamt vermittelt er nach unseren anfänglichen Schwierigkeiten einen nachdenklichen Eindruck, er äußert sich recht differenziert über seine Lebensgeschichte, hat offensichtlich aus der Therapie viel Gewinn ziehen können. Die Drogen- und Alkoholproblematik hat er offensichtlich überwunden, er ist während der ganzen Haftzeit nie auffällig geworden. Ich finde in der Gefangenenpersonalakte nur einen Hinweis auf ein Disziplinarverfahren, das aber eingestellt wurde. Er hatte von einem anderen Insassen bei dessen Entlassung ein kleines Fernsehgerät übernommen, das nicht mehr vorschriftsmäßig verplombt war und hatte das der Anstaltsleitung nicht gemeldet. Seine Träume, früher meist Gewaltphantasien, hat er seit Jahren nicht mehr gehabt, diese Welt scheint ihm heute nach eigenen Angaben fast »unwirklich«. »Wenn ich darüber nachdenke kommt es mir vor, als wäre das eine andere Welt, in der ich damals gelebt habe.« Er sei, wie er selbst mehrfach betont, in der Haft zum Nachdenken gekommen, sei durch die Behandlung auch reifer geworden. »Nach kurzer Zeit in Haft wurde mir klar, du musst aus dieser Zeit etwas machen, jetzt hast du auch eine Chance, dich zu ändern und danach neu anzufangen.« Mit seinen früheren Kumpeln habe er keinerlei Kontakt mehr, »das ist Vergangenheit«.

Er erklärt mir, viel darüber nachzudenken, wie sein Leben weitergehen solle, und dass er darauf hoffe, zunächst eine kaufmännische Lehre zu absolvieren, um dann eventuell ein eigenes Geschäft für Musikinstrumente und Musikzubehör zu eröffnen. In der Haft hat er mehrere Jahre bei einer Musikgruppe mitgewirkt, die auch anstaltsintern, etwa an Feiertagen wie Weihnachten, Auftritte hatte – wie er erzählt, mit gutem Erfolg. Bei einem der Konzerte sei auch seine Mutter dabei gewesen. »Eigentlich hätte ich bei dem Gespräch mit ihr nach dem Konzert ein Lob erwartet, ich hätte gern gespürt, dass sie sich mit mir über den kleinen Erfolg freut, wir haben wirklich gut gespielt, ich hatte als Gitarrist eine kleine Soloeinlage. – Aber sie ging nicht auf mich ein, mit keinem Wort, überging das einfach, erzählte nur von sich, ich muss akzeptieren, dass da keine Rückmeldung kommt, sie kann es einfach nicht«.

Seine Zukunftsvorstellungen: Auf keinen Fall wolle er wieder zu seiner Mutter ziehen, mit der habe er auch nur noch wenig Kontakt, sie besuche ihn zwar von Zeit zu Zeit, das sei auch gut so, nach der Haftentlassung wolle er aber sein eigenes Leben gestalten, da sei die Mutter nicht eingeplant. Er wolle sich eine eigene Wohnung oder ein Zimmer mieten, einen Job suchen und eine Ausbildung machen. Mit Auflagen wie einer Bewährungsunterstellung oder der Fortführung einer Therapie sei er einverstanden. Er habe deutlich gemerkt, wie sehr ihm die Therapie weitergeholfen habe, »ohne die wäre ich heute nicht da, wo ich inzwischen bin. Ich habe inzwischen weitgehend verstanden, wieso es zu den Katastrophen kommen konnte.«

Als ich ihn noch einmal intensiv auf die Taten anspreche, wie es ihm etwa damit geht, dass er eine völlig wehrlose Frau getreten und schließlich getötet habe, wird er nachdenklich, schaut mich zunächst an, fragt mich, ob er aufstehen könne, und geht nach meinem Nicken ans Fenster, schaut vielleicht eine oder zwei Minuten schweigend hinaus auf die Anstaltsmauer, die vom Fenster aus zu sehen ist. Dann dreht er sich um, setzt sich wieder hin und sagt: »Schlecht. Das Gefühl, einen anderen Menschen umgebracht zu haben, nagt in mir. Ich musste lernen, dass ich ein Mörder bin – und das ein Leben lang, Wenn ich es noch ändern könnte, würde ich das tun, aber leider geht das nicht.«

Mirko spricht beherrscht und bemüht sich, sachlich zu bleiben, die Niedergeschlagenheit ist ihm aber deutlich anzumerken, er hat feuchte Augen. Er berichtet, dass er versucht habe, mit dem überlebenden Opfer Kontakt aufzunehmen, das sei ihm aber nicht gelungen. Er habe sich entschuldigen wollen. »Ich bin auch bereit, Geld zu zahlen, um den Schaden zumindest etwas zu mildern.« Er habe sich in der Haft auf Anregung seiner Therapeuten auch intensiv mit dem Problem Wohnsitzlosigkeit auseinandergesetzt, um die Situation seiner Opfer besser verstehen zu können. »Ich weiß heute, dass ich eigentlich die Ärmsten der Armen geschädigt habe – ich schäme mich dafür«. ·

Beim letzten Treffen spreche ich mit Mirko darüber, wie er nach einer Haftentlassung sein Leben gestalten wolle, um nicht rückfällig zu werden. Auf die Frage, ob er sich so weit gestärkt fühle, ein Leben ohne Straftaten in Freiheit zu führen, schaut er mich wieder nachdenklich an und sagt nach einer Pause: »Ich weiß es nicht, ob ich schon soweit bin. Natürlich will ich möglichst schnell hier raus – aber ich will auch nie wieder in eine Situation geraten, in der ich andere verletze, ich will nie wieder in den Knast, das ist mir eigentlich wichtiger, als möglichst schnell entlassen zu werden.« Was er sich noch an Hilfe wünsche, wo er noch einen Bedarf sehe, frage ich: »Die Gespräche mit dem Anstaltspsychologen tun mir sehr gut, auch die Gruppenprogramme haben geholfen, die habe ich alle durchlaufen. Ich würde gern die Einzelgespräche noch fortführen, danach in Absprache mit dem Psychologen schrittweise nach draußen gehen, vielleicht bin ich dann in einem Jahr bereit. Die Freiheit macht mir doch auch etwas Angst, ich habe draußen niemanden.«

Ein abschließendes Gespräch mit dem Anstaltspsychologen ergibt, dass dieser eine Entlassung nach einem vorherigen intensiven Lockerungsprogramm nach etwa zwei Jahren in Betracht zieht, was auch meinen Vorstellungen entspricht.

Positiv fließt in mein Gutachten ein, dass Mirko offensichtlich seine schweren Straftaten bereut, er zeigt Empathie für die Opfer, kann das ihnen zugefügte Leid nachempfinden, leugnet sein straffälliges Verhalten nicht und hat die Hintergründe seiner Taten in den psychotherapeutischen Gesprächen intensiv aufgearbeitet. Seine Zukunftsvorstellungen sind recht realistisch, ich kann mit Mirko offen über Vorsichts- und Hilfsmaßnahmen nach der Haftentlassung sprechen. Wie wichtig es ist, dass er die Therapie in Freiheit fortsetzt, sieht er selbst. Auch mit einer Bewährungsunterstellung ist er einverstanden. Ich kann Mirko auch davon überzeugen, dass eine Alkohol- und Drogenkontrolle für ihn wichtig ist; nach anfänglichen Bedenken stimmt er dem ebenfalls zu. Darüber hinaus ist er auch bereit, mit einer Anlaufstelle für Strafentlassene zusammenzuarbeiten, sich von dort betreuen zu lassen. Er plant außerdem, sich später auch sozial engagieren zu wollen. »Vielleicht in einer Suppenküche für Obdachlose, ich habe viel gut zu machen«, sagt er.

Ich empfehle in meinem Gutachten die Fortführung der Einzeltherapie in der Haft, dann, nach etwa einem halben Jahr, den Beginn von Vollzugslockerungen, die zu einem Freigängerstatus führen sollten mit versicherungspflichtiger Arbeit in Freiheit, auch das sollte etwa ein halbes Jahr dauern. Während dieser Zeit sollte er auf alle Fälle weiterhin an der Therapie in der Haft teilnehmen. Wenn alle Schritte problemlos verlaufen, wovon ich ausgehe, kann es nach meiner Einschätzung auch unter Berücksichtigung der berechtigten Sicherheitsinteressen der Öffentlichkeit verantwortet werden, ihn aus dem Strafvollzug zu entlassen.

Ich bespreche dieses Ergebnis mit Mirko. Er denkt etwas nach, antwortet dann entspannt und freundlich, er sei mit diesem Vorgehen einverstanden.

20 Monate nach Abgabe meines Gutachtens wird Mirko aus der Haft entlassen. Das liegt nun nahezu vier Jahre zurück, und seither erhalte ich jedes Jahr einen Brief, in dem er schildert, wie es ihm geht. Einen Ausbildungsplatz und eine Arbeitsstelle konnte er ohne größere Schwierigkeiten finden. Im letzten Jahr dann kam die Mitteilung über seine Hochzeit, seine Frau wisse alles von seinem »Vorleben«, sie arbeite im Büro eines großen Industrieunternehmens. Karitative Arbeit leistet er übrigens seit seiner Haftentlassung, allerdings in einer Einrichtung für Kinder aus sozial schwachen Familien. »Ich empfinde Reue«, schrieb mir Mirko in einem seiner ersten Briefe, »aber ich schaffe es nicht, mich mit obdachlosen Menschen zu konfrontieren. Nicht weil ich sie weiterhin ablehne. Ich will nur einfach nicht jede Woche daran erinnert werden, was ich getan habe, das macht mich traurig und zieht mich hinunter – ich will jetzt nach vorn blicken.« Seine Frau unterstütze ihn sehr, mit ihr wolle er eine eigene Familie aufbauen.

Jugendkriminalität

In den letzten Jahren wird in Deutschland immer wieder über eine wachsende Gewaltbereitschaft junger Menschen diskutiert. Besonders heftig wird der Schlagabtausch in den Medien, aber auch in der Gesellschaft, wenn sich schlimme Einzelfälle ereignet haben – wie etwa in München am U-Bahnhof, als ein älterer Herr, der einem von anderen Jugendlichen angegriffenen jungen Mann helfen wollte, zusammengeschlagen wurde. Das gesamte Geschehen wurde von einer Überwachungskamera aufgezeichnet.

Jugendkriminalität steht seit alters her im Brennpunkt der Öffentlichkeit, wohl gerade auch deshalb, weil diese »Öffentlichkeit«, etwa was Medien betrifft, vor allem von Erwachsenen bestimmt wird und diese sich Sorgen machen, es könnte »alles schlimmer« werden, die jungen Menschen würden die alten Werte nicht mehr bewahren und die Gesellschaft in Schwierigkeiten bringen. Bekanntlich war »früher« ja auch »alles besser«. So betonte bereits der altgriechische Philosoph Sokrates (470–399 v. Chr.): »Unsere Jugend liebt den Luxus, hat schlechte Manieren, macht sich über die Autorität lustig, hat überhaupt keinen Respekt vor dem Alter: Unsere Kinder sind Tyrannen, sie erheben sich nicht vor den Erwachsenen, sie widersprechen ihren Eltern, sie sind unmöglich.« Mancher Bürger dürfte dieser Aussage auch heute noch zustimmen. William Shakespeare lässt in seinem bekannten Schauspiel »Das Wintermärchen« in der 3. Szene des 3. Aktes einen alten Schäfer sorgenvoll klagen: »Ich wollte, es gäbe gar kein Alter zwischen zehn und dreiundzwanzig, oder die jungen Leute verschliefen die ganze Zeit; denn dazwischen ist nichts, als den Dirnen Kinder schaffen, die Alten ärgern, stehlen, balgen.« Solche in der Menschheitsgeschichte immer wiederkehrende Klagen über »die Jugend« machen deutlich, dass offensichtlich das Hineinwachsen in das Erwachsenenalter, die Pubertät, von jeher eine schwierige Zeit war. Es geht vor dem Hintergrund biologischer Veränderungen um die Ablösung von den Eltern, um das Selbstständigwerden, die Entwicklung eines eigenen Lebensweges. Dass es da auch zu Brüchen und Problemen kommen kann, verwundert nicht.

Die Altersverteilung der in der *Polizeilichen Kriminalstatistik* registrierten männlichen Tatverdächtigen nimmt bis zur Altersgruppe der 18- bis 21-Jährigen deutlich zu, um ab dann wiederum kontinuierlich zurückzugehen. Bei den weiblichen Tatverdächtigen liegt der Gipfelpunkt bei der Altersgruppe der 14- bis 16-Jährigen, Frauen sind somit – auch was ihr straffälliges Verhalten betrifft – früher »reif« bzw. kommen früher in die Pubertät, eine Entwicklungsphase, in der Regeln und Normen zunehmend infrage gestellt werden. Mädchen sind allerdings auch schneller als Jungen wieder aus der kritischen Phase heraus. Der Anteil der weiblichen Tatverdächtigen liegt dabei deutlich unter dem der männlichen, Frauen werden beträchtlich weniger straffällig als Männer.

Bei den Klagen über Kinder- und Jugendkriminalität darf auch nicht übersehen werden, dass diese Altersgruppen nach den statistischen Angaben heute seltener straffällig werden als noch vor einigen Jahren, dass die Kriminalität junger Menschen somit deutlich zurückgeht. Seit etwa 2000 ist die Zahl offiziell registrierter Tatverdächtiger in dieser

Altersgruppe um mehr als 20 Prozent gefallen, nachdem sie davor gestiegen war. Auch die Zahl der Gewalttaten ist gesunken. Hierbei ist auch zu berücksichtigen, dass gerade Gewalttaten häufig innerhalb von Jugendgruppen ausgeübt werden, es sich vielfach um Raufereien handelt, seltener um schwere Körperverletzungen. Ein Anstieg bei der Rauschgiftkriminalität dürfte mit veränderten Einstellungen in der Gesellschaft – insbesondere gegenüber weichen Drogen, die inzwischen selbst in einigen US-amerikanischen Bundesstaaten entkriminalisiert wurden – sowie einer Intensivierung von Kontrollen in der Szene bzw. im Straßenverkehr zu tun haben.

Die Gründe, etwa für einen Rückgang der Gewaltkriminalität, lassen sich nur schwer bestimmen, da zumindest in Deutschland entsprechende regelmäßige Untersuchungen fehlen. Eine wesentliche Rolle dürfte die zunehmende Diskussion um Gewalt in der Familie spielen, die dort zu einem Rückgang der Straftaten beigetragen hat. Selbst erlebte Gewalt in der eigenen Familie, etwa unter den Eltern, ist einer der bedeutendsten Risikofaktoren für das spätere Ausüben eigener Gewalt. Auch der Bevölkerungsrückgang dürfte dazu beigetragen haben, schließlich gibt es heute weniger Jugendliche. Und viele Gemeinden haben mit Unterstützung der Polizei kommunale Präventionsprogramme aufgelegt, die insbesondere Anfang der Jahrtausendwende gefördert wurden und sich vielfach auf Jugendkriminalität konzentrieren.[34] Ein schwer zu kalkulierender Faktor ist auch eine Veränderung des Anzeigeverhaltens der Bevölkerung, etwa aufgrund einer größeren Sensibilität gegenüber gewalttätigem Verhalten.

So ging nach der *Polizeilichen Kriminalstatistik 2012*[35] die Zahl der tatverdächtigen Kinder bis unter 14 Jahre von 152 774 im Jahre 1998 auf 75 449 im Jahr 2012 zurück. Dieser deutliche Rückgang auf weniger als die Hälfte betrifft sowohl die deutschen als auch nichtdeutschen Tatverdächtigen. Bei den Jugendlichen (14 bis unter 18 Jahre) zeigte sich ein Rückgang im selben Zeitraum von 302 413 (1998) auf 200 257 (2012), bei den Heranwachsenden (18 bis unter 21 Jahre) von 237 073 (1998) auf 196 255 (2012). Lediglich bei den Jungerwachsenen (21 bis unter 25 Jahre) zeigt sich insgesamt ein leichter Anstieg von 255 103 (1998) auf 261 223 (2012). Dieser Anstieg findet sich aber nur bei den deutschen Tatverdächtigen, nicht bei den nichtdeutschen. Ferner wurde insgesamt der Höhepunkt 2004 erreicht (290 607), seither sind die Zahlen wieder rückläufig, in den letzten vier Jahren blieben sie relativ konstant. Bei den Erwachsenen (ab 21 Jahre) zeigten sich in den letzten 15 Jahren kaum wesentliche Veränderungen (1998 = 1 627 635; 2012 = 1 622 157). Die Behauptung, die Jugend werde immer krimineller, lässt sich vor dem Hintergrund dieser Daten somit keineswegs begründen, eher ist das Gegenteil der Fall. Auch die vielfach auftauchende Behauptung, es seien vor allem die »Ausländer«, die viele Straftaten begehen, lässt sich statistisch nicht begründen. Das macht deutlich, wie vorsichtig man mit solchen Äußerungen sein sollte, um nicht bestimmte Gruppen zu stigmatisieren.

Auch wenn man den Anteil der registrierten Tatverdächtigen auf die Bevölkerungszahl bei den verschiedenen Altersgruppen bezieht (Tatverdächtigenbelastungszahl), lässt sich der Rückgang der Kriminalitätsbelastung vor allem bei den Kindern und Jugendlichen deutlich belegen. Bei den Heranwachsenden und Jungerwachsenen gingen die Zahlen seit 2004 ebenfalls deutlich zurück, nachdem sie hier vorher gestiegen waren. Die Erwachsenen zeigen auch hier eine relativ gleichbleibende Kriminalitätsbelastung. Hiernach lässt sich also die gelegentlich in den Medien verbreitete Meinung, die Jugend werde kriminell immer auffälliger, nicht belegen.

Der Rückgang der Kriminalitätsbelastung junger Menschen spiegelt damit einen Rückgang der Gesamtkriminalität wider. In Deutschland wurden 2012 insgesamt 5 997 040

Verstöße gegen die Strafgesetze des Bundes ohne Verkehrs- und Staatschutzdelikte registriert, von denen etwas mehr als die Hälfte (54,4 Prozent) von der Polizei aufgeklärt werden konnten. 1998 waren es noch 6 456 996 (52,3 Prozent Aufklärungsquote). Von den aufgeklärten Fällen wurden 2012 nicht weniger als 11,5 Prozent unter Alkoholeinfluss begangen. 2012 wurden im Bundesgebiet insgesamt 3 259 822 Fälle von der Polizei aufgeklärt und hierzu 2 094 118 Tatverdächtige erfasst. Unter diesen Tatverdächtigen waren 2012 74,6 Prozent männlich und 25,4 Prozent weiblich. Das bedeutet, dass rund ein Viertel aller registrierten Straftaten von Mädchen bzw. Frauen begangen wird gegenüber dreimal so vielen von männlichen Personen. Bei Kindern (28,8 Prozent) und Jugendlichen (30,1 Prozent) ist der Anteil der weiblichen Tatverdächtigen leicht höher.

Betrachtet man die von jungen Menschen begangenen Straftaten genauer, stellt man fest, dass es sich meist um leichtere Eigentumsdelikte handelt. 60,5 Prozent der von Mädchen unter 14 Jahren begangenen Delikte sind »Diebstahl ohne erschwerende Umstände«, bei den Jungen sind es 40,0 Prozent. Die zweithöchste Gruppe von Taten sind Sachbeschädigungen (8,9 Prozent bei den Mädchen, 22,3 Prozent bei den Jungen) bzw. vorsätzliche leichte Körperverletzung (8,9 Prozent bei den Mädchen, 14,7 Prozent bei den Jungen).

Bei den weiblichen Jugendlichen sieht das Bild ähnlich aus: 45,3 Prozent der Straftaten sind Diebstahl ohne erschwerende Umstände (Jungen = 28,7 Prozent), 16,7 Prozent Betrug (Jungen = 11,1 Prozent) und 11,9 Prozent vorsätzliche leichte Körperverletzung (Jungen = 15,6 Prozent). Bei den Jungen spielt Sachbeschädigung (18,2 Prozent; Mädchen = 5,6 Prozent) und gefährliche und schwere Körperverletzung (12,1 Prozent; Mädchen = 6,7 Prozent) noch eine gewisse Rolle. Hierbei ist allerdings zu berücksichtigen, dass ein erheblicher Teil der von jungen Menschen begangenen Straftaten in Gruppen begangen wird, und reine Mädchengangs sind nun einmal eher die Ausnahme; auch in gemischten Gangs spielen Mädchen meist eine untergeordnete Rolle.

Die weibliche Kriminalität unterscheidet sich von den durch Männer begangenen Straftaten somit vor allem auch durch den geringeren Schweregrad. Das bedeutet nicht, dass es keine Gruppen schwerer belasteter Mädchen und junger Frauen gibt, die auch schwerere Gewalttaten begehen, allerdings sind diese relativ selten. Die Gründe für das Abgleiten in schweres und dauerhaft straffälliges Verhalten sind bei beiden Geschlechtern weitgehend ähnlich und liegen meist in erheblichen Sozialisationsdefiziten wie dem Erleben (schwerer) häuslicher Gewalt, geringer Zuwendung, Vernachlässigung bzw. anderen erheblichen familiären Problemen wie beispielsweise Alkoholmissbrauch bei den Erziehungspersonen.

Ende 2013 ging wieder einmal die Nachricht durch die Medien, dass inzwischen auch junge Mädchen eine größere Gewaltbereitschaft zeigen würden, vor allem auch deren Alkoholkonsum gestiegen sei. Wie Frank Neubacher zu Recht betont, ist die Auseinandersetzung mit der Thematik in der Wissenschaft immer noch »dünn«.[36] Nach der These des Autors »stellt sich im Verhältnis der jungen Frauen zu ihren männlichen Altersgenossen eine Normalisierung in dem Sinn ein, dass sich sowohl in Bezug auf das Verhalten (Geschlechterrollen und Delinquenz) als auch in Bezug auf die gesellschaftlichen Reaktionen auf dieses Verhalten grundsätzliche Differenzen verringern«.

Im Allgemeinen wird Gewalt eher mit Jungen und Männern assoziiert; offiziell registrierte Kriminalitätszahlen bestätigen dieses Bild ja auch bis heute. Ein Junge zu sein ist hier ein Risikofaktor, was vor allem auch mit der Erziehung zu tun hat. Jungen werden dazu erzogen, »ein Mann zu sein«, sich »durchzusetzen«, sich zu »wehren«, sich »nichts gefallen zu lassen«, »hart« zu sein. Mädchen werden eher zum Nachgeben und ganz klar im Sinne traditioneller Rollenbilder erzogen. Dem Mann wurde bereits in der geschichtlichen Entwicklung stets mehr Aggression zugestanden als der Frau, von wenigen kleineren Gesellschaften abgesehen, wo die Frauen »die Hosen anhaben«.

Auch die Normen in Gleichaltrigengruppen zeigen deutliche Unterschiede. Während bei Mädchengruppen gemeinsame Gespräche und die gegenseitige Freundschaft eine besondere Rolle spielen, sind Gruppen von Jungen mehr auf Wettbewerb, Mut und Risiko ausgerichtet. Weibliche Gruppen reduzieren damit eher das Risiko, straffällig zu werden, im Unterschied zu den männlichen Gruppen.[37]

Nicht nur in Deutschland, auch in anderen europäischen Ländern steigt in den letzten Jahrzehnten der Anteil der polizeilich registrierten Mädchen und jungen Frauen an allen Tatverdächtigen. Selbst gewalttätigere Delikte, in den letzten Jahren auch der Alkoholkonsum – etwa das »Komasaufen« –, nehmen bei Mädchen nach einigen Meldungen zu, wobei der Anteil der »Auffälligen« allerdings nach wie vor deutlich unter dem Level der Jungen liegt. Die Zahl der polizeilich registrierten deutschen Mädchen und jungen Frauen geht seit Jahren zurück. Der Anstieg des Anteils junger weiblicher Tatverdächtiger an allen Tatverdächtigen geht weitgehend darauf zurück, dass die Zahl männlicher Tatverdächtiger vor dem Hintergrund der demografischen Entwicklung deutlicher zurückgeht. Teilweise wird Mädchen eine relativ hohe psychische Gewalt zugeschrieben, die sich etwa darin äußern kann, andere schlecht zu machen, Rufmord zu betreiben und zu mobben.

Die Zahl der weiblichen Täter mit registrierten Körperverletzungsdelikten hat sich von 1993 bis 2007 etwa verdreifacht, vor allem bei den jungen Mädchen. Im Jahr 2012 liegt der Anteil der weiblichen Tatverdächtigen an allen Tatverdächtigen bei 25,4 Prozent (2011 = 25,5 Prozent), allerdings kann diese Entwicklung auch damit zusammenhängen, dass sich der Anteil der männlichen Tatverdächtigen aufgrund demografischer Entwicklungen verschoben hat. Neubacher[38] weist zu Recht darauf hin, dass der Eindruck einer steigenden Mädchenkriminalität auch daher rühren kann, dass die registrierte Jungengewalt in den vergangenen Jahren stärker zurückgegangen ist als die der Mädchen. Weiterhin sei das Risiko einer Anzeigenerstattung bei den weiblichen Tätern deutlicher gestiegen als bei den männlichen. Dunkelfelduntersuchungen können entsprechend nicht bestätigen, dass sich das Ausmaß gewalttätigen Verhaltens zwischen den Geschlechtern angleicht. Der Autor kommt zu dem Schluss: »Es gibt somit keine Anzeichen dafür, dass Mädchen beziehungsweise junge Frauen gewalttätiger geworden sind, weder in Deutschland noch im Ausland.«

Der Anteil der Tatverdächtigen insgesamt, also nicht nur bezogen auf Gewalttaten, pro 100 000 der Bevölkerung (Tatverdächtigen-Belastungsziffer) ist bei den deutschen weiblichen Jugendlichen allerdings von 2707 im Jahre 1993 auf 4126 im Jahr 2010 gestiegen, bei den Heranwachsenden gab es einen Anstieg von 2642 auf 3225, ein doch recht deutlicher Anstieg der registrierten Straftaten. 1984 lag die Belastungsziffer für weibliche Jugendliche noch bei 1856 und für Heranwachsende bei 1690.[39] Diese Entwicklung stimmt mit Ergebnissen aus dem Ausland überein. »Am Anstieg der Mädchenkriminalität ist also kaum zu zweifeln.«[40]

Bei weiblichen Jugendlichen ist somit auf lange Sicht, wird der gegenwärtige Trend extrapoliert, nach Meinung mancher Wissenschaftler ein weiterer Anstieg zu erwarten, auch weil aufgrund weiterer Sensibilisierung in der Gesellschaft für Gewalthandlungen die Anzeigebereitschaft steigen wird. Ein ähnlicher Trend ist in Ländern wie den USA, Kanada, England und Australien zu beobachten.

Auch das Delikt der schweren Körperverletzung hat bei den Mädchen zugenommen. Hier kann allerdings eine Besonderheit der Definition eine Rolle spielen: Körperverletzung in der Gruppe wird grundsätzlich als »schwer« definiert und entsprechend registriert, gleichzeitig begehen Mädchen solche Delikte eher in der Gruppe als Jungen. Die Motive für gewalttätiges Verhalten sind bei den Mädchen ähnlich wie bei den Jungen: Gewalt wird zur Lösung von Konflikten eingesetzt, für die Erlangung von Respekt und Status, aber auch zur Emanzipation. Mädchen setzen allerdings selten Waffen ein.

Im Dunkelfeld verschwinden die Unterschiede in der Kriminalitätsbelastung zwischen jungen Frauen und Männern bei der Bagatellkriminalität wie Ladendiebstahl und Schwarzfahren weitgehend, nicht aber bei schweren Straftaten. Eine holländische Studie zeigte bei Bagatelldelikten von Mädchen sogar eine höhere Rate als bei Jungen.[41] Die Dunkelfeldforschung zeigt immer wieder, dass leichtere Jugendkriminalität als normal angesehen werden muss, dass etwa 80 Prozent mindestens einmal im Leben eine entsprechende Straftat begehen. Allerdings ist Jugendkriminalität gerade bei Mädchen auch kulturabhängig und wird etwa von der Erziehung und informellen Sozialkontrolle gegenüber Mädchen beeinflusst.[42]

Teilweise werden die Ursachen für eine erhöhte Gewaltbereitschaft bei jungen Menschen, auch bei Mädchen, in einem erhöhten Konsum von Gewaltvideos gesehen. Mehrere Studien weisen auf einen solchen Zusammenhang hin, wobei eine wesentliche Rolle spielen dürfte, in welchem Umfeld der Videokonsum stattfindet, ob etwa Eltern kontrollieren bzw. mit den Jugendlichen über deren Konsum sprechen.

Neubacher[43] diskutiert vor allem drei Gründe für den Geschlechterabstand bei der Jugendkriminalität: unterschiedliche Umwelteinflüsse, unterschiedliche Bewältigungsmuster und verschiedene gesellschaftliche Reaktionen. Durch die Emanzipation haben sich die Geschlechterrollen erheblich verändert. Durch die größere Einbindung der Frauen in gesellschaftliche und auch berufliche Bezüge haben sich für diese auch die Gelegenheitsstrukturen zur Begehung von Straftaten »verbessert«. Trotzdem ist die soziale Kontrolle durch die Öffentlichkeit bei Frauen heute immer noch deutlicher als bei Männern. Mädchen und Jungen werden auch heute noch unterschiedlich erzogen, auch wenn sich vieles angeglichen hat. Während Frauen unter belastenden Situationen aufgrund ihrer Erziehung und Sozialisation eher dazu neigen, die Schuld hierfür bei sich zu suchen, und sich um Unterstützung in ihrem sozialen Netzwerk bemühen, agieren Männer ihren Frust eher nach außen aus, wodurch sich die Wahrscheinlichkeit für abweichendes Verhalten erhöht.

Vielfach ist die These vertreten worden, dass Frauen auch von den Kontrollorganen wie Polizei und Justiz, die traditionell vorwiegend männlich besetzt waren und vielfach auch heute noch sind, milder behandelt werden. Die wissenschaftlichen Ergebnisse hierzu sind allerdings nicht einheitlich, neuere Daten deuten eher darauf hin, dass ein derartiger Effekt, falls vorhanden, eher abnimmt. Nach Neubacher[44] ist für die Zukunft mit einer »weiteren Annäherung der Kriminalitätsentwicklung beider Geschlechter zu rechnen«. Dieser Prozess wird dazu führen, »dass zu irgendeinem fernen Zeitpunkt mit einem Gleichstand bei der quantitativen, möglicherweise sogar bei der qualitativen Kriminalitätsbelastung gerechnet werden kann. Die Angleichung wird naturgemäß, als Konsequenz veränderter Geschlechtsrollen und entsprechender Verhaltensweisen, zuerst bei den nachwachsenden jungen Generationen sichtbar werden«.

Auch bei gewalttätigen Mädchen gilt, wie bei den Jungen: Die Gewaltbereitschaft tritt in aller Regel nur in einer Altersphase von etwa 14 bis maximal 25 Jahren auf und nimmt danach wieder deutlich ab.

Bei den Mädchen setzt die Gewaltbereitschaft, wie erwähnt, in der Regel etwas früher ein, endet allerdings auch deutlich früher wieder, etwa bereits mit 18 bis 20 Jahren. In diesem Zusammenhang wies etwa die Labeling-Theorie darauf hin, dass es wichtig ist, die Jugendlichen in den Jahren zu unterstützen und weniger durch harte Strafen zu stigmatisieren und »auszusondern«, da sie dadurch eher in ihrem kriminellen Verhalten verfestigt werden. Sogenannte Diversionsprogramme sollen hier weiterhelfen, bei denen es darum geht, die Täter um eine Strafverfolgung möglichst »herumzuleiten« und ihnen durch Hilfsangebote einen Einstieg in ein straffreies und unauffälliges Verhalten zu ermöglichen. Es muss in einer Gesellschaft ja vor allem darum gehen, junge Menschen, die straffällig geworden sind, auf den »rechten Weg« zurückzuführen, ihnen dabei zu helfen, sie einzugliedern, denn schließlich sind sie die Zukunft dieser Gesellschaft. Und auch hier gilt ganz deutlich, dass Hilfsmaßnahmen in aller Regel bessere Erfolge erzielen als Kriminalsanktionen und vor allem auch letztlich billiger sind.

Jürgen

Jürgen, 46, will über den Himmel reden. Immer wieder kommt er im Gespräch darauf zurück, auf diesen Raum mit hohen Wänden und Gewölbedecke im obersten Stockwerk der Justizvollzugsanstalt – »Himmel« wird er genannt, weil sich dort ein Priester jahrelang jeden Montag und Donnerstag für Gespräche mit Häftlingen zur Verfügung stellte. Man musste dafür nicht gläubig sein, nicht einmal überzeugt vom Prinzip der Seelsorge, es reichte, wenn man den Wunsch hatte zu erzählen: egal, wovon.

Jürgen sitzt seit 21 Jahren in Haft. Sein Strafmaß: lebenslänglich mit besonderer Schwere der Schuld. Als Mindestverbüßungszeit wurden vom Gericht 24 Jahre festgelegt. Wegen zweifachen Mordes. Er hat zahlreiche Vorstrafen. Nun soll geprüft werden, ob Vollzugslockerungen gewährt werden können – der erste Schritt zu einer vorzeitigen Haftentlassung –, oder ob von ihm noch Gefahr ausgeht und es wahrscheinlich ist, dass er flieht. Die Festlegung einer Mindestverbüßungszeit hat ihren Hintergrund darin, dass das Bundesverfassungsgericht 1977 festgelegt hat, dass auch ein zu lebenslanger Haft verurteilter Straftäter »grundsätzlich eine Chance« haben muss, »je wieder der Freiheit teilhaftig zu werden«. Auch aus ethischen Gründen ist das zweifellos eine humane Entscheidung. Ein Gericht legt somit bei einem zu einer lebenslangen Freiheitsstrafe Verurteilten die »Mindestverbüßungsdauer« fest, die er »absitzen« muss. Dann wird die Gefährlichkeit mittels eines Prognosegutachtens überprüft. Gilt er als nicht mehr gefährlich, wird er entlassen.

Ich treffe Jürgen zum ersten Mal an einem Dezembermorgen, draußen liegt Schnee, und auch in der JVA ist der Winter zu spüren. Der Boden und die Wände des Besuchsraums sind von der Kälte durchdrungen; ich bin der erste Besucher morgens um 8 Uhr. Der kleine Mann, dessen Haare an den Schläfen und im Nacken schon ergraut sind und der mich mit seinen leicht hervorstehenden Augen und der markanten Nase an David Bennent erinnert, den Schauspieler, der in Günter Grass' *Blechtrommel* Oskar Matzerath verkörperte, trägt über seinem Pullover eine Skiweste und, wie er mir gleich mitteilt, zwei paar Socken übereinander. Er wirkt in seiner Körpersprache wie ein alter Mann, als falle ihm jede Bewegung schwer.

Beim Betreten des Raums begrüßt er mich fast unwillig. Zunächst nur mit einem Kopfnicken und einem undeutlichen »guten Morgen«, dann, als besinne er sich, streckt er mir die Hand entgegen. Ich stelle mich vor, erkläre ihm kurz meinen Auftrag, wobei er mich unterbricht: Ja, er wisse Bescheid, habe ja schon »viele solcher Begutachtungen« hinter sich. Dennoch informiere ich ihn darüber, dass ich nicht der Schweigepflicht unterliege – dazu bin ich verpflichtet – und dass alles, was er mir mitteilt, in das Gutachten einfließen kann. Anschließend erkläre ich Jürgen, wie ich vorgehen möchte, dass ich mehrere Gesprächstermine mit ihm vereinbaren und in Absprache mit ihm eventuell auch seine Bezugspersonen befragen möchte. »Einige psychologische Testverfahren seien dann der letzte Schritt.« Ob er bereit sei, mit mir zusammenzuarbeiten?

»Ja.« Unwillig wirkt er trotzdem.

Ich frage ihn zunächst, wie es ihm in der langen Haft ergangen sei. Die Mehrzahl der Häftlinge, mit denen ich zu tun habe, öffnet sich bei diesem Thema schnell. Auch Jürgen. Wenngleich ihm das Sprechen schwerfällt. Er verschluckt Wortenden, und immer wieder verfällt er in Stottern, bleibt an einer Silbe hängen. Nach dem fünften Anlauf, einen Satz zu formulieren, verharrt er einige Sekunden still.

Ich kann ihm ansehen, wie sehr ihn sein Stottern frustriert. »Lassen Sie sich Zeit«, sage ich ruhig. »Wir haben heute den ganzen Tag, und ich werde Sie ja bei Bedarf auch noch weitere Male besuchen.« Er macht einen unsicheren Eindruck, was ich bei Inhaftierten zu Beginn der Treffen oft erlebe, aber nach einer Stunde hat Jürgen sich warmgeredet, seine Sprachschwierigkeiten lassen nach. »Ich habe Ihre Akten gelesen«, sage ich, »über die wesentlichen Punkte Ihres Lebens weiß ich schon einiges: wie Sie aufgewachsen sind und wie es zu Ihren Straftaten gekommen ist. Aber ich möchte gern, dass Sie mir all das aus Ihrer Sicht berichten – in Ihren Worten, wie Sie es heute sehen. Und auch, wie Sie sich die Zeit nach Ihrer Haftentlassung vorstellen.«

Der Widerwille, der zu spüren war, als Jürgen den Raum betrat, ist sofort wieder da. Rasch wird deutlich, dass er eigentlich nicht über seine Vergangenheit reden will – und auch nicht über seine Zukunft. »Das habe ich doch alles schon tausend Mal erzählt«, entgegnet er etwas unwirsch. »Jetzt kommen Sie mit denselben Fragen an, lesen Sie doch einfach, was ich den letzten beiden Gutachtern gesagt habe.« Mürrisch sieht er mich an, bemüht sich – was selten vorkommt – überhaupt nicht, mich positiv zu beeindrucken. »Ich möchte es aber gern von Ihnen hören«, entgegne ich.

Nach einer kurzen Pause verzieht Jürgen entschuldigend den Mund zu einem schiefen Lächeln und sagt etwas verlegen: »Wissen Sie, man verlernt hier drinnen alle Manieren. Hier wird man nur weggesperrt, und keiner kümmert sich um einen. Und jetzt kommen Sie und wollen alles noch mal wissen. Ich will mit der Vergangenheit endlich abschließen« – ein Wunsch, den ich gut nachvollziehen kann. Allerdings kann die Vergangenheit und der Umgang mit ihr viel über mögliche Gefahren für die Zukunft sagen, deshalb kann ich es Jürgen nicht ersparen, sich dieser Vergangenheit mit mir noch einmal zuzuwenden.

Seit Beginn seiner Haftstrafe sähe jeder Tag gleich aus, wie Jürgen spontan sagt, vielleicht will er mich auch etwas von einem Gespräch über die Vergangenheit ablenken. Er berichtet jetzt zunehmend in fließendem Ton: Um sechs Uhr morgens wird seine Zelle aufgesperrt, und um 6.45 Uhr bringt ihn ein Beamter zur Arbeit. Mittags wird er dort abgeholt, bekommt sein Mittagessen, anschließend geht er zurück zum Arbeitsplatz. Gegen 16 Uhr ist Feierabend; er geht auf seine Zelle, stellt sich auf das Freizeitprogramm ein. Hat er Hofgang und das Wetter spielt mit, dreht Jürgen draußen einige Runden – wobei man dabei »ja doch nur Mauern« sähe. Gegen Abend sieht er meist allein fern. Er rede nur mit wenigen Insassen, erklärt er. Manchmal kocht er sich auch etwas, vertreibt sich damit die Zeit bis zum Einschluss. »Das Geräusch, wenn der Schlüssel sich dreht, dieses Knirschen ist das Schlimmste: die Hoffnungslosigkeit, die damit jeden Abend hochgespült wird.« In der Haft sei man allein, sagt Jürgen. Er hat eine Einmannzelle, darüber ist er sehr froh. Nur die ersten vier Jahre teilte er sich den Haftraum mit einem anderen Gefangenen. »Ich bin lieber allein«, sagt er.

Jürgen sieht für sich keine Perspektive, hat keine Vorstellung, wie sein Leben nach der Haft weitergehen soll. Falls er die Strafe ganz verbüßt, hat er – zusammen mit einer Jugendstrafe von zweieinhalb Jahren wegen schwerer Körperverletzung – länger im Gefängnis gesessen als »draußen gelebt«. Er erzählt: Für manche, die neu hierherkämen, sei er eine Art Berühmtheit, eines der relativ seltenen Exemplare: ein »LLer«, eben ein »Lebenslänglicher«.

Erneut beschreibt er die Einsamkeit, die er empfindet, denn unter den anderen Häftlingen gebe es kaum jemanden für ihn zum Reden. In seinen Augen lohnt es sich gar nicht, da Kontakte aufzubauen. »Ich hab mit den anderen nicht viel zu tun, ich halte mich zurück. Die Leute, die ich kennenlerne, verschwinden ja bald wieder, sitzen meist nur ein paar Jahre. Jede Freundschaft wäre auf Zeit: Irgendwann müsste ich wieder von vorn anfangen. Es hat also gar keinen Sinn, groß über sich selbst zu reden, jeder hat sein eigenes Problem und ist mehr mit sich beschäftigt. Am besten kommst du hier durch, wenn du dich zurückhältst und bei den Spielchen mit den Russen oder anderen Gruppen gar nicht mitmachst. Anfangs wollten die mich unter Druck setzen, dann hab ich klargemacht: Mit mir nicht, und habe mich zurückgezogen.«

Auf die Gespräche mit dem Anstaltspfarrer im »Himmel« kommt Jürgen immer wieder zurück. Die waren für ihn wichtig, das wird im Rahmen seiner Exploration schnell klar, weil es ein geschützter Raum für ihn war – und einer, in dem überhaupt mit ihm geredet wurde, wo er über seine Probleme berichten konnte. Der Anstaltspfarrer unterlag ja auch der Schweigepflicht. Das stärkte Jürgens Vertrauen in ihn. Die Vollzugsbeamten, mit denen er im Alltag zu tun hat, sagt Jürgen, hätten angesichts ihres Arbeitspensums wenig Zeit, sich mit den Häftlingen ausführlich zu unterhalten. Und viele wollten es auch gar nicht, was er sogar »verstehen« könne, man nehme schließlich jede Geschichte, die man zu hören bekäme, mit in den Feierabend. »Keiner von uns hier hat ja ausgemacht Schönes zustande gebracht«, sagt Jürgen. Seit etwa zwei Jahren hat er einen externen ehrenamtlichen Betreuer, der sei inzwischen Pensionär, habe früher auf einem städtischen Amt gearbeitet. Der sei »ganz o.k.«, er sei froh, dass er ihn habe, der besuche ihn etwa alle zwei Wochen für ungefähr eine Stunde, sei sehr unterstützend, wolle ihm auch nach einer Haftentlassung helfen – dabei lächelt er fast sarkastisch. Haftentlassung, daran denke er eigentlich gar nicht mehr, er habe sich inzwischen »hier drinnen« so eingerichtet, dass er gar nicht mehr wisse, ob er überhaupt »raus« wolle.

Der Priester starb vor drei Jahren an Magenkrebs. Er habe Jürgen von der Diagnose erzählt, vier Monate später sei er tot gewesen. Das sei auch der Grund gewesen, warum er sich nach einer neuen Ansprechperson umgesehen habe; dann habe man ihm den externen Betreuer vorgeschlagen. »Seither«, sagt Jürgen, »verbindet nur er mich noch mit der Außenwelt. Sein Gefühl, dort je wieder Fuß fassen zu können, schrumpfe immer mehr, obwohl der Betreuer versuche, ihm Mut zu machen.«

Jürgen gehört zu den wenigen Langstrafern, die sich zwar nach Freiheit sehnen, das Gefängnis zugleich aber nicht verlassen wollen, so paradox das klingen mag. Die Angst, dem Alltag nicht gewachsen zu sein, ist groß. Er wolle auf keinen Fall nochmals straffällig werden und alles ein weiteres Mal durchmachen müssen, aber er fühle sich den Anforderungen »da draußen« nicht mehr gewachsen, habe auch keine Menschen, die auf ihn warten würden. Seine beiden jüngeren Schwestern haben den Kontakt zu ihm schon vor Jahren abgebrochen und auch deutlich signalisiert, dass sie nach Ablauf der Strafe nichts mit ihm zu tun haben wollen. Seine Mutter hat sich das Leben genommen, noch bevor Jürgen verurteilt wurde. An der Beerdigung konnte er nicht teilnehmen. Freunde aus der Jugendzeit, die zu ihm stehen, hat er nicht.

»Andere Häftlinge haben Eltern oder Angehörige, die sie besuchen«, werfe ich ein. »Ja, dann steht man besser da.« Erneut wehrt er sich gegen die Richtung, die ich einschlagen will. Ob es ihn nicht traurig mache, eigentlich niemanden mehr zu haben, der sich um ihn kümmert und dem etwas an ihm liegt? Es klingt etwas trotzig, als er sagt: »Nä, warum, viele sind allein.« Er habe ja seinen Betreuer, der sei sehr nett und helfe ihm.

»Ich war ja außerdem immer allein, früher schon«, sagt Jürgen, womit wir bei seiner Lebensgeschichte gelandet sind. Solange er sich zurückerinnern könne, hätten sich seine Eltern nicht gut verstanden, hätten »dauernd gestritten«. Sein Vater habe ein Alkoholproblem gehabt, sei ungelernter Bauhilfsarbeiter gewesen, seine Mutter habe nach der Geburt der Kinder nur noch stundenweise als Putzhilfe in einer Firma gearbeitet. Das Geld sei zu Hause immer knapp gewesen, auch weil der Vater »alles versoffen« habe. Sein Vater sei ein Quartalssäufer gewesen, manchmal habe er nichts oder nur wenig Alkohol konsumiert, dann sei es wieder ganz schlimm gewesen: Betrunken randalierte er in der Wohnung und schlug nach seiner Frau und den Kindern. Er könne sich an mehrere Situationen erinnern, in denen sein Vater im Streit und im Suff die Mutter zu Boden geschlagen habe, sie habe geweint, er sei als Kind danebengestanden und habe nicht helfen können. »Können Sie sich vorstellen, was das für ein kleines Kind bedeutet, so etwas zu erleben, wenn der besoffene Alte die eigene Mutter zu Boden haut und dann noch auf ihr herumtritt, immer wieder, und mir eine runterhaut, weil ich heule und helfen will?«

Ob es nicht auch schöne Zeiten gegeben habe?, frage ich. Es bricht geradezu aus ihm heraus: »Nein. An schöne Zeiten kann ich mich nicht erinnern.« Seine Schwestern seien eineinhalb und drei Jahre jünger als er, seine Mutter sei wohl mit den drei Kindern überfordert gewesen, habe mit ihren Töchtern aber noch »eher etwas anfangen können als mit mir. Meinem Vater war ich mehr oder weniger gleichgültig, er hat nie etwas mit mir unternommen, hat immer nur an mir herumgemeckert, ihm war nie etwas recht, sein ständiger Spruch war: ›Aus dir wird sowieso nichts.‹« Eigentlich habe er sich nie als Person akzeptiert gefühlt, sagt Jürgen, ja, er könne sich nur an Kritik seitens seines Vaters erinnern, auch wenn er mal etwas geleistet habe, sei das gleich wieder abgewertet worden. So habe er auch die Lust an der Schule verloren, sei dort immer wieder durch aggressives Verhalten aufgefallen; wenn ein entsprechender Bericht der Schule an seine Eltern gekommen sei, habe ihn sein Vater stets heftig verprügelt, mit einem Lederriemen, seinem Gürtel. Auch die Schwestern hätten gelegentlich Prügel bekommen, aber nicht so oft und so lange wie er.

Schulfreunde habe er nur wenige gehabt, einmal einen, die Familie sei dann allerdings weggezogen. In dem kleineren Ort, in dem sie damals gelebt hätten, sei sein Vater auch als »Säufer« bekannt gewesen, seine Familie sei deshalb ausgegrenzt worden, man habe nichts mit ihnen zu tun haben wollen. Als er einmal einen Mitschüler schwer verprügelt habe, weil der ihm im Streit vorgeworfen habe: »Was willst du denn, dein Alter ist doch ein stadtbekannter Säufer«, sei er für eine Woche vom Unterricht suspendiert worden. Anschließend sei das Jugendamt bei ihnen »reingeschneit« und habe die Eltern gewarnt, wenn es weitere Meldungen über die Familie gebe, komme Jürgen ins Heim. »Nach der Prügelei in der Schule war ich endgültig der Außenseiter und zu Hause fortan der Verräter, der das Jugendamt aufgescheucht hatte.«

Seine ersten registrierten Straftaten begeht Jürgen mit 15 Jahren. Nachdem sein bester Freund umgezogen ist, lernt er in der Fußgängerzone seiner Heimatstadt einige ältere Mitschüler kennen, die aus ähnlich schwierigen familiären Verhältnissen kommen wie er selbst. Das verbindende Element zwischen ihnen ist der Frust gegenüber den Eltern. Bald kommt noch eines hinzu: der Alkohol. Anfangs wird nach Schulschluss ab und zu mal ein Bier getrunken. Nur einige Wochen später gibt es jeden Nachmittag Bier – und auch Wodkaflaschen machen die Runde. Da keiner der Jungen über Geld verfügt, klauen sie den Alkohol abwechselnd im Supermarkt, jeder kommt reihum dran. Monatelang werden sie nicht erwischt, aber an einem Freitagnachmittag im März wird Jürgen von einem Hausdetektiv aufgehalten. Es folgen die Anzeige und der Anruf bei den Eltern. »Es hat wieder Ärger zu Hause gegeben«, sagt Jürgen, »aber inzwischen hat der Alte mich nicht mehr angerührt, der wusste, dass ich mir das nicht mehr gefallen lasse.« Jürgen ist damals schon einen Kopf größer als sein Vater. Nach der Anzeige und den Drohungen und Verwünschungen des Vaters bleibt Jürgen immer häufiger von zu Hause fort. Er schläft in leer stehenden Häusern eines Baugebiets, teilweise auch bei seinen Kumpeln. Vom Klauen hält ihn die gemachte Erfahrung nicht ab, aber erwischt wird er nicht mehr.

Seine erste schwerere Straftat begeht er drei Monate nach der Diebstahlsanzeige mit zwei Jungen aus der Clique, beide 18 Jahre alt. Nach einer Geburtstagsfeier, »eigentlich einem Besäufnis«, streifen die drei noch durch die Innenstadt. Gegen ein Uhr morgens kommt es mit anderen Jugendlichen zum Streit. Warum, kann Jürgen nicht mehr sagen. Aber er weiß, dass er einen von ihnen so zusammenschlägt, dass dieser im Krankenhaus behandelt werden muss. »Als er auf dem Boden lag, hab ich noch auf ihn eingetreten.« Nach einer kurzen Pause sagt er noch: »Wie früher der Alte.«

Jürgen wird zu einer Jugendstrafe von zweieinhalb Jahren verurteilt. Sein Vater lässt sich bei der Verhandlung nicht blicken. Die Mutter begleitet Jürgen. »Aber sie hat mir nur Vorwürfe gemacht.« Er bleibt auch im Gefängnis ein Einzelgänger, nimmt zwar an psychotherapeutischen Gruppenprogrammen für jugendliche Straftäter teil, aber er fühlt sich anschließend ebenso orientierungslos wie zuvor, wenn er an sein weiteres Leben denkt – und da ist auch die Wut auf seinen Vater. Nach etwa zwei Jahren wird Jürgen auf Bewährung entlassen. In einer Metallfabrik wird er als Hilfsarbeiter angestellt. Er kann sich eine eigene Wohnung leisten, nur ein Zimmer, aber immerhin ist es sein Reich. Von seinem Verdienst bleibt nach Abzug der Miete nicht viel übrig, es reicht für Essen und ab und zu mal ein Bier im Billardsalon.

Mit seinem Vater, erzählt Jürgen, habe er kaum noch Kontakt gehabt, »eigentlich überhaupt keinen, ich hab den Kerl in Wirklichkeit gehasst, er hat sich ja auch während meiner Haft in keiner Weise gezeigt, mich allein gelassen«.

Freundinnen habe er insgesamt zwei gehabt, »jede für etwa ein halbes Jahr, das hat nie geklappt«. Auf meine Frage, woran es seines Erachtens liege: »Ich komm mit Frauen nicht klar, es gibt immer Streit, eigentlich ist es ein bisschen wie früher bei uns zu Hause.« Ja, er wünsche sich »eigentlich« schon eine feste Beziehung, fühle sich aber überfordert, dauerhaft mit einer Frau klarzukommen. »Weiß nicht, wie.« Jürgen zuckt mit den Schultern.

Auf die Straftaten angesprochen, die ihn lebenslang ins Gefängnis brachten, weicht er aus, will erst eine Zigarette rauchen. »Wenn's okay ist.« Wir machen eine Pause. Am Ende des Korridors liegt ein Raum, in dem geraucht werden darf. Ich warte in der Besuchsabteilung in meinem Raum, in dem alles klein ist, fast wie eine Gefängniszelle: der Holztisch mit der dicken Platte, an der wir sitzen, das vergitterte Fenster; an den Wänden hängen drei Bilder, wohl von Insassen gemacht. Der Kontrast zum Leben in Freiheit ist allgegenwärtig. Nach einer Viertelstunde kehrt Jürgen zurück, legt Tabakpackung und Zigarettenpapiere vor sich und ergreift selbst die Initiative. Er hat sich inzwischen wohl entschlossen, mir detailliert über seine schweren Taten zu berichten, kennt mich ja nun schon etwas. »Meinen Vater mochte ich nie, aber sicher deshalb, weil er mich nie mochte. Konnte mich als Kind schon nicht leiden. So wie ich war, war ich nicht gut genug.« Sein Vater sei für ihn eine »Negativfigur« gewesen, er könne sich an kein einziges vertrauensvolles Gespräch mit ihm erinnern, »an keines, es gab immer nur Streit und Vorwürfe, er war ja auch fast dauernd besoffen«.

Zum Zeitpunkt der Tat ist Jürgen 24 Jahre alt und wohnt vorübergehend wieder bei den Eltern, da er in alkoholisiertem Zustand randaliert und seine kleine Wohnung verloren hat. Die ältere der beiden Schwestern ist bereits seit Längerem ausgezogen und wohnt mit ihrem Freund zusammen. Die Jüngere hält sich oft bei ihrem Freund auf, hat aber noch ihr Zimmer zu Hause. Dass Jürgen einzieht, passt dem Vater nicht, nur murrend stimmt er zu: »Für kurze Zeit, ja, dann kannst du woanders weiterschmarotzen.«

Schon nach ein paar Tagen begreift Jürgen, dass der Vater eine Geliebte hat, die in der Wohnung selbstverständlich ein- und ausgeht, während die Mutter ihrer Arbeit nachgeht. Er erzählt ihr von der anderen Frau – und ist schockiert, dass seine Mutter von ihr weiß. Warum sie sich das gefallen lasse, fragt Jürgen, sie solle den Vater rausschmeißen, sich ein eigenes Leben aufbauen, immerhin bringe sie selbst inzwischen mehr Geld nach Hause als »der Alte«. Die Resignation seiner Mutter, ihre depressiven Züge, erkennt Jürgen ebenso wenig wie ihre schlechte körperliche Verfassung. Sie könne den Vater nicht verlassen, sagt sie nur. Jürgen fühlt sich vor den Kopf gestoßen, abgelehnt und in seinen Motiven nicht verstanden. Er hält seiner Mutter vor, sie räume mit ihrem Verhalten ja geradezu das Feld für die andere: Tatsächlich geht die Mutter nach der Arbeit oft noch zu einer Freundin in der Nachbarschaft, der sie beim Kaffeetrinken ihr Leid klagen kann. Für Veränderungen hat die Mutter keine Kraft.

Jürgen hat zu wenig Geld, um auszuziehen, was ihn rasend ärgert – und was er in der Wohnung seiner Eltern mitbekommt, steigert den Hass auf seinen Vater.

An einem Freitagnachmittag, nachdem er sich mit einem Kumpel aus der Metallfabrik zwei Bier gegönnt hat, hört er beim Betreten der Wohnung, wie sein Vater und die Geliebte im Elternschlafzimmer lachen. Jürgen geht in sein Zimmer und knallt die Tür hinter sich so fest zu, dass sie im Rahmen bebt. Nach etwa zehn Minuten kommt sein Vater herein, klopft vorher nicht an, was Jürgens Stimmung »auf den Siedepunkt bringt«. Er baut sich vor Jürgens Bett auf, sein immenser Bauch ist direkt vor Jürgens Gesicht. Der Vater ekelt ihn, seine schwammige Figur, die Ochsenschultern.

Die Hose des Vaters steht noch halb offen – und Jürgen hat das Gefühl, sich übergeben zu müssen. Der »Alte« packt ihn an der Schulter: »Aufstehen, Taugenichts!« Aus der Hosentasche zieht er ein Bündel Geldscheine. »Du fährst die Gerdi nach Hause und tankst danach. Samt Autowäsche.« Er lässt drei Fünfzig-Mark-Scheine vor Jürgen auf den Boden fallen, dann dreht er sich um und geht. Jürgen sammelt wütend und gedemütigt das Geld auf. Die Mutter putzt, während der Vater im gemeinsamen Ehebett rumhurt – dazu noch das viele Geld, das »der Alte« aus der Tasche zieht. Vor einer Weile hat Jürgen beim Billardspielen das Gerücht gehört, sein Vater sei mit einem Bordellbesitzer im Geschäft, verdiene dort als Aufpasser »bar auf die Kralle«. Jürgen merkt, wie seine Wut ihn immer mehr beherrscht.

Während er seine Jacke im Flur vom Haken nimmt und gerade die Wohnungstür öffnet, kommt ihm der Vater nach. Jürgen will weg, nichts als schnell weg. Der Vater brüllt ihn an, er solle gefälligst seine Freundin mitnehmen oder ganz aus der Wohnung verschwinden, ihn wolle hier ohnehin keiner haben. Jürgen stößt den Vater zurück, sodass dieser ins Taumeln gerät und zu Boden fällt. Mit drei schnellen Schritten ist Jürgen in der Küche, wo die Geliebte des Vaters steht, und fährt sie an: »Fahr gefälligst allein nach Hause, du Hure.« Sein Vater – inzwischen wieder auf den Füßen – reißt Jürgen zurück in den Flur und versetzt ihm einen Fausthieb. Die Geliebte stachelt den Vater an, er solle sich durchsetzen, sich von seinem frechen »Bankert« nichts gefallen lassen und diesem den nötigen Respekt abverlangen. Ein weiterer Hieb trifft Jürgens Jochbein. Seine Nase beginnt zu bluten. Der Bruch zieht eine Abflachung der Wange nach sich, die bis heute erkennbar ist. Jürgens Gesicht wirkt schief. Als er wegen des plötzlichen Schmerzes stolpert und schreit, feuert die Geliebte den Vater an, er solle es »dem Kleinen« richtig zeigen. »Die Schlampe hat uns gehasst, wollte, dass mein Vater seine Familie verlässt und mit ihr zusammenlebt.«

Jürgens Reaktion auf den Angriff des Vaters dauert wenige Sekunden – und verändert sein ganzes Leben. Er greift nach einer Lampe mit massivem Messingfuß, die auf der Kommode neben der Wohnungstür steht, und schlägt sie dem Vater gegen die Schläfe. Während der Vater schwankt, läuft Jürgen in die Küche und greift in den Werkzeugkasten auf der Anrichte, den er eigentlich in die Garage mitnehmen soll. Jürgen sagt an dieser Stelle im Gespräch, er wisse nicht genau, wie es danach weitergegangen sei.

Die Polizei rekonstruierte das Geschehen später so: Jürgen nimmt ein Teppichmesser aus dem Werkzeugkasten, schiebt die Klinge heraus und zieht seinen Arm in einer bogenförmigen Bewegung hoch, als der Vater in die Küche poltert und ihn erneut angreifen will. Jürgen sticht den Vater mehrfach in die Brust und den Bauch, verletzt ihn dabei tödlich. Die Geliebte steht hinter dem Vater, bricht in panisches Geschrei aus. Mehrfach sticht Jürgen auch ihr das Messer in die Brust und den Rücken. Innerhalb weniger Minuten verblutet sie. Jürgen geht in sein Zimmer und packt in eine Sporttasche zwei Jeans, eine Jacke, Socken und einige T-Shirts. Dann durchsucht er die Wohnung nach Bargeld und findet 2300 Mark, die sein Vater in der Nachttischschublade versteckt hat. Über die Leichen breitet er eine Decke, die er aus dem Schlafzimmer holt.

Etwa eine Stunde später kommt die jüngere Schwester nach Hause. Sie sieht die Blutlachen auf dem Holzboden im Flur und in der Küche, stolpert aus der Wohnung und klingelt Sturm bei den Nachbarn, die sofort die Polizei rufen.

Jürgen wird zur Fahndung ausgeschrieben, er hört den Polizeiaufruf im Radio. Zwei Tage lang versteckt er sich in einer Schrebergartenkolonie und versucht dann per Anhalter in die Niederlande zu gelangen. Er habe von dort aus weiter gewollt, erklärt Jürgen, ohne zu wissen wohin. »Irgendwohin, wo ich nicht gefunden werde, hab ich damals gedacht.« Kurz vor Maastricht muss der Fahrer, der Jürgen mitnimmt, tanken. Polizisten in Zivil kontrollieren die Fahrzeuge an der Tankstelle und nehmen den Flüchtigen fest. Seither ist Jürgen in Haft.

Bei den Vernehmungen durch die Polizei kann Jürgen noch schildern, was vor den Morden geschehen ist. »Inzwischen«, sagt er, »ist auch diese Erinnerung aus meinem Gedächtnis gelöscht.« Er denke allerdings, dass es so gewesen sein muss, wie es in den Polizeiprotokollen steht. Er bestreitet seine Taten nicht.

Jürgen wird wegen zweifachen Mordes angeklagt. Zur Frage der Schuldfähigkeit werden zwei Gutachten erstellt. Die Gutachter kommen unabhängig voneinander zum selben Ergebnis: Jürgen stand zwar unter Alkoholeinfluss, allerdings nur geringfügig, seine Handlungsfähigkeit sei dadurch nicht wesentlich eingeschränkt gewesen. Auch ein hochgradiger Affekt, der die Handlungs- und/oder Steuerungsfähigkeit hätte einschränken können, habe nicht vorgelegen. So habe er während des Streits bei vollem Bewusstsein die Entscheidung getroffen, in die Küche zu gehen und das Messer aus dem Werkzeugkasten zu nehmen in der Absicht, damit seinen Vater und dessen Freundin zu töten.

In dem Gespräch mit mir sagt Jürgen, »es kann so gewesen sein, ich habe meinen Vater damals so sehr abgelehnt, geradezu gehasst, dass ich ihn töten wollte. Ich war in einer Situation, in der ich nicht mehr berechenbar war und meinen Frust einfach herauslassen musste.« Ob er heute die Tat bedauere:»Ich weiß nicht, ja eigentlich schon, weil ich vor allem auch mein eigenes Leben kaputt gemacht habe. Ich hätte mich von meinem Vater völlig fernhalten sollen, das musste damals zu einer Katastrophe führen, das habe ich aber zu der Zeit noch nicht erkannt. Immerhin war es mein Vater, den ich getötet habe, auch wenn er sich nie wie ein Vater verhalten hat.« Ja, er habe in der Haft »viel darüber nachgegrübelt, immer wieder, ich hatte ja Zeit«. Sein Lachen klingt bitter. Wie er sich und sein Aggressionspotenzial heute einschätzen würde? Könnte es wieder zu einer Gewalttat kommen? »Nein, auf keinen Fall. Ich bin ruhiger geworden. Und der Schock, zwei anderen Menschen das Leben genommen zu haben, sitzt immer noch tief, immerhin war er mein Vater.«

Auf seine Haftzeit angesprochen, erzählt Jürgen nachdenklich, »teilweise zumindest habe ich die Zeit genutzt. Ich habe eine Lehre als Schreiner gemacht. Holz ist ein sehr schöner Werkstoff, so warm.« Er hat außerdem die Realschule abgeschlossen, zwar nicht besonders gut, »aber immerhin«. Er entspannt sich etwas im Gespräch, berichtet weiter, der Anstaltspfarrer habe ihm dazu geraten, »eine Therapie zu machen, das war ein guter Rat«. Er habe in der Therapie offen über seine Taten gesprochen, »der Therapeut war sehr gut, hat Brücken gebaut und es mir erleichtert, mich mit meiner Schuld auseinanderzusetzen – ja, das war wirklich gut, ich hatte mit dem Therapeuten auch Glück, der hat mich sehr gut verstanden«. Aufgrund dieser positiven Erfahrungen habe er dann noch an einem speziellen Anti-Gewalt-Training teilgenommen, das habe ihm noch zusätzliche Hinweise geben können, worauf er achten müsse. »Es hat mir auch geholfen, besser zu verstehen, wie es damals zu der Katastrophe kommen konnte. Ich weiß jetzt, auf welche Punkte ich achten muss, um nicht wieder in vergleichbare Situationen zu kommen«

Ob er sich jetzt besser auf die Freiheit vorbereitet fühle? Nach einer Pause meint er resigniert: »Welche Freiheit? Ich habe hier alles, was ich brauche, Ihre Freiheit macht mir Angst.«

»Was macht Ihnen Angst?«

»Ich habe niemanden da draußen, und ohne Ansprechpersonen schaffe ich das nicht, ich brauche Hilfe, ich kann nicht einmal eine Fahrkarte für die Straßenbahn oder den Bus lösen. Ein anderer Gefangener hat mir vor Kurzem erzählt, dass es inzwischen Automaten dafür gibt. Keine Ahnung, wie so etwas funktioniert.« Er fühle sich hier in der Haft sicher, warum also solle er sein Leben nicht hier verbringen: »Ich habe hier Arbeit, ein Zimmer, muss mich um nichts kümmern, es kann nichts passieren.« Ob er denn die Gefahr sähe, wieder straffällig zu werden: »Nein, das nicht, es ist allein die Angst, das Leben draußen nicht zu schaffen. Hier arbeite ich in meinem Beruf, mache gute Arbeit, diese ist gesichert – und draußen? Mein Chef lobt mich, ich sei gut, wundert sich zwar auch, dass ich nicht raus will, aber was soll ich draußen. Auch der zuständige Sozialarbeiter versucht mich in den gelockerten Vollzug zu bringen, deshalb machen Sie ja jetzt wohl auch Ihr Gutachten, aber ich weiß nicht, ob ich das will.«

Jürgens Fall ist für mich eine Ausnahme. In der Regel wird man vonseiten der Insassen mit Fragen konfrontiert wie: »Wann komme ich endlich raus? Geht es nicht schneller? Wann geben Sie Ihr Gutachten ab? Ich warte hier schon so lange.« So läuft es im Regelvollzug. Meist können die Inhaftierten eine Entlassung kaum erwarten, wollen möglichst keine Lockerungsphase durchlaufen, sondern direkt in die uneingeschränkte Freiheit gelangen.

Bei Insassen aus dem Maßregelvollzug habe ich ab und zu erlebt, dass sie nicht so vehement darauf drängen, entlassen zu werden. Doch dort herrschen im Vergleich zum Strafvollzug eher »klinikähnliche« Verhältnisse. Ein in hohem Alter verurteilter Sexualstraftäter sagte einmal zu mir: »Warum soll ich wieder rauswollen? Hier hab ich meinen Fernseher, mein Zimmer, bekomme jeden Tag zuverlässig mein Essen, muss mich um nichts kümmern.«

Dass jemand aus dem Regelvollzug einer JVA nicht entlassen werden möchte, kommt dagegen, wenn überhaupt, sehr selten vor. Die Tatsache, dass Jürgen zudem mit seinen 46 Jahren doch relativ jung war, ließ mich aufhorchen. Er hatte eigentlich noch recht gute Chancen, einen Arbeitsplatz zu finden und noch einmal neu anzufangen, sich etwas aufzubauen, eventuell auch eine Partnerschaft, nach der er sich nach eigenen Angaben manchmal sehnte.

Ich führe mit Jürgen vier Gespräche, die insgesamt 14 Stunden dauern und außerdem einige psychodiagnostische Tests durch, die auch Fragebogenverfahren beinhalten. Jürgen zeigt sich nach dem ersten etwas holprigen Gespräch motiviert und interessiert mitzuarbeiten.

Eine Anmerkung: Die Anwendung psychologischer Testverfahren, vor allem von Persönlichkeitsfragebogen, ist in solchen Untersuchungen, wie an anderer Stelle bereits betont, nicht unproblematisch, da man nicht davon ausgehen kann, dass die Befragten immer die Wahrheit angeben. Das aber ist natürlich die Voraussetzung, damit das Ganze Sinn macht. Neuere Verfahren haben sogenannte »Lügenskalen«, an denen man in etwa abschätzen kann, ob der Befragte ehrlich geantwortet hat oder nicht. Auf diese Verfahren möchte ich nicht näher eingehen, um keine Anleitung zu liefern. Die Testergebnisse aus Jürgens Fragebogen waren unauffällig, die »Lügen-«, »Offenheits-« bzw. »Validitätsskalen« deuteten an, dass er ehrlich geantwortet hatte, was meinen Eindruck von ihm im Gespräch bestätigte. Er beschrieb sich als resigniert, etwas niedergedrückt, wenig aggressiv, verunsichert und leicht ängstlich.

Die Gespräche und Tests mit ihm ergaben, dass von ihm mit großer Wahrscheinlichkeit keine Gefahr mehr ausging, zugleich bedeutete allerdings seine tief sitzende Unsicherheit angesichts des »Lebens da draußen« ein Risiko: Mehrfach hatte er in den Gesprächen betont: »Ich bleibe eigentlich lieber hier, ich versäume da draußen nichts, für mich eilt es nicht.«

Die Überforderung, die Jürgen so deutlich zeigte, bedeutete, dass er unter Umständen, wenn er unter Druck geriet, sein Verhalten doch nicht im Griff haben könnte. Deutlich war, dass er eine gründliche Vorbereitung benötigte in einem Freiheitsentzug, der sich schrittweise öffnet und ihn unter Anleitung langsam an die Freiheit heranführt.

Ein Gespräch mit dem zuständigen Anstaltspsychologen, das ich in Absprache mit Jürgen führte und den er von seiner therapeutischen Schweigepflicht entband, bestärkte mich in meiner Sichtweise. Der Psychologe kannte ihn aus seiner jahrelangen Zusammenarbeit deutlich besser als ich, er sah die Situation genauso. Gemeinsam überlegten wir, wie ein Lockerungsprogramm vor dem Hintergrund der Möglichkeiten der Anstalt aussehen sollte, um Jürgen wieder möglichst sicher in ein Leben in Freiheit und ohne Straftaten zurückzuführen. Denn trotz der Unsicherheit, die er aber aussprach, zeigten die von mir eingesetzten »aktuarischen Checklisten« – standardisierte Prognoseinstrumente, die inzwischen für mehrere Tätergruppen wie Gewalttäter oder Sexualstraftäter vorliegen –, dass Jürgen hiernach kein ausgesprochen hohes Rückfallrisiko bescheinigt wurde, er lag im Mittelbereich.

Letztlich spreche ich Jürgen eine positive Prognose aus, allerdings unter klar definierten Bedingungen. Ich empfehle in Absprache mit ihm und dem Psychologen der Anstalt, Jürgen zunächst schrittweise »zu lockern«, ihm stundenweise Ausführungen mit einem Beamten in die Stadt zu gewähren, damit er sich an das Leben draußen langsam annähern kann. Die Begleitung bei den Ausführungen sollte dann, wenn alles gut liefe, wovon alle Beteiligten ausgehen, auf den Betreuer übertragen werden, der sich dazu sofort bereit erklärt. Als nächster Schritt kämen Alleinausgänge infrage. Wenn das alles gut verliefe, sollte Jürgen in die offene Abteilung der Anstalt verlegt werden und sich von dort aus eine Arbeitsstelle außerhalb der Anstalt suchen. Ich schlage eine Arbeitsstelle in einer von Sozialarbeitern betreuten Werkstatt einer kirchlichen Einrichtung in der Nähe der Anstalt vor. Die Anstalt sollte in Absprache mit Jürgen mit der Einrichtung Kontakt aufnehmen, sobald Jürgen sich im Arbeitsleben eingefunden hat, kann er entlassen werden. Bei der betreuten Werkstatt gab es auch Wohnungen, unter Umständen könnte er dort auch wohnen, sollte er sich immer noch überfordert fühlen, sein Leben allein zu bewältigen. Bis zu einer Entlassung würden etwa weitere zwei bis drei Jahre vergangen sein. Nach einer möglichen Entlassung sollte er für drei bis fünf Jahre der Führungsaufsicht unterstellt werden, damit er auch weiterhin einerseits eine Kontrolle, andererseits aber auch eine fachmännische Hilfe erhalten könne, sollten Probleme auftauchen.

Ich bespreche diesen Vorschlag mit Jürgen und bitte ihn um seine Meinung. Jürgen stimmt allen Vorschlägen zu. Ein Rest Skepsis ist ihm anzumerken, aber er werde sich »bemühen«, verspricht er. Die Idee mit der Arbeit in einer betreuten Werkstatt, in der er dauerhaft Ansprechpartner hat, die ihm bei Problemen weiterhelfen können, gefällt ihm, reduziert offensichtlich seine Ängste vor dem Leben in Freiheit.

»Dann vermerke ich in Ihrem Gutachten, dass Sie mit diesem Vorgehen einverstanden sind und mitarbeiten wollen«, sage ich.

Jürgen nickt und sieht in dem Moment recht zufrieden aus, er scheint wieder etwas mehr Mut gefasst zu haben, ein Leben außerhalb der Anstalt zu wagen.

Nach zwei Jahren werde ich im Fall »Jürgen« erneut mit einem Prognosegutachten beauftragt. Er ist inzwischen in der Offenen Abteilung der Anstalt, jetzt wird über eine endgültige Entlassung nachgedacht.

Ich treffe den schmächtigen Mann gegen 16 Uhr. Er kommt gerade aus der betreuten Werkstatt, trägt noch seine Arbeitskleidung und ist deutlich verändert – sowohl in seinem Auftreten als auch in seiner äußeren Erscheinung. Mir sitzt ein selbstbewusster und offener Mann gegenüber, der ungefragt berichtet, dass ihm die Veränderungen der letzten Jahre gut getan hätten. Die Arbeit in der betreuten Werkstatt mache ihm sehr viel Freude, die Einrichtung liegt nicht weit von der Anstalt entfernt, er fahre stets mit dem Fahrrad dorthin, fühle sich dort sehr gut unterstützt, er arbeite im Holzbereich, könne auch selbstständig Ideen entwickeln, »wirklich gut«.

Schon den Akten habe ich entnommen, dass es keinerlei Probleme oder Schwierigkeiten bei der Umsetzung des von mir in Absprache mit der Anstalt und ihm vorgeschlagenen Vorgehens gegeben hat. Auf meine Nachfrage erzählt Jürgen nun, ja, alles sei gut gelaufen, nachdem er seine anfänglichen Sorgen überwinden konnte. An den Wochenenden habe er stundenweise Ausgang, dann gehe er in die Stadt, anfangs noch zusammen mit seinem Betreuer, inzwischen vielfach auch allein, trinke einen Kaffee und kaufe etwas ein. Er wisse jetzt wieder, »wie alles läuft«, fühle sich sicherer, es sei nie zu Problemen gekommen.

»Was hat Ihnen geholfen?«, frage ich.

»Mein Betreuer hat sich unglaublich für mich eingesetzt. Er hat mir angeboten, dass ich ihn jederzeit anrufen könne, was ich anfangs auch täglich gemacht habe. Nach einigen Wochen fühlte ich mich so sicher, dass es reichte, pro Woche einmal zu telefonieren oder sich zu treffen. Ab und zu lud er mich zum Kaffeetrinken mit seiner Familie ein, das hat gut getan. Ich gehörte irgendwie dazu. Er hat mir konkret gesagt, wie ich in der Großstadt Hannover zurechtkomme.«

Er habe inzwischen eine eigene Wohnung in der kirchlichen Einrichtung, wo er auch arbeite, fühle sich dort ausgesprochen wohl. Von Anfang an habe er dort mit offenen Karten gespielt, habe seinem Chef gleich gesagt, dass er »aus dem Knast« komme und warum er eingesessen sei. Auch die Anstalt habe mit der Arbeitsstelle Kontakt aufgenommen und habe für ihn alles geregelt.

Nachdem Jürgen einige Monate gearbeitet und seine Kollegen besser kennengelernt hatte, erzählt er auch ihnen von seinem »Vorleben«, um zu vermeiden, dass es durch einen Zufall – irgendwann – doch bekannt würde. Jürgen fühlt sich von seinen Kollegen akzeptiert, die Arbeit macht ihm Spaß, und er verdient so gut, dass er sich seine geringen Wünsche erfüllen kann.

Mit seinen beiden Schwestern, das erzählt Jürgen mir gegen Ende unseres Treffens, hat er nach wie vor keinen Kontakt, hofft aber, sie in den nächsten Jahren von einer Aussprache überzeugen zu können. Einen möglichen Kontakt mit ihnen wolle er über eine Fachperson, etwa seinen Bewährungshelfer, knüpfen.

Zum Schluss zieht Jürgen das Foto einer hübschen Frau aus der Tasche: »Das ist Irina.« Er berichtet, wie er sie an einem Samstag beim Kaffeetrinken im Stadtgarten kennengelernt habe. Sie hatte gefragt, ob sie sich zu ihm setzen dürfe, da alle Tische besetzt gewesen seien; so kamen sie ins Gespräch. Irina, Anfang vierzig, geschieden und kinderlos, arbeitet als Krankenschwester und lebt seit über 20 Jahren in Hannover. Sie stammt aus Russland. Sie sei sehr offen und liebenswert, sagt Jürgen – auch ihr erzählt er nach einigen Wochen von seiner Schuld, was »die schwerste Prüfung« in seinem neuen Leben gewesen sei. Anfangs sei sie »erschrocken und dann sehr nachdenklich« gewesen, habe etwas Zeit gebraucht, um »die Nachricht zu verdauen, aber inzwischen ist alles wieder im Lot«. Irina unterstütze ihn, man verbringe gemeinsam die Freizeit, habe ähnliche Interessen, wolle aber alles langsam angehen.

Nach dem Treffen mit Jürgen schließe ich mich der Stellungnahme der Anstalt an, die für Jürgens Entlassung plädiert – unter Fortführung der Führungsaufsicht. Jürgen hat den Schritt, genauer gesagt, die vielen Schritte zurück in die Gesellschaft vielversprechend bewältigt.

Leider läuft es nicht immer so. Vor einigen Jahren wurde ich mit einem Fall beauftragt, der die Problematik, der Ex-

Häftlinge häufig gegenüberstehen, sehr genau veranschaulicht. Es ging um die Einschätzung eines jungen Mannes, Norbert, der wegen verschiedener Körperverletzungs- und Diebstahlsdelikte gesessen hatte, dann entlassen wurde, sich ein eigenes kleines Unternehmen aufbaute und ein halbes Jahr später seinen Geschäftspartner Antonio bei einem Handgemenge schwer verletzt hatte. Antonio war auch ein Ex-Häftling.

Während beide im selben Gefängnis ihre Strafe verbüßten, hatten sie den Plan gefasst, nach ihrer Entlassung gemeinsam eine kleine Kfz-Reparaturwerkstätte zu übernehmen. Die Idee entstand vor dem Hintergrund, dass Antonio gelernter Kfz-Mechaniker war. Norbert hatte einen Realschulabschluss in der Tasche und anschließend eine kaufmännische Ausbildung begonnen, diese dann aber abgebrochen. Aber beide brachten doch einiges »Rüstzeug« mit, um sich auf den Weg in die Zukunft zu machen. Norberts Mutter war vier Monate vor seiner Haftentlassung verstorben und hinterließ ihm ein paar Tausend Euro. Als Startkapital reichte das. Und anfangs lief der Laden auch gut, der in ländlicher Gegend lag und schnell einen festen Kundenstamm hatte.

Nach einem halben Jahr kam es, als die Werkstatt nicht mehr so gut lief, dass beide ordentlich davon leben konnten, zu einem heftigen Streit zwischen den Männern – in der Werkstatt, im Hinterzimmer, während vorn ein Kunde auf sein Auto wartete. Norbert war dahintergekommen, dass Antonio ihn nach Strich und Faden ausgenommen und immer wieder heimlich Geld aus dem Betrieb abgezweigt hatte. Norbert verletzte seinen Partner in der körperlichen Auseinandersetzung so erheblich, dass dieser ins Krankenhaus gebracht musste. Weswegen er im Gefängnis gesessen hatte, als er Norbert kennenlernte? Betrug.

Und natürlich liegt der Gedanke hier nahe: Warum hat Norbert sich überhaupt mit einem so »schlechten Kandidaten« eingelassen? Ganz einfach: Es war eine greifbare Chance, ein neues Leben anzufangen, und sein Geschäftspartner Antonio hatte ihm die Möglichkeiten in so rosigen Farben ausgemalt, dass er sich darauf einließ. Vielen Häftlingen fällt der Aufbau eines geregelten Lebens in Freiheit schwer. Den meisten wird er nicht leicht gemacht. Und man darf nicht vergessen, dass die Mehrzahl der Häftlinge, sobald sie entlassen werden, natürlich auf die wenigen bestehenden Kontakte zurückgreifen, etwa Familie oder eben auch frühere Mithäftlinge. Je länger ein Straftäter saß, desto wahrscheinlicher ist es, dass alte Kontakte abbrechen, vielfach auch familiäre. Und viele Häftlinge bewerben sich viele Male, bevor sie eine Anstellung finden, und müssen dabei frustrierende Momente durchleben, haben zu einem erheblichen Teil keine qualifizierte Berufsausbildung, bekommen deshalb auch oft keine befriedigende Arbeit, haben Schulden, die sie eventuell über Jahre abbezahlen müssen, leben damit selbst bei gutem Einkommen auf einem finanziell niedrigen Niveau.

Vor allem mit ehemaligen Häftlingen zu tun zu haben kann hilfreich sein, weil ein gemeinsames Verständnis der gemachten Erfahrungen, der Probleme und Sorgen existiert – im schlechtesten Fall begünstigt es indes auch erneute Straftaten.

Je länger der Einzelne sitzt, desto schwieriger wird es für ihn, sich nach der Haft draußen wieder zurechtzufinden. Die Entfremdung vom sozialen Leben schreitet immer weiter voran. Der Alltag überfordert. Technischen Veränderungen ebenso wie Veränderungen des gesellschaftlichen Lebens kann ein »Langstrafer« oft nur schwer folgen, vermag das Verpasste oft nur schwer aufzuholen. Gar nicht einmal, weil die Veränderungen so schwer zu handhaben wären, sondern weil in der weitgehenden Abgeschlossenheit der Inhaftierten von der Außenwelt die Fähigkeit verloren geht, sich in der Freiheit zurechtzufinden. In einer Vollzugsanstalt als »totaler Institution« wird alles geregelt, dadurch wird man eher zur Unselbstständigkeit als zur Selbstständigkeit erzogen. Um solche »Prisonisierungsschäden«, die man seit Langem kennt, möglichst zu vermeiden bzw. gering zu halten, bestimmt zwar Paragraf 3 des 1977 in Kraft getretenen Strafvollzugsgesetzes hinsichtlich der »Gestaltung des Vollzuges: Das Leben im Vollzug soll den allgemeinen Lebensverhältnissen soweit als möglich angeglichen werden. Schädlichen Folgen des Freiheitsentzuges ist entgegenzuwirken. Der Vollzug ist darauf auszurichten, dass er dem Gefangenen hilft, sich in das Leben in Freiheit einzugliedern«. Nach den Strafvollzugsexperten Calliess und Müller-Dietz[46], die einen bekannten Kommentar zum Strafvollzugsgesetz geschrieben haben, sollen die Gefangenen nach Paragraf 10 des Strafvollzugsgesetzes »grundsätzlich in einer Anstalt oder Abteilung des offenen Vollzuges« untergebracht werden. »Die Unterbringung im offenen Vollzug ist also die Regelvollzugsform. Die Unterbringung im geschlossenen Vollzug soll nach Paragraf 10 die Ausnahme sein. Mit der Vorschrift werden die Vollzugsgrundsätze des Paragrafen 3, nämlich der Angleichungs-, der Gegensteuerungs- und der Integrationsgrundsatz, konkretisiert. Ihr liegt das Prinzip der Vollzugszielbestimmung des Paragrafen 2 zugrunde: so viel Entzug der Freiheit wie nötig, so viel normale Lebensumstände und Kontakt mit der übrigen Gesellschaft wie möglich zu verwirklichen.« Einzelne Strafgerichte haben diese Grundsätze in ihren Entscheidungen auch immer wieder bestätigt.

Dass die Realität des Strafvollzugs anders aussieht, zeigt ein Blick in die Strafvollzugsstatistik[47]: Hiernach gab es in Deutschland zum Stichtag 31.3.2012 insgesamt 58073 Strafgefangene und Sicherungsverwahrte, wobei die Zahl der Sicherungsverwahrten »lediglich« 466 Personen umfasste, der weitaus größte Teil sind somit Strafgefangene. Von allen befanden sich 48451, das sind 83 Prozent, im geschlossenen und 9622, das entspricht 17 Prozent, im offenen Vollzug. Hiernach ist die Unterbringung im geschlossenen Vollzug keineswegs die Ausnahme, sondern bei Weitem die Regel. Interessant sind die Unterschiede in den einzelnen Bundesländern, die auf eine deutliche Differenz in der Strafvollzugspolitik hinweisen. Während etwa in Berlin immerhin 31 Prozent im offenen Vollzug untergebracht sind, sind es in Bayern lediglich 7 Prozent oder in Sachsen-Anhalt mit 6 Prozent bzw. in Thüringen mit 4 Prozent noch weniger. Von den männlichen Gefangenen befinden sich in Deutschland 16 Prozent, von den weiblichen mit 19 Prozent etwas mehr, im offenen Vollzug.

Damit deutet sich ein erheblicher Unterschied in der Gestaltung des Freiheitsentzuges zwischen den neuen und alten Bundesländern an: Während im früheren Bundesgebiet einschließlich Berlin 18 Prozent im offenen Vollzug untergebracht sind, sind es in den neuen Bundesländern lediglich 8 Prozent. Die eher konservative Sanktionspolitik in den neuen Bundesländern dürfte noch durch die frühere DDR-Politik beeinflusst sein. So wurde in der früheren DDR etwa die Todesstrafe erst 1987, also kurz vor dem Zusammenbruch des Staates, offiziell abgeschafft – in Westdeutschland bereits 1949 –, die letzte Hinrichtung fand in der DDR 1981 statt. Es gibt keine überzeugenden Belege dafür, dass sich die restriktivere Sanktionspolitik in einzelnen Bundesländern spezifisch auf die Kriminalitätsbelastung auswirkt, dass somit Länder mit einer geringeren Quote an Inhaftierten im offenen Vollzug deshalb eine niedrigere Kriminalitätsbelastung haben als die übrigen. Eher das Gegenteil wäre zu erwarten: Wer im Rahmen des offenen Vollzuges gut und umfassend auf die Freiheit vorbereitet wurde, dürfte eine niedrigere Rückfallwahrscheinlichkeit haben.

Die Kommunikation in der Haft, in einem abgeschlossenen künstlichen Umfeld, in dem alles vorgegeben wird, die Tage jeweils weitgehend gleich aussehen und man kaum eigene

Entscheidungen treffen kann – bestenfalls hinsichtlich Nebensächlichkeiten –, ist ausgesprochen einseitig und verläuft vor allem weitgehend mit »Gleichgesinnten«. Das Leben im Strafvollzug trägt zu Abstumpfungsprozessen bei, die für eine Lebensbewältigung in Freiheit wenig hilfreich sind.

Der engste Kontakt besteht, wie schon erwähnt, meist zu anderen Häftlingen, somit Straftätern, die vielfach vergleichbare Probleme haben. Dass hier eine enorme »Ansteckungsgefahr« besteht, der Einzelne eher in seinem abweichenden Verhalten festgehalten wird, als dass er auf neue, fruchtbare Gedanken kommt, die ihm das Leben in Freiheit erleichtern, wurde in der kriminologischen Forschung oft festgestellt. Entsprechend spricht man manchmal vom Strafvollzug auch von der »Schule des Verbrechens«. Schon in früheren US-amerikanischen Untersuchungen wurde auf diese »Prisonisierungsschäden« hingewiesen. Insbesondere Langstrafer verlieren ihre Eigenständigkeit, da sie über Jahrzehnte an ritualisierte Handlungen gewöhnt sind.

Die negativen Auswirkungen einer langen Inhaftierung waren etwa insbesondere auch im Fall von Christian Klar festzustellen. Er war als früheres Mitglied der RAF wegen neunfachen gemeinschaftlich begangenen Mordes und elffachen Mordversuchs verurteilt. Für sein Gnadengesuch habe ich 2007 eine Prognose über seine Gefährlichkeit abgegeben. Was seine Resozialisierung anging, befand sich Christian Klar in einer außergewöhnlichen Situation: Im Jahr 2005 hatte ihm Claus Peymann, Intendant des Berliner Ensembles, einen Ausbildungsplatz zum Bühnentechniker angeboten. Für Klars vorzeitige Haftentlassung aufgrund seines Gnadengesuchs sprachen sich etwa der Regisseur Volker Schlöndorff und der ehemalige Bundesinnenminister Gerhart Baum aus. Das sind Bedingungen, von denen »normale« Häftlinge nur träumen können.

Ein Fall, in dem einem Häftling eine Arbeitsstelle von diesem Kaliber und in einem solchen Umfeld angeboten wird, ist eine ausgesprochene Ausnahme, wenngleich es Institutionen gibt, wie etwa Anlaufstellen für Strafentlassene oder die Bewährungshilfe, die sich um akzeptable Arbeitsangebote bemühen und in aller Regel eine sehr gute Arbeit leisten, wenngleich die Einrichtungen vielfach überlastet sind.

Umfragen zeigen, dass ein erheblicher Teil der Bevölkerung sich für Unterstützung und Hilfe für Straftäter und für deren Wiedereingliederung in die Gesellschaft ausspricht. Diese Einstellung kann allerdings nach Medienberichten über einzelne Fälle, etwa insbesondere von sexuellem Kindesmissbrauch, rasch kippen. So berichtete etwa die *Bild*-Zeitung am 3. Februar 2011 auf der Titelseite:»Kinderschänder-Debatte. Til Schweiger Wut-Ausbruch im TV: ›Ich höre nie, was aus den Opfern wird. Ich könnte heulen. Unser Gutmenschentum kotzt mich an!‹« Bereits einen Tag später berichtete die *Bild*-Zeitung, wieder auf der Titelseite:»Große Zustimmung für Til Schweiger in der Kinderschänder-Debatte. Endlich spricht mal einer Klartext!« In derselben Ausgabe wird weiterhin berichtet:»Til Schweiger und seine Wut über den laschen Umgang mit Kinderschändern. ›Ich will jetzt etwas für die Opfer tun!‹« Und am 9. September 2013 berichtet die *Bild*-Zeitung im Zusammenhang mit einer Buchveröffentlichung des Jugendrichters Andreas Müller:»Deutschland härtester Jugendrichter fordert: Schläger sofort in den Knast!«
Das Thema Kriminalität verkauft sich nach wie vor und seit jeher gut. Zweifellos ist (sexueller) Kindesmissbrauch eine der schwersten und die Opfer oft lebenslang schädigenden Straftaten, und zu Recht erhalten diese Taten große Aufmerksamkeit, denn für die Opfer und ihre Angehörigen muss mehr getan werden; sie sollten mehr Unterstützung und Hilfe bekommen, vor allem nach einer schweren Viktimisierung. Ein gegenseitiges Ausspielen von Tätern und Opfern in dem Sinn: mehr für die Opfer, weniger für die Täter,

kann allerdings letztlich nicht weiterführen. Zu Recht wird von Fachleuten immer wieder betont, dass eine Resozialisierung der Täter vor allem auch ein Opferschutz ist.

Die zentrale Frage, die hier aufgeworfen wird lautet: Können wir Straftaten durch härtere Strafen verhindern? Ist eine Abschaffung des »Gutmenschentums« wirksam, wenn es dieses denn überhaupt gibt?

Die kriminologische Forschung zeigt klar, dass durch eine Verschärfung von Kriminalsanktionen – falls überhaupt – gerade bei schweren Straftaten nur ein geringer präventiver Effekt erzielt wird, bei vielfach hohen Kosten. Andere Maßnahmen wie primärpräventive Angebote in Familie und Schule oder Unterstützung für sozial Randständige sind da deutlich effektiver und letztendlich auch billiger, wenn das anfangs auch anders scheinen mag; empirische Studien konnten das auch international immer wieder bestätigen. Hiervon wird durch Statements wie jenes von Til Schweiger abgelenkt – mag sein Gedanke auch noch so gut gemeint gewesen sein – und der Eindruck erweckt, dass man Kriminalität ganz einfach durch eine Verschärfung der Sanktionen reduzieren, wenn nicht gar »auslöschen« könne, dass somit Kriminalpolitik eine einfache Politik sei, wenn die Politiker das nur endlich verstehen würden. Ein Blick ins Mittelalter könnte hier – wie bereits erwähnt – weiterhelfen. Es reicht aber auch schon ein Blick in die Gegenwart: In den Vereinigten Staaten zum Beispiel ist die Tötungskriminalität in den 33 Bundesstaaten, welche die Todesstrafe noch haben, höher als in denen, die sie abgeschafft haben – was ebenfalls gegen eine kriminalpräventive Wirkung dieser Sanktion spricht.

Härtere Strafen werden von politischer Seite in der Regel vor allem auch deshalb gefordert, weil es bei den Wählern besser ankommt. Dabei geht die Kriminalität in Deutschland in vielen Bereichen zurück. Darüber sprechen Politiker leider zu wenig. Und darüber berichten die Medien auch kaum. Sie werden im Gegenteil vielmehr nicht müde, über schwere Straftaten zu berichten, wohl wissend, dass dieses Aufmerksamkeit und damit Absatz bringt bzw. die Einschaltquoten steigert. Die Zahl der Kriminalfilme im Fernsehen und der Kriminalromane im Buchhandel ist ja vor allem deshalb so hoch, weil es sich für die Produzenten bzw. Hersteller »lohnt«.

Diese Art der Berichterstattung zieht nach sich, dass Politiker den veröffentlichten »Volkswillen« nach härteren Strafen aufgreifen und auf diesem Wege wiederum versuchen, bei den Wählern besser »anzukommen«. Das führt, wie der Kriminologe Sebastian Scheerer bereits 1978 betonte, zu einem »politisch-publizistischen Verstärkerkreislauf«, der letztlich eine »Lösung« des Problems verhindert.[48] Kriminalpolitiker sind vielfach nicht bzw. nur eingeschränkt über die in der Regel geringe Wirkung von Kriminalsanktionen informiert; und selbst wenn sie es sind, werden sie eher den medial verstärkten »Volkswillen« beachten, um nicht ins politische Abseits zu geraten.

Kriminalität und die Diskussion hierüber findet in der Öffentlichkeit seit jeher einen großen Anklang. Seit Erscheinen der ersten »Flugblätter« als Vorformen der späteren Zeitungen nach Entdeckung des Buchdrucks durch Gutenberg spielen Berichte über (schwere) Straftaten eine wichtige Rolle. Heute wird ein erheblicher Teil des Fernsehprogramms, gerade auch zu den besten Sendezeiten, von Kriminalfilmen abgedeckt. Jeder kennt etwa die Serien »Tatort«, »Polizeiruf 110«, »Kommissar Stolberg«, »Mankells Wallander«, »Der Staatsanwalt« oder vergleichbare Sendungen. Was wäre James Bond ohne die in den einzelnen Filmen stets zahlreich zelebrierten Tötungsdelikte. Der Gegner wird »abgeknallt«, wer denkt schon über die Folgen der Taten nach, etwa für Angehörige, der Täter ist der Held, den »Bösewicht« darf man töten, an die »Kollateralschäden« denkt man nicht – es ist ja auch »nur« ein Film.

Kriminologische Untersuchungen etwa aus Kanada, Großbritannien oder Japan zeigen aber deutlich, dass die Sanktionsforderungen in der Öffentlichkeit dann milder und rationaler werden, wenn die Bevölkerung besser über Kriminalität und die eingeschränkte Wirkung von Strafen informiert wird. Je mehr die Öffentlichkeit über die Hintergründe von Kriminalität, den Umgang mit Straftätern im Rahmen der Strafverfolgung und die Wirkung einzelner Präventionsmaßnahmen weiß, umso rationaler wird ihre Einstellung, was logisch ist: Eine qualifizierte Meinung abgeben kann letztlich nur derjenige, der informiert ist; das gilt nicht nur für kriminologische Fragestellungen.

Dass etwa die Todesstrafe, die in Deutschland 1949 nach den Schrecken des Zweiten Weltkriegs abgeschafft wurde – übrigens gegen den Mehrheitswillen der Bevölkerung, damals stimmten rund 75 Prozent für deren Beibehaltung –, keinen kriminalpräventiven Effekt hat, konnte neben anderen auch eine große und sehr gute Studie der Universität Heidelberg nachweisen, in welcher die Ergebnisse von 700 international veröffentlichten Einzeluntersuchungen zur Sanktionswirkung ausgewertet wurden.[49] Bald nach Abschaffung der Todesstrafe 1949 ging in Deutschland auch deren Unterstützung in der Bevölkerung zurück, bis auf heute etwa 20 bis 25 Prozent. Sie steigt nur dann an – unter Umständen dann aber erheblich –, wenn die Gesellschaft von einer besonders schweren Straftat erschüttert wurde wie zum Beispiel dem sexuellen Missbrauch und/oder der Ermordung eines Kindes und die Medien entsprechend immer wieder darüber berichten, zumeist auch gleich härtere Strafen fordern. Diese Studien zeigen also, dass unsere Gesellschaft »verstanden« hat, dass wir die Todesstrafe nicht »benötigen«, um der Kriminalität Herr zu werden.

Seit der Abschaffung der Todesstrafe in Deutschland ist die Freiheitsstrafe die härteste Sanktion für Straftäter. Diese Sanktion sollte im Sinne eines möglichst wirksamen Opferschutzes vor allem für eine effiziente Behandlung der Täter in Richtung einer Resozialisierung und Wiedereingliederung in die Gesellschaft genutzt werden – wie das ja auch im Strafvollzugsgesetz betont wird. Psychotherapeutische Behandlungsmaßnahmen, wie sie in den letzten Jahrzehnten zur Resozialisierung von Straftätern eingesetzt werden, sind zwischenzeitlich immer wieder harter Kritik ausgesetzt gewesen. Bereits in den 1970er-Jahren haben US-amerikanische Wissenschaftler kritisiert, dass es zu wenige überzeugende Belege für die Wirksamkeit einzelner Programme gebe, was vor allem auch an den Mängeln der Erfolgsforschung liege. In der Zwischenzeit liegen zahlreiche Forschungsergebnisse vor, die deutlich den Erfolg von Behandlungsprogrammen aufzeigen. Die Durchführung solcher Programme kostet zwar Geld, eine Inhaftierung allerdings ebenfalls. Kosten-Nutzen-Analysen zeigen auch hier, dass sich Behandlungsprogramme im Strafvollzug rechnen, etwa indem die Haftzeiten verkürzt werden können und vor allem auch Rückfälle und damit verbundene Kosten deutlich reduziert werden – von dem reduzierten Leid für potenzielle Opfer ganz abgesehen.

Kosteneffizient sind die Maßnahmen vor allem dann, wenn eine Behandlungsplanung bereits bei der Hauptverhandlung ansetzt. Zu Recht wird immer wieder gefordert, bereits bei der Verurteilung des Täters eine gutachterliche Untersuchung über Behandlungsmöglichkeiten und -notwendigkeiten durchzuführen und mit der Beauftragung von Gutachtern nicht bis gegen Ende der Inhaftierungszeit zu warten. Das setzt allerdings voraus, dass sich die Gutachter dezidiert zu Möglichkeiten einer Rückfallprävention und nötigen Behandlungsmaßnahmen äußern und genaue Vorschläge machen. Gerade lange Freiheitsstrafen sollten genutzt werden, den Inhaftierten möglichst rasch an Behandlungsmaßnahmen heranzuführen – zu einer Zeit also, da er noch nicht so intensiv in die Gefangenensubkultur eingebunden ist wie nach langen Haftzeiten, wo die »Zusammenarbeit« mit anderen Gefangenen und der Anschluss an Insassengruppen vielfach geradezu zur »Überlebensstrategie« wird.

Je länger ein Täter in einer Vollzugsanstalt ohne wesentliche Außenkontakte weggeschlossen ist, umso mehr muss er sich mit den anderen Insassen, die in aller Regel nicht die besten Vorbilder darstellen, arrangieren – wenn er einigermaßen über die Runde kommen will. In jedem Gefängnis herrscht unter den Häftlingen eine gewisse Hierarchie, der sich jeder Häftling irgendwie anpassen, sich zumindest damit auseinandersetzen muss. Gewalt in Gefängnissen ist kein geringes Thema. Die »Prisonisierungsschäden«, die sich aufgrund des Lebens in dieser Gefangenensubkultur ergeben, sind für eine Resozialisierung absolut kontraproduktiv. Vielfach werden Gefangene in Gefängnissen selbst zum Opfer anderer Gefangener, gerade etwa Sexualstraftäter, wenn deren Taten bekannt werden.[50]

Man stelle sich vor: Ein Täter sitzt zehn Jahre lang im Gefängnis, war in der Zeit nie mehr draußen, wurde in der Haft rundum versorgt, morgens geweckt, bekommt sein Frühstück, wird zur Arbeit geführt, bekommt dann sein Mittagessen, hat nach der Nachmittagsschicht eine kontrollierte Freizeit und wird abends nach Vorschrift in seinem Haftraum eingeschlossen – und das jeden Tag. Dass man so von den alltäglichen Lebensnotwendigkeiten nach langer Inhaftierung »entwöhnt« wird, ist verständlich. Es geht um »Inklusion«, Eingliederung in die Gesellschaft, dass man das gerade mit »Exklusion«, also einem Ausschluss aus dieser Gesellschaft erreichen kann, ist fraglich, vor allem wenn es bei der Exklusion mehr oder weniger bleibt. Ich habe es nicht selten erlebt, dass Gefangene nach so langer Zeit ausgesprochen unsicher waren, wie sie draußen wieder allein zurechtkommen sollten. Werden sie hierauf nicht intensiv vorbereitet, ist ein Scheitern der Resozialisierung sehr viel wahrscheinlicher. Zu einer wirksamen Resozialisierung gehört neben Behandlungsmaßnahmen während des Vollzugs vor allem auch eine intensive Entlassungsvorbereitung und Nachbetreuung, was vielfach vernachlässigt wird.

Gerade zu Beginn einer Inhaftierung ist die Veränderungsmotivation der Täter in aller Regel größer als nach langer Haft. Stellt man den Tätern bei erfolgreicher Teilnahme an Behandlungsmaßnahmen eine vorzeitige Entlassung konkret in Aussicht, werden sie auch eher motiviert sein, intensiv daran mitzuarbeiten.

Hier geht es nicht um die Veränderung von Strafvollzug in einen »Wellness- oder Hotelvollzug« oder um »Gutmenschentum«, wie teilweise in den Medien populistisch und vor dem Hintergrund einer Unkenntnis der Realität behauptet wird. Die Teilnahme an psychotherapeutischen Behandlungsmaßnahmen ist eine harte Konfrontation mit den eigenen Taten und der eigenen Verantwortung, dem bei den Opfern angerichteten Schaden und den Persönlichkeitsdefiziten. Es wird viel gefordert, unter Umständen eine jahrelange Zusammenarbeit, bei der der Täter seine Veränderungen deutlich machen muss, will er eine Chance haben, etwa vorzeitig entlassen zu werden. Die meisten Vollzugsanstalten bieten Behandlungsprogramme an, meist Gruppenprogramme, von denen es für einzelne Tätergruppen inzwischen sehr gute gibt. Vielfach wurde die Frage diskutiert, wie weit solche Behandlungsprogramme bzw. deren Effekte durch den Anstaltsalltag in einer Regelvollzugsanstalt wieder neutralisiert und damit mehr oder weniger in ihrer Wirksamkeit eingeschränkt werden. Das ist sicher ein berechtigter Einwand, doch zeigen die Ergebnisse, dass die meisten Programme eine positive Wirkung haben. Deutlich günstiger sind die Behandlungseffekte in Sozialtherapeutischen Anstalten, die in aller Regel vom gesamten Anstaltssetting mehr auf eine Resozialisierung der Inhaftierten ausgerichtet sind. Allerdings befindet sich nur ein kleiner Teil aller Inhaftierten in solchen Behandlungseinrichtungen.

In die Behandlungsprogramme sollten vor allem auch externe Therapeuten einbezogen werden, auch aus Kostengründen. Zudem sollte der Kontakt des Häftlings zur Außenwelt und zu seinen Bezugspersonen – vorausgesetzt er hat noch Familie und/oder Freunde – aufrechterhalten werden. Familienmitglieder spielen in aller Regel eine ausgesprochen wichtige Rolle, gerade auch was eine Wiedereingliederung nach der Haftentlassung angeht. Bei Vollzugslockerungen und nach einer Entlassung sind sie meist die erste Anlaufstelle, um mit dem neuen Leben zurechtzukommen.

Auch freiwillige, ehrenamtliche Bezugspersonen können eine prägende Rolle spielen – und sind gerade für Häftlinge, die keine Angehörigen mehr haben oder deren Familien nichts mehr mit ihnen zu tun haben wollen, oft der einzige Anker. Ich kenne zahlreiche pensionierte Lehrer, Polizisten, ehemalige Beamte des öffentlichen Dienstes oder »ganz normale Leute«, die sich so ehrenamtlich engagieren. Von den JVAs erhalten sie eine kurze Einweisung in ihre Aufgabe, mit den Gefangenen und später Entlassenen Kontakt zu halten. Gerade vor dem Hintergrund des eigenen Erfahrungsschatzes als Beamter, Lehrer oder Polizist leisten diese »Ehrenamtlichen« wesentliche Unterstützung für den Ex-Häftling, etwa wieder ins Arbeitsleben zurückzufinden – und daneben natürlich als Ansprechpartner bei allen Problemen und Schwierigkeiten, die der neue Alltag so mit sich bringt. Ein (früherer) Handwerker etwa kennt sich in den konkreten Arbeitsbedingungen oft sehr gut aus und kann bei der Eingliederung in eine Berufstätigkeit gezielt weiterhelfen und Unterstützung leisten.

Ich hatte einen Häftling nach seiner Entlassung noch für einige Jahre in Therapie, der wirklich bei null anfing: der seine Bankkarte auf dem Magnetstreifen unterschreiben wollte, von Fahrkartenautomaten des öffentlichen Nahverkehrs vollkommen überfordert war, mit so ziemlich allen technischen Neuerungen nichts anfangen konnte. Eine 68-jährige frühere Geschichtslehrerin half ihm und rettete ihm, davon bin ich überzeugt, damit sein zweites Leben, das Leben nach der Haft, war sie doch auch bei »Krisen« immer ansprechbar. Ohne ihre Unterstützung, die sie anfangs fast jeden Tag anbot, wäre er sicher früher oder später aufgrund von Frustration wieder in »alte Muster« zurückgefallen. Er hatte wegen Raubüberfällen und Totschlag gesessen.

Unter den »Ehrenamtlichen« sind übrigens nicht wenige Frauen. Da diese »Freiwilligen« in aller Regel höchstens fünf Straftäter betreuen, können sie für den Einzelnen auch mehr Zeit aufwenden, was bei den »offiziellen« Bewährungshelfern, die oft eine Fallbelastung von 80 Probanden oder mehr haben, nicht möglich ist. Wie sollte das auch gehen? Hauptamtliche Bewährungshelfer können ihre »Klienten« oft nur einmal im Monat oder noch seltener sehen, bei Krisen müssen die Haftentlassenen oft warten bzw. bekommen nur ein kurzes Gespräch. Zu beachten ist auch, dass ein wesentlicher Teil der Zeit der hauptamtlichen Bewährungshelfer für administrative Aufgaben verloren geht.

Ein besonderes Problem bei Haftstrafen sind die sogenannten Kollateralschäden: zum Beispiel die Stigmatisierung des Täters durch die Haft, was vor allem die Jobsuche erschwert. Oder die Tatsache, dass eigentlich keiner so gern einen ehemaligen Häftling als Nachbar möchte. Die Ablehnung wächst dabei natürlich entsprechend der Schwere der Tat. Es ist einerseits verständlich, wenn Ängste entstehen, man könne selbst Opfer werden, und deswegen lauthals protestiert wird, wie es in den letzten Jahren immer wieder gerade bei der Entlassung von Sexualstraftätern der Fall war. Andererseits gibt es für diese Menschen vielfach kaum eine Chance, sich wieder in die Gesellschaft zu integrieren.

Manche Gemeinden wehren sich vehement gegen den Bau von Gefängnissen in ihrem Wohnbereich, die Anstalten müssen dann teilweise weit draußen errichtet werden, wo sie für

Besucher oft nur schwer mit öffentlichen Verkehrsmitteln zu erreichen sind. Wer dann kein Auto hat, sich kein Taxi leisten kann oder nicht mehrstündige Fußmärsche auf sich nehmen will oder kann, bleibt fern. Oft haben die Angehörigen der Inhaftierten mit finanziellen Schwierigkeiten zu kämpfen. Teilweise müssen die Inhaftierten ihren Familien Geld zukommen lassen, damit diese sich überhaupt eine Anfahrt und einen Besuch leisten können. Dass so die Besuchskontakte der Inhaftierten zu ihren Angehörigen nicht gefördert werden, ist verständlich.

In Freiburg hingegen steht seit über einhundert Jahren mitten in der Stadt ein großes Gefängnis – oder man denke an Berlin, wo mitten in Moabit der große Gefängnisbau liegt. In beiden JVAs sind auch Sicherungsverwahrte untergebracht, also die »Schlimmsten der Schlimmen«, was für die Nachbarschaft vollkommen normal ist. Es war ja immer so. Die Sicherheit der Bürger ist übrigens keineswegs gefährdeter als sonst irgendwo in der Republik. Ausbrüche sind selten – und wenn sie geschehen, versuchen die Häftlinge in der Regel erst einmal möglichst weit weg zu kommen.

Auch in kleineren Gemeinden sind »Gefängnisnachbarn« nicht gefährdeter als in größeren Städten. Ein Beispiel: In einem kleinen Ort in Baden-Württemberg ist die Justizvollzugsanstalt von Wohnhäusern umringt. Durch diese Siedlung laufen jeden Tag die Gefangenen, die als Freigänger zur Arbeit gehen. Die in der Öffentlichkeit bestehenden Ängste sind vielfach irreal, behindern allerdings über eine politische Ebene die Arbeit mit Straftätern oft erheblich. Bei einem Besuch in der Anstalt habe ich vor den Toren eine ältere Dame getroffen und ihr gesagt: »Ich besuche gerade das Gefängnis, Sie wohnen direkt daneben, ist das nicht gefährlich?« Die Frau schaute mich erstaunt an und meinte: »Nein, warum?«

Es gibt noch einen weiteren wesentlichen Nachteil einer (langen) Inhaftierung: Je länger man weg ist, desto mehr entfremdet der Häftling sich von der eigenen Familie. Oder umgekehrt. Oder auch beides. Aber so realistisch muss man sein: Das Leben für die Menschen »draußen« geht weiter. Es gibt Frauen, die warten 15 Jahre auf ihren Mann, manche auch länger. Aber das muss nicht so sein, manche trennen sich auch nach einer Verurteilung oder stehen die lange Trennung durch die Haftzeit nicht durch.

Geht man zur Besuchszeit in eine Justizvollzugsanstalt für Männer – etwa 95 Prozent aller Inhaftierten in Deutschland sind Männer –, wird man in den Warte- und Besuchsräumen vor allem Familienangehörige und Freunde der Inhaftierten, und hier wiederum zu einem erheblichen Anteil Frauen, Mütter und Partnerinnen, vorfinden, nicht selten mit (kleinen) Kindern. Als ich kürzlich vormittags einen Termin wegen einer Prognoseuntersuchung bei einem Inhaftierten hatte und etwas früher in der Vollzugsanstalt ankam, hatte der Inhaftierte noch Besuch von seiner Familie. Als er mich sah, bat er mich zu der Runde hinzu, ich könne jetzt ja auch seine Partnerin kennenlernen: Er stellte mir seine Frau und die zweijährige Tochter vor. Die Ehefrau flüsterte mir kurz zu, ich solle der Kleinen doch bitte nicht sagen, dass ihr Vater hier inhaftiert sei, sie denke, »der Papa arbeitet hier«. Das Mädchen erzählte mir dann auch gleich stolz, ihr Papa würde hier »Autos bauen« – aber diese Geschichte lässt sich natürlich höchstens noch einige wenige Jahre aufrechterhalten. Dann werden dem Kind die Gitter auffallen, die schweren Türen, alles, was zur Sicherung der Anstalt dient, es wird dann lernen müssen zu verstehen, dass sein Vater inhaftiert ist – und wenn das die Gleichaltrigen erfahren, wird es von denen vielleicht abgelehnt und gehänselt.

Für Schulkinder ist die Haft des Vaters eine schwere Bürde, bedeutet es für sie doch häufig, von ihren Mitschülern stigmatisiert zu werden. Sie versuchen daher, ihre wahre Familiengeschichte möglichst geheim zu halten. Das hemmt sie, macht sie unfrei in ihrem Verhalten, angreifbar, zwangsläufig geraten sie in die Gefahr, zu Außenseitern zu werden. Erschwerend kommt hinzu, dass diese Familien sich vielfach ohnehin am Rand der Gesellschaft befinden. Dass die nächste Generation von Straftätern bzw. sozial Auffälligen heranwächst, ist da leider recht wahrscheinlich, denn diese Kinder sind vielfach mit sehr vielen Problemen beladen – und damit vielfach alleingelassen. Die Mütter müssen alle Pflichten im Alltag allein meistern, da bleibt wenig Zeit zu reden, sich zu kümmern, auf die Sorgen und Ängste der Kinder einzugehen.

Wichtig für eine erfolgreiche Reintegration von Inhaftierten sind, wie betont, eine intensive Entlassungsvorbereitung vor allem nach langen Haftzeiten und eine Nachbetreuung nach der Haftentlassung. Natürlich benötigen nicht alle dieselben Hilfsmaßnahmen und die gleiche Intensität einer Unterstützung, bei manchen ist ersichtlich, dass sie es auch allein schaffen, weil sie etwa in funktionierende Strukturen hineinkommen. Viele benötigen aber Hilfe, teilweise auch Kontrolle. Im Rahmen der Entlassungsvorbereitung sollten die Gefangenen in ein gestuftes Lockerungsprogramm eingebunden werden, das von stundenweisen Ausgängen, eventuell mit Begleitpersonen wie anfangs Beamten, dann mit Familienangehörigen bzw. ehrenamtlichen Betreuern reichen sollte. So kann sich der Inhaftierte schrittweise wieder an ein Leben in Freiheit gewöhnen. Die Lockerungen können in eine Zeit des »Freigangs« einmünden, wobei der Inhaftierte noch in der Anstalt – vielfach in einer besonderen Freigängerabteilung – wohnt, tagsüber draußen zur Arbeit geht und an den Wochenenden zu seiner Familie bzw. seinen Bezugspersonen fahren kann. Nicht alle Inhaftierten benötigen solche Hilfsmaßnahmen, aber viele.

Während dieser Lockerungsphase steht er immer noch unter der Aufsicht des Strafvollzugs, er ist noch nicht entlassen und kann, wenn er sich nicht an die Vorschriften hält – also etwa alkoholisiert in die Anstalt zurückkommt oder gar eine neue Straftat begeht –, jederzeit in den geschlossenen Vollzug zurückverlegt werden. Durchläuft er die Lockerungs- und Freigangsphase problemlos, was meist der Fall ist, wird er nach einiger Zeit – etwa einem halben bis einem Jahr – aus dem Strafvollzug entlassen und bekommt in der Regel im Rahmen einer Bewährungsunterstellung für etwa zwei bis fünf Jahre einen Bewährungshelfer zur Seite gestellt. Bei diesem muss er sich nach Absprache oder Festlegung des Gerichts regelmäßig melden. Der Bewährungshelfer dient einerseits der Überwachung der Entlassenen – ein Punkt, den diese meist kritisch sehen –, andererseits aber auch der Hilfe bei auftauchenden Problemen etwa hinsichtlich Wohnung, Arbeit, Schuldenregulierung oder Familie. Das Gericht kann weitere Auflagen festlegen, etwa dass der Entlassene sich einer Psychotherapie unterzieht bzw. eine bereits laufende Therapie fortführt oder bei bestehenden Alkohol- oder Drogenproblemen mit einer entsprechenden Beratungsstelle wie den Anonymen Alkoholikern zusammenarbeitet. Wird der Entlassene während der Bewährungszeit erneut straffällig, muss er die zur Bewährung ausgesetzte Zeit in der Regel nachträglich verbüßen, meist zusammen mit einer weiteren Strafe für das neue Delikt.

Die Nachteile einer Freiheitsstrafe sollten deutlich geworden sein – trotzdem wird man bei schweren Straftaten und vor allem auch Tätern mit einer hohen Rückfallgefahr nicht darauf verzichten können, auch wenn einige Fachleute nach wie vor der Ansicht sind, dass man die Freiheitsstrafe zumindest in der heute praktizierten Form mehr oder weniger abschaffen sollte. Allein aus Sicherheitsgründen wird es notwendig sein, schwer rückfallgefährdete und gefährliche Straftäter – zumindest vorübergehend – zu inhaftieren. Eine Inhaftierung hat in manchen Fällen auch den Vorteil, dass der Täter aus einem kriminogenen Milieu, das sein straffälliges Verhalten vielleicht sogar bedingt oder zumindest unterstützt, zwangsweise herausgerissen und zum Nachdenken gezwungen wird. Ohne eine solche Zwangsmaßnahme hätten es manche Täter nicht geschafft, ihr Leben zu überdenken und neu auszurichten.

Eine Inhaftierung kann somit auch positive Effekte bewirken, wenngleich das von manchen Kriminologen bezweifelt werden dürfte und vielfach kritisch gesehen wird. Diese positiven Effekte können allerdings dauerhaft in aller Regel nur dann auftreten, wenn ein Eintauchen in die Gefängnissubkultur möglichst vermieden wird, wenn dem Inhaftierten von Anfang an nicht nur die »rote Karte« gezeigt wird, sondern ihm die Hand hinsichtlich einer Wiedereingliederung und Hilfe gereicht wird – dieser zweite Punkt wird vielfach nicht konsequent eingelöst, was ein erheblicher Nachteil des Vollzugs von Freiheitsstrafen ist. Immer noch meint die Öffentlichkeit vor dem Hintergrund einer vielfach einseitigen Presseberichterstattung, dass man mit harten und langen Freiheitsstrafen die Kriminalitätsbelastung verringern könnte und allein durch harte Strafen die Begehung von (schweren) Straftaten reduzieren kann. Hierbei wird übersehen, dass vor allem schwere Straftaten vielfach in einem speziellen Umfeld und im Zusammenhang mit aktuell gegebenen momentanen Umständen »aus dem Augenblick heraus« begangen werden, also nicht langfristig überlegt und geplant sind – deutlich anders etwa als in den Darstellungen vieler Kriminalfilme. Vielfach, insbesondere bei der Jugendkriminalität, spielen Gruppensituationen eine wesentliche Rolle.

Die für eine wirksame Kriminalprävention wichtige und entscheidende Frage ist die nach den Ursachen straffälligen Verhaltens. Hierbei wird man zunächst nach den gesellschaftlichen Bedingungen fragen müssen, die straffälliges Verhalten begünstigen. So betont etwa Sessar[51] zu Recht, »dass Persönlichkeitsmerkmale eine eher untergeordnete Rolle spielen, wenn es zum Beispiel darum geht, die unvorstellbaren Grausamkeiten in der Menschheitsgeschichte oder, an der Spitze von allem, die Beteiligung am Holocaust mit individuellen Eigenschaften erklären zu wollen. ... Der gemeinsame Nenner aller solcher Erfahrungen scheinen die Situation, der Kontext und dahinter das System zu sein. Ohne politisch herbeigeführte oder wissenschaftlich arrangierte Kontexte wäre es zu den realen oder vermeintlichen Gewaltakten durch Normalbürger nie gekommen.« Das gilt weitgehend auch für »gewöhnliche« Gewaltdelikte und nicht nur für politisch motivierte Taten. Saimeh betont vor diesem Hintergrund zu Recht: »Jeder kann zum Mörder werden.«[52] »Es kommt nur auf die individuellen Umstände, die individuelle Schwelle, den individuellen Trigger an – oder eben auf die entsprechende totalitäre Ideologie.« Das Dritte Reich hat uns das auf schreckliche Weise vorgeführt. »Normale Bürger« wurden zu Schreibtischtätern oder griffen selbst zur Waffe, haben ihre unschuldigen Opfer teilweise wie Hasen »abgeknallt«. Menschen, die aufgrund einer schweren psychopathologischen Störung, etwa einer Schizophrenie oder einer Depression, zum Schwerverbrecher werden, sind ausgesprochen selten. Je intensiver wir uns mit den Tätern beschäftigen, uns ihre Lebensgeschichte genau ansehen, umso mehr fallen solche Lebensläufe auf, die eher erklären, warum jemand zum »Täter« wurde, als isolierte Persönlichkeitscharakteristika. Umso mehr werden wir etwa auch Menschen finden, die zuerst, etwa in ihrer Kindheit, selbst Opfer schwerer Straftaten wurden. Bei dem Sexualstraftäter etwa, der als Erwachsener straffällig geworden ist, werden wir uns allzu schnell nicht mehr dafür interessieren, dass er unter Umständen als Kind selbst zum Opfer einer schweren Sexualstraftat geworden ist. Wir sehen in ihm nur noch den Täter, seine etwa grausamen Taten darzustellen ist für die Medien in aller Regel »interessanter«, weil sie sehr wohl wissen, dass hierin der Reiz für den Leser liegt, der die Auflage steigert, als lange in der Vergangenheit zu recherchieren und vieles zu erklären. Das »Monster« verkauft sich besser als der Täter, für dessen Hinentwicklung zur Tat es Gründe gibt, die man aber lange erklären und verstehen muss. Vielleicht muss man sich dann ja auch selbst kritisch überlegen: Warum haben wir, die Gesellschaft, eigentlich so lange nichts getan? Das »Monster« vermittelt uns auch das beruhigende Gefühl, wie viel besser wir selbst sind.

Es ist verständlich und nachvollziehbar, dass die Öffentlichkeit nach schweren Straftaten erschüttert, eventuell ängstlich ist, vor allem wenn der Täter von der Polizei noch nicht gefasst ist und immer noch frei herumläuft, man somit in der Gefahr ist, das »nächste Opfer« zu sein. Wird der oder die Täter dann gefasst, brechen oft Sanktionsbedürfnisse durch, man will den Täter für das, was er getan hat, hart bestraft sehen, die »Gerechtigkeit« soll wiederhergestellt werden. Eine als hart erlebte Strafe beruhigt dann meist die Gemüter. In der Regel ist nach einiger Zeit das Vergeltungsbedürfnis der Öffentlichkeit besänftigt, der Täter sitzt aber unter Umständen noch über Jahre seine Strafe ab – und wir bezahlen dafür mit unseren Steuergeldern. Das Opfer geht, wie dargestellt, meist leer aus.

In den letzten Jahren wurden vor diesem Hintergrund und in Anlehnung an frühere Formen der Lösung von durch Straftaten geschaffenen gesellschaftlichen Konflikten alternative Formen des Umgangs mit Straffälligkeit neu entdeckt und wieder intensiver diskutiert, beispielsweise unter den Stichworten Mediation oder Täter-Opfer-Ausgleich. Hierbei geht es vor allem darum, die Nachteile des »klassischen« Strafverfahrens möglichst auszugleichen. Während sich Täter und Opfer dort in aller Regel mit unterschiedlichen Rollen gegenübersitzen, ohne direkt miteinander zu sprechen, und jeglichen persönlichen Kontakt meiden – bei Sexualstraftaten muss der Täter etwa bei der Anhörung des Opfers zu dessen Schutz und auf dessen Verlangen hin in vielen Fällen den Gerichtssaal verlassen –, versucht man bei einem Täter-Opfer-Ausgleich diese Kommunikation zwischen beiden nach entsprechender fachlicher Vorbereitung und Begleitung zu fördern. Beide müssen nach vorheriger Aufklärung über mögliche Vorteile freiwillig dazu bereit sein. Diese Vorteile bestehen in der Regel darin, dass etwa der psychische Schaden beim Opfer sowie Ängste und Verunsicherungen abgebaut werden können und eine auch für das Opfer eher als ein bloßes Urteil befriedigende Lösung gefunden werden kann. Ein solches Zusammentreffen unter fachmännischer Anleitung und Begleitung ist nur dann sinnvoll, wenn sich der Täter zu seiner Tat bekennt und den angerichteten Schaden zumindest teilweise einsieht; er also etwa bereit ist, sich beim Opfer zu entschuldigen, und nach Möglichkeit auch Schadenswiedergutmachung leisten will.

Untersuchungen zeigen, dass in aller Regel sowohl Täter als vor allem auch die Opfer Gewinn aus einer solchen Vorgehensweise ziehen und hinterher zufriedener sind als nach einem »klassischen« Strafverfahren. Das funktioniert selbst bei schweren Straftaten. Der Täter muss sich hier direkt mit dem Opfer und dem angerichteten Schaden auseinandersetzen, was hinsichtlich seiner Resozialisierung ein wesentlicher Aspekt sein kann. Internationale Untersuchungen machen auf die Vorteile dieser Alternativen aufmerksam. Befragungen zeigen, dass nach einem solchen Verfahren in aller Regel sowohl Täter als auch Opfer mit der gefundenen Lösung zufriedener sind als nach einem klassischen Gerichtsurteil. Dem Opfer werden hier die Lösung des Konflikts und die Mitsprache dabei zumindest teilweise wieder zurückgegeben. Die gefundene »Lösung« kann dann etwa in ein folgendes Strafverfahren eingebracht und vom Gericht in seinem Urteil berücksichtigt werden.

Wenn es um die Wiederherstellung des Rechtsfriedens nach einer Straftat, um die Befriedigung nach einem gesellschaftlichen Konflikt geht, zeigt dieses Vorgehen selbst bei schweren Straftaten offensichtlich deutliche Vorteile. Der gelegentlich gehörte Vorwurf, hier würden die Opfer für die Resozialisierung der Täter »missbraucht«, stimmt bei einem guten Vorgehen nicht, denn auch die Opfer sind nach einem erfolgreichen Täter-Opfer-Ausgleich mehrheitlich zufriedener, wie inzwischen mehrere Studien zeigen konnten. Das klassische Strafverfahren »bietet« dem Opfer in aller Regel lediglich die »Bestrafung des Täters« und damit die Genugtuung, dass der jetzt auch leiden muss. Der Täter-Opfer-Ausgleich hingegen ermöglicht ein größeres Verständnis für das Geschehen, eine Entschuldigung und vielfach auch eine »Gegenleistung zur Wiedergutmachung«. Dem Täter wird der von ihm angerichtete Schaden in aller Regel deutlicher, er kann sein Verhalten nicht mehr so leicht »rationalisieren«, sieht, was er angerichtet hat.

Mediation wird nicht nur im Zusammenhang mit Straftaten international sinnvoll eingesetzt, sondern etwa auch bei Scheidungen oder der Lösung weiterer Konflikte wie im Strafvollzug oder bei Nachbarschaftsstreitigkeiten – mit großem Vorteil auch hier gegenüber einem Gang zu den Gerichten. Vor allem werden hier auch Kosten gespart. So geht aus einem Pressebericht des britischen Justizministeriums vom 26. November 2013 hervor, dass man dort Mediation bei Scheidungen vermehrt fördern möchte. Dadurch wird allen Beteiligten, vor allem vorhandenen Kindern, eine vielfach strittige und lang dauernde Auseinandersetzung zwischen den Parteien erspart. Der englische Familienminister Lord McNally betonte: »Mediation funktioniert und ist die beste Option für Kinder. Wenn sich Paare trennen, sollten wir sie darin unterstützen, dass dies in möglichst wenig schädlicher Weise für alle Beteiligten geschieht, vor allem für die Kinder.« Die durchschnittlichen Kosten einer Mediation zur Klärung von Vermögensfragen bei einer Scheidung liegen bei 500 Pfund Sterling, bei einem gerichtlichen Vorgehen dagegen bei 4000 Pfund Sterling. Die durchschnittliche Zeit bei einem Vorgehen mittels Mediation liegt bei 110 Tagen, bei einer gerichtlichen Entscheidung bei 435 Tagen. Das spricht deutlich für die Vorteile einer einvernehmlichen Lösung mittels Mediation.

Zwischenruf
Dunkelfeld

Die international übliche Art und Weise, das Ausmaß und die Entwicklung von Kriminalität zu »messen«, sind in aller Regel von der Polizei erstellte Kriminalstatistiken. Die Polizei ist meist das erste staatliche Organ, das mit einer Straftat konfrontiert wird, in der Regel aufgrund einer Anzeige etwa des Opfers einer Straftat oder eines Zeugen. Gemäß den deutschen Richtlinien ist die *Polizeiliche Kriminalstatistik* (PKS) »eine Zusammenstellung aller der Polizei bekannt gewordenen strafrechtlichen Sachverhalte unter Beschränkung auf ihre erfassbaren wesentlichen Inhalte. Sie soll damit im Interesse einer wirksamen Kriminalitätsbekämpfung zu einem überschaubaren und möglichst verzerrungsfreien Bild der angezeigten Kriminalität führen.«[53] Allerdings ist die Aussagekraft der PKS erheblich eingeschränkt, da »der Polizei ein Teil der begangenen Straftaten nicht bekannt wird«. Wenn jemandem beispielsweise das Fahrrad gestohlen wird und er den Diebstahl nicht bei der Polizei anzeigt, fehlt dort in der Statistik ein Fahrraddiebstahl. »Der Umfang dieses Dunkelfeldes hängt von der Art des Delikts ab und kann sich unter dem Einfluss variabler Faktoren im Zeitablauf ändern. Es kann daher nicht von einer feststehenden Relation zwischen begangenen und statistisch erfassten Straftaten ausgegangen werden, wie man zu Anfang der Diskussion zu dem Thema noch angenommen hat.« Als Einflussfaktoren auf die Zahl der registrierten Straftaten werden genannt: das Anzeigeverhalten (etwa in Abhängigkeit von bestehenden Versicherungen), die Registriergenauigkeit der Polizei, die polizeiliche Kontrolle, die statistische Erfassung und Änderungen im Strafrecht.[54]

Damit sind wesentliche »Verfälschungsfaktoren« benannt, wobei hinsichtlich des Anzeigeverhaltens der Bevölkerung ergänzend darauf hingewiesen werden muss, dass nicht alle von den Opfern oder Zeugen der Polizei gemeldeten Straftaten von dieser auch offiziell registriert werden. So fand bereits Kürzinger[55] in seiner Untersuchung auf einer Polizeistation, dass die Aufnahme einer Strafanzeige und die offizielle Registrierung insbesondere von dem berichteten Sachverhalt abhängen. Während etwa bei Straftaten gegen Eigentum und Vermögen nahezu immer (97 Prozent) eine offizielle Registrierung stattfand, wohl auch aufgrund des benötigten Belegs für die Anforderung von Versicherungsleistungen, »lehnte die Polizei dies wegen der Straftaten gegen die Person in der überwiegenden Zahl der Fälle (70 Prozent) ab ... Offenbar nahm die Polizei die Verletzung materieller Güter eher zum Anlass, eine Strafanzeige entgegenzunehmen als die Verletzung immaterieller Werte.«

Auch von wissenschaftlicher Seite wurde seit Beginn der Einführung einer Kriminalstatistik auf Fehlermöglichkeiten hingewiesen. Eine erste gerichtliche Kriminalstatistik wurde 1827 in Frankreich erstellt, eine einheitliche deutsche entsprechende Statistik gibt es seit 1882, die erste PKS für die Bundesrepublik Deutschland gibt es erst seit 1953. Anfangs glaubte man noch auf eine PKS verzichten zu können, da man davon ausging, das Verhältnis von wirklicher, entdeckter und verurteilter Kriminalität bleibe ziemlich gleich, man nahm sogar an, auf eine entdeckte Straftat käme eine weitere unentdeckte. Einerseits kommt den Daten der PKS eine relativ große Bedeutung zu – auch in der Medienberichterstattung, wenn etwa über einen Anstieg oder Rückgang in einzelnen Straftatengruppen, etwa sexuellem Kindesmissbrauch, berichtet wird, oder im politischen Bereich, wenn spezifische kriminalpolitische Maßnahmen ergriffen werden –, andererseits wird die Aussagekraft der Daten, gerade auch hinsichtlich der Veränderungen über die Zeit, immer wieder infrage gestellt. Uneinigkeit besteht etwa über die Höhe des Dunkelfelds.

Zu beachten ist auch, dass die Polizei Tat*verdächtige* erfasst; ob diese wirklich Straf*täter* sind, stellt erst später im Strafverfahren ein Gericht fest, vor allem auch welche Straftat sie begangen haben. So kann es im Extremfall sein, dass die Polizei einen Mord registriert und sich später im Strafverfahren herausstellt, dass es ein Unfall war und somit keine Straftat vorlag. In diesem Fall wäre in der PKS ein Mord zu viel ausgewiesen. Während einige Länder die Angaben in der PKS im Nachhinein entsprechend korrigieren, ist das in Deutschland nicht der Fall. Dass im Strafverfahren ein erheblicher Teil der von der Polizei erfassten Straftaten »herunterdefiniert« wird, zeigt ein Vergleich zwischen der PKS und der Verurteiltenstatistik.

Dass es selbst noch auf gerichtlicher Ebene zu Fehleinschätzungen und somit zu »falschen Urteilen« kommen kann, ist allgemein bekannt und wird durch spektakuläre Fälle auch in jüngster Zeit immer wieder belegt. So führt der Journalist und Jurist Thomas Darnstädt in seinem Buch[56] zahlreiche spektakuläre Fälle von gerichtlichen Fehlurteilen auf, aufgrund derer Unschuldige teils jahrelang inhaftiert waren. Nach seiner Schätzung werden von deutschen Gerichten »gut 3000 Strafurteile« pro Werktag gefällt; dass es da auch zu Fehlern kommen kann, verwundert zunächst nicht, bekanntlich ist »nobody perfect«, somit auch Richter nicht. Sehr verwundert mag man allerdings sein über die Zahl dieser Fehlurteile. Der Autor zitiert einen Richter am Bundesgerichtshof, nach dessen Einschätzung jedes vierte Strafurteil ein Fehlurteil sei.[57] Das würde bedeuten, an deutschen Gerichten würden täglich rund »650 Menschen zu Unrecht wegen einer Straftat verurteilt. Wenn er recht hat, müssen 10 000 Menschen pro Jahr unschuldig hinter deutsche Gitter«[58].

Eine Inhaftierung ist für jeden Menschen in aller Regel eine enorme Belastung, von der lebenslangen Stigmatisierung, die man wohl nie mehr ganz wegbekommen wird, einmal abgesehen. Es ist kaum vorstellbar, was eine Inhaftierung für einen unschuldig Inhaftierten bedeuten muss. Während er in Haft sitzt, brechen draußen die Beziehungen und Verhältnisse für ihn zusammen, er verliert seine berufliche Stellung, eine Partnerschaft geht vielleicht in die Brüche, ein Schaden, der nach einer nachträglichen Freisprechung nicht mehr gutgemacht werden kann, wie Darnstädt in den von ihm beschriebenen Fällen plastisch darlegt.

Vielfach stehen Richter gerade bei spektakulären Fällen unter einem hohen Erwartungsdruck, sind in der Regel überlastet und können sich den »normalen« Fällen nicht mit dem nötigen Zeitaufwand zuwenden. Das bedeutet, dass sich die Fehler der *Polizeilichen Kriminalstatistik* auf der nächsten Ebene, der des Gerichts, in nicht unerheblichem Ausmaße fortsetzen. Hierbei muss ein Fehlurteil nicht bedeuten, dass ein Täter völlig zu Unrecht verurteilt wurde, er also gar keine Straftat begangen hat, sondern auch dass er etwa nur einen Teil der Taten beging, somit auch für nicht begangene Taten und damit zu hart verurteilt wurde. Bei Sexualstraftaten etwa wird den Angeklagten oft geraten, die Taten zu gestehen, damit etwa die Opfer nicht gehört werden müssen – ein im Sinne des Opferschutzes durchaus sinnvolles Vorgehen, das aber die Gefahr mit sich bringt, dass der Angeklagte in der Erwartung, »trotzdem« milder verurteilt zu werden, auch Taten pauschal zugibt, die er nicht begangen hat.

Bei Explorationen im Rahmen von Prognosegutachten zum Tatgeschehen wird vonseiten der Inhaftierten fast regelmäßig darauf hingewiesen, dass »es, wie im Urteil beschrieben, so nicht in allen Punkten war«. Das kann selbstverständlich auch auf einer Fehleinschätzung des Täters bzw. dem Bemühen, sich möglichst günstig darzustellen, beruhen, allerdings wird das sicher nicht immer der Fall sein. Juristisch besteht zwar die Möglichkeit, ein sogenanntes Wiederaufnahmeverfahren einzuleiten, die Hürden hierfür sind allerdings sehr hoch.

Der Begriff der »Dunkelziffer« wurde bereits 1908 geprägt.[59] Die ersten fundierten Schätzungen über den Umfang des Dunkelfelds wurden zu Beginn einer empirischen Dunkelfeldforschung in den 1940er-Jahren vorgenommen.[60] Mit dem zunehmenden Aufkommen der sozialwissenschaftlichen Umfrageforschung ab etwa Mitte des 20. Jahrhunderts machte die Dunkelfeldforschung enorme Fortschritte. Man hatte erkannt, dass man durch Umfragen, die heute gang und gäbe sind und zu beliebig vielen Fragestellungen wie etwa dem Wahlverhalten kurzfristig und vielfach bezogen auf spezifische Bevölkerungsgruppen durchgeführt werden, auch wesentliche Informationen über das Vorkommen von Straftaten und den Umgang der Betroffenen mit diesem Ereignis erfahren kann. Es wurden vor allem sogenannte »Dunkelfeldstudien« bzw. »Opferstudien« entwickelt, wobei jeweils ein ausgewählter Anteil der Bevölkerung dazu befragt wird, wie weit ihnen Straftaten bekannt sind, sie etwa selbst eine begangen haben bzw. sie selbst Opfer einer solchen geworden sind. Dabei wird in der Regel auch erfasst, ob im Fall einer »Viktimisierung« Anzeige erstattet wurde. Durch solche Studien gewann die kriminologische Forschung eine Fülle von Informationen über das Tatgeschehen, wie von den Betroffenen etwa damit umgegangen wurde, welche Schäden entstanden, aber eben auch ob eine Anzeige erstattet wurde oder nicht, was für die Einschätzung des Dunkelfelds wichtig ist.

Inzwischen führen mehrere Länder regelmäßig repräsentative Opferstudien durch, so etwa die USA, Großbritannien oder die Niederlande. Auch in Deutschland wurde vor Jahren die Einführung einer regelmäßig durchzuführenden Opferstudie erwogen, eine Expertengruppe machte entsprechende Vorschläge, die bisher allerdings nicht umgesetzt wurden. Hier liegen somit bis heute nur einzelne Opferstudien vor, die in der Regel von unterschiedlichen Forschergruppen mit jeweils spezifischem methodischem Vorgehen durchgeführt wurden, was die Vergleichbarkeit der gewonnenen Resultate erheblich einschränken kann.

Opferstudien, d. h. Befragungen eines Ausschnitts der Bevölkerung zu selbst oder etwa auch von Familienmitgliedern erlittenen Straftaten, zur Verbrechensfurcht oder der Einstellung zu Sanktionen, bieten somit eine Fülle wesentlicher zusätzlicher Informationen zum Kriminalitätsgeschehen, zeigen aber ihrerseits erhebliche methodische Probleme. So sind etwa die Ergebnisse nur verallgemeinerbar, wenn eine repräsentative Stichprobe in genügend großem Umfang befragt wurde. Das ist in aller Regel ausgesprochen zeit- und geldaufwendig. Hinzu kommt, dass die Teilnahme freiwillig ist, somit immer mit einer Verweigerungsquote gerechnet werden muss oder mit Ausfällen aufgrund von Nichterreichbarkeit. Weiterhin setzen Angaben der Befragten zu vergangenen Viktimisierungen voraus, dass sich die Betroffenen an die Taten erinnern und sie auch angeben wollen. Vor allem leichtere Straftaten dürften jedoch auch leicht vergessen werden. Viele Straftaten, etwa im sexuellen Bereich, geschehen im familiären Umfeld, da wird die Bereitschaft, diese offenzulegen, eingeschränkt sein. Hinzu kommt, dass das Geschehen vom Befragten als Straftat erkannt und definiert werden muss, was nicht zwangsläufig der Fall sein wird. Nicht alle Straftatbereiche eignen sich also für Opferstudien, im Wesentlichen wohl nur selbst direkt erfahrene, während etwa Wirtschaftskriminalität, Staatskriminalität oder Korruption eher nicht oder nicht so gut geeignet sind dafür.

Mittlerweile liegen nicht nur nationale, sondern auch international vergleichende Opferstudien vor, die mit demselben standardisierten Erhebungsinstrument durchgeführt wurden, so etwa der »ICVS – International Crime and Victimization Survey«, der 1989 erstmals in zahlreichen Ländern durchgeführt wurde und inzwischen in mehreren Befragungswellen vorliegt, wobei Deutschland nur an zwei Befragungen teilnahm.[61] Bei der ersten Befragung zeigte sich, dass nach Angaben der Interviewten lediglich etwa die Hälfte der Polizei eine erlittene Straftat gemeldet hatte. Als Hauptgründe für eine Nichtanzeige wurden, allerdings deutlich abhängig von der Straftat, vorrangig angegeben, dass die Tat als nicht schwer genug erlebt wurde, dass man das Problem selbst gelöst habe oder dass die Polizei auch nichts hätte tun können.

Bei einer Untersuchung im Jahr 2007 in insgesamt 18 europäischen Ländern zeigte sich, dass die Anzeigequote in den einzelnen Ländern sehr unterschiedlich war und etwa bei Einbruch in die Wohnräume von 92 Prozent in den Niederlanden bis zu lediglich 50 Prozent in Estland reichte. Der Wert für Deutschland lag bei 86 Prozent, wobei auch hier die Erwartung einer Versicherungsleistung und die Anzeige als Voraussetzung hierfür eine erhebliche Rolle spielen dürften, allerdings auch die Zufriedenheit mit der Reaktion der Polizei. So gaben in Estland lediglich 15 Prozent an, mit der Polizei zufrieden gewesen zu sein, in Dänemark waren es dagegen 75 Prozent und in Deutschland immerhin noch 67 Prozent.[62]

Zu Recht wird immer wieder auf ein besonders hohes Dunkelfeld bei Straftaten im sozialen Nahraum, vor allem in der Familie hingewiesen. Hierauf deuten auch die Ergebnisse der ersten großen und bundesweiten Studie zu »Lebenssituation, Sicherheit und Gesundheit von Frauen in Deutschland« hin, die im Auftrag des Bundesministeriums für Familie, Senioren, Frauen und Jugend durchgeführt wurde.[63] Die Forscher befragten mithilfe eines Meinungsforschungsinstituts von März 2002 bis Juli 2004 insgesamt 10 264 Frauen im Alter von 16 bis 85 Jahren. Je nach Befragungsart – schriftlich oder mündlich – gaben zwischen 32 und 37 Prozent an, seit dem 16. Lebensjahr körperliche Gewalt erlebt zu haben, 12 bis 13 Prozent erlebten sexuelle Gewalt, 35 bzw. 40 Prozent körperliche oder sexuelle Gewalt, 58 Prozent sexuelle Belästigung und 42 Prozent psychische Gewalt.[64]

Ein Vergleich mit anderen Ländern zeigt teilweise ähnlich hohe Viktimisierungsraten, wobei der Anteil der weiblichen Opfer von körperlicher Gewalt in Deutschland besonders hoch liegt. 25 Prozent der befragten Frauen, die schon einmal in einer Partnerschaft gelebt haben, gaben an, körperliche oder sexuelle Gewalt durch einen Partner erlebt zu haben.[65] Die Gewalt ging überwiegend vom männlichen Partner aus und findet weitgehend im häuslichen Bereich statt. 64 Prozent der Frauen, die Gewalt durch ihren Partner erlitten, trugen Verletzungsfolgen davon. Nur 11,9 Prozent gaben an, bei Partnergewalt die Polizei gerufen zu haben, wobei das keineswegs die Folge haben muss, dass eine offizielle Anzeige erstattet wurde. Die meisten Opfer »lösten« das Problem informell. Das weist in diesem Bereich einerseits auf eine hohe Quote an Opfern und andererseits gerade hier auf eine niedrige Anzeigebereitschaft und damit ein hohes Dunkelfeld hin. Gleichzeitig handelt es sich bei schweren Viktimisierungen jedoch oft um Schädigungen, die auch erhebliche gesellschaftliche Kosten auslösen, wie etwa internationale Studien deutlich machen.[66]

Diese Ergebnisse, vor allem die neueren Opferstudien, weisen darauf hin, dass das Dunkelfeld der Kriminalität deutlich höher ist als bisher vielfach vermutet. Ging man bislang häufig davon aus, dass etwa jede zweite Straftat in die PKS eingeht, das Dunkelfeld somit rund 50 Prozent beträgt, zeigen diese Studien, dass es offensichtlich erheblich größer ist.

Kürzinger vergleicht in seinem Lehrbuch *Kriminologie* die von Kury u. a. in der ersten großen Opferstudie nach der Wende für das wiedervereinigte Deutschland[67], die zusammen mit dem Bundeskriminalamt durchgeführt wurde, ermittelten Anzeigequoten der Opfer mit Daten der *Polizeilichen Kriminalstatistik* und kommt überzeugend zu dem Ergebnis, »dass nur etwa ein Zehntel der klassischen Kriminalität aus dem Dunkelfeld bei der Polizei tatsächlich zur Anzeige kommt. Jedenfalls wird kaum mehr von ihr registriert.«[68]. Das würde bedeuten, dass rund 90 Prozent aller Straftaten polizeilich nicht registriert werden, also nicht in der PKS erfasst werden. Denkt man etwa an Wirtschaftskriminalität oder politisch motivierte Straftaten, dürfte das Dunkelfeld eher noch größer sein. Je mächtiger die Täter sind, je dichter entsprechende Netzwerke sind, umso schwieriger ist es auch, Straftaten nachzuweisen und zu verfolgen.

Dass es sich hierbei nicht nur um leichtere Straftaten, sondern auch um Tötungsdelikte handelt, zeigt beispielsweise Sabine Rückert[69] auch vor dem Hintergrund der Erfahrungen und Untersuchungen von Rechtsmedizinern. Hiernach wird teilweise davon ausgegangen, dass im Durchschnitt jedes zweite Tötungsdelikt nicht als solches erkannt wurde, das Geschehen etwa als Unfall oder natürlicher Tod eingestuft wird. Scheib[70] geht in seiner Untersuchung von einem noch höheren Dunkelfeld aus. Nach ihm »existiert in der Bundesrepublik Deutschland eine enorme Zahl nicht erkannter Tötungsdelikte«. Er schätzt auf der Basis verschiedener Untersuchungen ein Dunkelfeld von rund 10 000 nicht erkannten Tötungsdelikten pro Jahr in Deutschland. Diese Tötungsdelikte werden vor allem wegen fehlender Obduktionen nach einem Todesfall und vielfach nur oberflächlicher Prüfungen der Todesursache nicht als Straftaten erkannt. Heide u. a.[71] berichten über eine neuere Studie, bei der von 1993 bis 2007 am Institut für Rechtsmedizin in Halle 882 Sektionen vor einer Feuerbestattung durchgeführt und gleichzeitig Obduktionsprotokolle erstellt wurden, die hinterher einer genaueren Analyse unterzogen wurden. Die analysierten Fälle stellen etwa 1 Prozent aller Leichenschauen vor einer Feuerbestattung dar. »Hinsichtlich Todesart und Todesursache wurden deutliche Unterschiede zwischen den Ergebnissen der ersten Leichenschau und der Obduktion festgestellt. Bei 17,6 Prozent der 882 Fälle wurde erst durch die Obduktion eine nichtnatürliche Todesart aufgedeckt. Diese 156 Fälle waren bei der ersten Leichenschau trotz vorhandener Hinweise auf ein nichtnatürliches Geschehen als natürliche (56,4 Prozent) oder nicht aufgeklärte (43,6 Prozent) Todesfälle klassifiziert worden.« Bei immerhin vier Fällen »bestand nach dem Sektionsergebnis der dringende Verdacht auf ein Tötungsdelikt, wobei nur in einem Fall durch die nachfolgenden Ermittlungen die Täterschaft aufgeklärt werden konnte«.

Erst vor wenigen Jahren wurde zufällig ein Altenpfleger in einem Altersheim »entdeckt«, der mehrere Bewohner durch falsche Medikamentengaben getötet hat. Die Taten fielen erst nach einiger Zeit auf, weil auf seiner Station die Sterberate besonders hoch war und man daraufhin eine Untersuchung einleitete. Das Dunkelfeld bei Wirtschaftsstraftaten bzw. Computerkriminalität dürfte noch höher liegen, da hier die Vertuschungsmöglichkeiten auch aufgrund der vielfach vorherrschenden Komplexität der Sachverhalte als besonders hoch anzunehmen sind.

Das enorm hohe Dunkelfeld deutet somit darauf hin, dass wir, wenn wir über Kriminalität diskutieren und uns auf die PKS beziehen, nur über einen ausgesprochen selektiven Bereich sprechen. Andererseits besagen diese Ergebnisse auch, dass der weitaus größte Teil aller Straftaten in einer Gesellschaft ohne Gerichte und ohne die Polizei geregelt wird – und sei es, weil die Opfer über die Tat schweigen.

Was sehen Sie kritisch, Herr Kury?

Dies ist kein Buch für Fachleute, keine akademische Abhandlung. Vielmehr will es einen Einblick geben in die Arbeit eines Gutachters und die grundlegenden Fragen beantworten, die die Bürger zu Recht an uns und unsere Arbeit stellen.

Tut er oder sie es wieder und wird nochmals schwer straffällig? So lautet beispielsweise die zentrale Frage an den Prognosegutachter, der einen möglicherweise rückfallgefährdeten Täter einschätzen soll: Stellt dieser nach Gewährung von Vollzugslockerungen oder seiner Entlassung aus dem Strafvollzug noch eine Gefahr dar? Diese Täterbeurteilung des Gutachters soll dann für den Rest von dessen Leben gelten.

Der Anspruch »Garantie: für immer und ewig« wird von mehreren Kriminologen – mich eingeschlossen – kritisch gesehen, da er nicht eingelöst werden kann. Teilweise wird gefordert, die Zeit der Vorhersage zu begrenzen, etwa auf zwei Jahre. Anschließend müsste eine neue Prognose erstellt werden, denn in diesem Zeitraum kann sich ein Leben sehr verändern. Kann sich somit auch ein Mensch sehr verändern. Was er fühlt. Was in seinem Kopf vorgeht, wie er in seinem Umfeld integriert ist. Es gibt zahllose zum Teil auch nur ganz gering scheinende Aspekte, die »das Böse« in jemandem (wieder) hervortreten lassen können. Zwei Jahre: Man denke nur an das eigene Leben und was sich darin in diesem Zeitraum verändert. Meist eine ganze Menge. Eine Prognose, die unserer Gesellschaft mit der Sicherheit dient, die sie wiederum verdient, sollte daher nicht auf das gesamte weitere Leben eines Täters angelegt sein.

Obgleich ich seit über 40 Jahren immer wieder Prognosegutachten erstelle, sind meine Gefühle angesichts der schweren Straftaten, um die es in der Regel geht, nicht geringer geworden. Diese Gefühle aber sind meine private Angelegenheit. Weder dürfen sie während der Exploration des Täters – in den Gesprächen mit ihm – in den Vordergrund treten noch für das Gutachten eine Rolle spielen. Ziel meiner Arbeit ist es, mit zu der Beantwortung der schwierigen Frage beizutragen: Womit ist der Gesellschaft am besten gedient? Mit einer weiteren kostenintensiven Inhaftierung – oder kann der Täter ohne große Sicherheitsprobleme entlassen werden? Ich suche nach Antworten auf die Frage, wie ein Mensch seine zurückliegenden Gewalttaten reflektiert, ob und vor allem wie es ihm gelingt, Schuld als Teil seiner Identität zu integrieren und damit weiterzuleben. Und der entscheidende Faktor: ob er in der Lage ist, sich zu kontrollieren, sein Leben für ihn befriedigend einzurichten, ohne dass es zu (schweren) weiteren Straftaten kommt.

Die Situation des Gutachters ist dabei nicht einfach: Ziel seiner Untersuchung ist die Einschätzung der Person hinsichtlich der Gefahr eines zukünftigen (schweren) straffälligen Verhaltens, sie zu »durchschauen«, ob es Hinweise hierfür gibt. Das Ziel des Täters ist ein ganz anderes: Er will vielfach nicht, zumindest nicht primär, dass der Psychologe oder Psychiater ihm hilft, er will vielmehr raus aus der Haft. Bald. Er will, dass der Gutachter ihm eine positive Prognose ausstellt, dass er vor Gericht darstellt: Dieser Mensch ist ungefährlich, kann wieder in »der Welt da draußen leben«. Die Gesprächssituation ist also von Anfang an davon besetzt, dass beide nicht dasselbe wollen. Das positive Bild, das Inhaftierte dem Gutachter verkaufen wollen, können sie allerdings, je länger die Gespräche dauern, meist nicht konsequent durchhalten – wenn es vorgespielt ist. Auch aus diesem Grunde sind mehr Gespräche als nur eines für eine aussagekräftige Prognose ausgesprochen wichtig.

Es gibt zwei Realitäten, die man anerkennen muss.

Erstens: Eine Welt ohne Gefahren gibt es nicht.

Zweitens: Ein Restrisiko, dass ein entlassener Häftling wieder rückfällig wird, gibt es immer.

Wären die Zeiträume der Prognosen kürzer, könnte man jenes Risiko minimieren. Doch ein Bruchteil bliebe auch dann immer noch. Die absolute Garantie gibt es nicht. Solche »Restrisiken« haben wir auch in anderen Bereichen, etwa im Verkehr, sie lassen sich nicht prinzipiell eliminieren, selbst wenn Politiker immer wieder aufs Neue versuchen, uns, was Straftaten betrifft, zu beruhigen, indem sie härtere Strafen versprechen und damit suggerieren, das werde dann schon helfen. Das gilt übrigens in vielen Bereichen, nicht nur wenn es um Verbrechen und deren Vermeidung geht. Man betrachte etwa die katastrophalen Unfälle in Atomkraftwerken, die sich bis in die jüngste Vergangenheit ereignet haben. Und dennoch heißt es von vielen Politikern, Unfälle seien so gut wie ausgeschlossen. Es bedurfte zweier schrecklicher Ereignisse, einmal in Tschernobyl und das andere Mal in Fukushima, um deutlich zu machen: Wenn etwas prinzipiell passieren kann, dann wird es auch irgendwann passieren

Auch als Prognosegutachter steht man immer in der Gefahr, ein »Fehlgutachten« abgegeben zu haben. Dagegen kann man sich nur insoweit schützen, als man sehr, sehr gründlich arbeitet, um die Fehlerwahrscheinlichkeit möglichst zu reduzieren; auszuschließen ist sie nicht. Als ich 1970, zu Beginn meiner Arbeit als forensischer Psychologe, mein erstes Gutachten vor einem Amtsgericht zu vertreten hatte, dieses vorher mit meinem damaligen sehr erfahrenen Chef durchsprach und am Schluss etwas sorgenvoll äußerte: »Was, Herr Professor, ist, wenn wir uns irren?«, lautete dessen Antwort: »Wenn Sie dieses Risiko nicht eingehen wollen, müssen Sie sofort mit dieser Tätigkeit aufhören.« Damals war ich noch Assistent am Institut für Psychologie einer Universität, zu dem eine »Gutachten- und Beratungsstelle« gehörte. Viele Aufträge von Gerichten gingen bei uns ein. Neben der Auseinandersetzung mit Tätern oder Täterinnen – mit Menschen, die sich in Grenzbereichen der Emotionen bewegen – hat mich immer interessiert, über Behandlungswege nachzudenken, die diesen Menschen in der Haft und danach einen Neuanfang ermöglichen können. Nicht für jeden ist dieser Neuanfang leicht möglich, auch das ist ein Aspekt der Gutachtertätigkeit, mit dem man zurechtkommen muss.

Bei einem Rückfall spielt oft auch der »Zufall« eine wesentliche Rolle – keine Prognose dieser Welt kann davor schützen, keine auch darauf vorbereiten, solche Zufälle vorauszusehen. Aber: Wichtig ist nach einer Haftentlassung in aller Regel eine gute Nachbetreuung. Viele Täter, vor allem wenn sie kein unterstützendes soziales Umfeld haben, benötigen Hilfe. Eine gute Bewährungshilfe kann hier ihren Beitrag leisten und sollte daher dringend »aufgestockt« werden. Die Fallbelastung für die Bewährungshelfer ist zu groß, als dass sie sich genügend um die Probanden kümmern können.

Als äußerst problematisch erachte ich, wenn die Rückfallrisiken allein Richtern und Gutachtern aufgebürdet werden; natürlich trägt man als Gutachter besondere Verantwortung, aber dabei darf nicht vergessen werden, der Gutachter nimmt einen gesellschaftlichen Auftrag wahr – und folglich muss dieser von der Allgemeinheit mitgetragen werden. Das ist wichtig. Wird die »Schuld« für ein Fehlgutachten dem Gutachter zugeschrieben, auch wenn der gut und gründlich gearbeitet hat, führt das automatisch zu mehr »false Positives«, so nennt man Fehlprognosen, die einem eigentlich inzwischen ungefährlichen Täter eine Prognose ausstellen, die diesen weiter in Haft hält. Das ist ein enormes Problem der ganzen »Gutachterei«.

Die Probleme, eine zuverlässige Prognose für den Rest eines Menschenlebens abzugeben, habe ich schon erwähnt. Von dem Gutachter wird die Einschätzung gefordert, ob »bei dem Verurteilten keine Gefahr mehr besteht, dass dessen durch die Tat zutage getretene Gefährlichkeit fortbesteht«. Die Kriterien sind somit sehr scharf, es wird eine Art Garantie verlangt. Kann ein Gutachter das überhaupt leisten? Er kann nur eine Wahrscheinlichkeitsaussage machen in dem Sinne, dass er etwa zu dem Ergebnis kommt, dass bei dem Untersuchten mit »großer Wahrscheinlichkeit« oder vielleicht sogar mit »sehr großer« oder gar »an Sicherheit grenzender Wahrscheinlichkeit« keine Gefahr mehr besteht, dass es zu weiteren schweren Straftaten kommt.

Manche Gutachter arbeiten in vorauseilendem Gehorsam und stellen für den Täter ungünstige Prognosen aus, um kein Risiko einzugehen – teilweise auch, um dem Auftraggeber zu »gefallen«, um neue Aufträge zu erhalten und einer möglichen Kritik aus dem Wege zu gehen. Kommt ein Gutachter zu dem Ergebnis, dass der Täter (noch) zu gefährlich ist, um gelockerte Haftbedingungen zu bekommen oder entlassen zu werden, ist er auf der »sicheren« Seite. Mit großer Wahrscheinlichkeit wird das Gericht dem Gutachten folgen und den Täter nicht entlassen, er bleibt weiter in Haft. Hat sich der Gutachter getäuscht, ist der Täter in Wirklichkeit völlig ungefährlich, kann der das so nie beweisen, er ist ja in Haft. Der Gutachter ist somit nicht in der Gefahr, dass ihm ein »Fehler« nachgewiesen werden könnte. Das zunehmende Bedürfnis der Öffentlichkeit nach immer mehr Sicherheit und die drohende Kritik bei falschen günstigen Prognosen setzen Prognostiker verständlicherweise enorm unter Druck. Dass diese sich dabei bemühen, möglichst kein Risiko einzugehen, ist verständlich. Das entspricht zugleich vielfach »Volkes Wille«. Daneben gibt es noch ein anderes

Problem. Junge oder noch unerfahrene Gutachter gehen verständlicherweise auch lieber »auf Nummer sicher«. Dass die Anzahl von Fehlprognosen im Sinne von »false Positives«, nicht gering ist, belegen bereits Untersuchungen aus den 1970er-Jahren in den USA. Dort wurden teilweise von Gutachtern als gefährlich eingeschätzte Täter trotzdem aus der Haft entlassen. Nachuntersuchungen konnten zeigen, dass die angeblich »Gefährlichen« keineswegs wirklich gefährlich waren und sich zu einem erheblichen Teil in Freiheit sehr gut bewährten. Inzwischen liegt auch eine deutsche Untersuchung von Michael Alex[72] vor, die ebenfalls zeigen konnte, dass der Anteil der »false Positives« bei Prognosegutachten erheblich ist. So betont der Autor, seine Ergebnisse zusammenfassend: »Insgesamt liegt die Rückfallhäufigkeit im Rahmen der sonstigen Befunde aus der Rückfallforschung, im Hinblick auf mit unbedingter Freiheitsstrafe geahndeter erheblicherer Delinquenz mit 16 Prozent eher an der unteren Grenze, obwohl allen Entlassenen eine schlechte Prognose für künftige Straffälligkeit gestellt worden war ... Die relativ niedrige Rückfalldelinquenz von erheblicher Bedeutung bei attestierter hoher Gefährlichkeit erhärtet die Zweifel an der Zuverlässigkeit von Kriminalprognosen.« Man mag dazu sagen, besser einer zu viel in Haft als einer zu wenig. Aber: Was, wenn es das eigene Schicksal wäre?

Was in der Kriminologie vielfach diskutiert wird, ist die Frage eines Perspektivwechsels in Gesellschaft und Kriminalpolitik. In den 1970er- und 80er-Jahren wurde auf Resozialisierung gesetzt, die öffentliche Meinung ging deutlich in diese Richtung, das damals geschaffene erste deutsche Strafvollzugsgesetz drückt diesen Geist aus, wenn bereits in Paragraf 2 als »Vollzugsziel« definiert wird, den Gefangenen während der Inhaftierung zu befähigen, »künftig in sozialer Verantwortung ein Leben ohne Straftaten zu führen«. Der Einstellungswandel macht sich bemerkbar, wenn man in die inzwischen vorliegenden Länderstrafvollzugsgesetze schaut, in denen dieses Ziel vielfach nach hinten gerückt ist. Heute herrscht in unserer Gesellschaft weitgehend die Überzeugung, null Risiko eingehen zu wollen, gerade was Straftäter betrifft, die ihre Gefährlichkeit ja »bewiesen« haben und deren Beschwerdemacht ausgesprochen gering ist. Die Fairness in einer Gesellschaft kann man allerdings vor allem daran ablesen, wie sie gerade mit unterprivilegierten Gruppen umgeht, die sich selbst nur schwer wehren können. Die Gerichte und Vollzugsanstalten sind zunehmend vorsichtiger geworden und fürchten, durch vorzeitige Entlassungen von Straftätern, die eventuell wieder (schwer) rückfällig werden, negativ in die Schlagzeilen zu geraten.

Populistische Politiker heizen diese Null-Risiko-Stimmung an, befeuern den ohnehin leicht hochkochenden Zorn in der Gesellschaft. Es ist verständlich, dass schwere Straftaten erschüttern und die Wut auf den oder die Täter lenken. Selbstverständlich muss geprüft werden, wie man solche Taten in Zukunft verhindern kann. Dass die »Lösung« des komplexen Problems nicht darin bestehen kann, lediglich die Strafen zu verschärfen, zeigen empirische Untersuchungen mehr und mehr. Wenn schon Freiheitsstrafen, dann sollten diese intensiver für die Resozialisierung der Betroffenen genutzt werden. Die Medien spielen eine maßgebliche Rolle hinsichtlich der Einstellung zu Straftätern, vertreten hierbei allerdings ihre eigenen Interessen, beim Leser »anzukommen«. Drucken sie Fotos und titeln Schlagzeilen von »Bestien« und »Monstern«, die morden und vergewaltigen, brodelt es »in der Öffentlichkeit«. Und dann gibt es natürlich noch den »Saustall der Gerichte, der Gutachter, der Anwälte schwerer Straftäter«, die leicht in die Gefahr geraten können, verteufelt zu werden. Pflichtverteidiger können davon ebenso ein Lied singen wie Prognosegutachter. Nicht selten kommt es vor, dass man bei »medienträchtigen« Strafverfahren, in denen man als Gutachter auftritt und zu einem für den Inhaftierten günstigen Ergebnis kommt, beschimpfende Briefe erhält, auch das kann Gutachter unter Druck setzen, diesen Stress möglichst zu vermeiden.

Die Wut angesichts einer grausamen Tat lässt einen kaum los, was durchaus verständlich ist. Und umso mehr, wie schwer es ist, sich einzugestehen, dass es diese Art von Grausamkeit – und noch Schlimmeres – in der Geschichte der Menschheit immer gegeben hat und wahrscheinlich auch immer geben wird. Wenn Medien und Politik teilweise vorgeben, das Gegenteil sei möglich und es liege in der Verantwortung der zu milden Gerichte und der blauäugigen Gutachter, der »Gutmenschen«, wenn immer noch so schlimme Taten geschehen, ist das eine grobe Vereinfachung der Realitäten. Straftaten werden wohl immer geschehen, auch schlimme wie Mord. Wir müssen versuchen, diese Taten so niedrig wie möglich zu halten, auf null werden wir nicht kommen. Den überlebenden Opfern und ihren Angehörigen muss möglichst effizient geholfen werden, den angerichteten Schaden zu beheben. Freiheitsentzug bei den Tätern sollte möglichst genutzt werden, um diese in die Gesellschaft als ordentliche, rechtstreue Bürger zu integrieren. Das Sanktionsbedürfnis der Öffentlichkeit gerade nach schweren Straftaten ist verständlich. Meist nimmt es allerdings nach einiger Zeit wieder ab. Die Öffentlichkeit sollte daher mehr über die Hintergründe von Straftaten aufgeklärt werden.

Was Gutachten betrifft, muss man auch beachten, dass der Gutachter in aller Regel nicht darüber informiert wird, ob sein Gutachten »richtig« war, vor allem wenn er eine günstige Prognose gestellt hat und der Betroffene aus dem Strafvollzug entlassen wurde. Es gibt kein System der Rückmeldung, das darüber informiert, ob man sich mit einer Prognose getäuscht hat und etwa ein Ex-Häftling wieder straffällig geworden ist. Wenn überhaupt, erfährt man es mehr oder weniger zufällig, wenn etwa wieder einer »sitzt«, oder wenn man über einen Entlassenen erfährt, dass er Fuß gefasst hat und sich positiv entwickelt hat. Ich erhalte von wenigen »Ehemaligen« gelegentlich noch Briefe, in denen sie sich etwa bedanken und mir mitteilen, wie es ihnen inzwischen geht. Eine solche Rückmeldung kann dem Gutachter wesentliche Information für sein weiteres Vorgehen geben.

Die Sorge, dass man sich bei einem Gutachten, wenn man zu einem »günstigen« Ergebnis kommt und sich für Vollzugslockerungen oder gar eine Entlassung ausspricht, irren und der Täter eine erneute schwere Straftat begehen könnte, ist dauernd präsent. Schützen kann man sich gegen solche »Fehlprognosen« nur, indem man möglichst gut arbeitet und alle verfügbaren Informationen heranzieht. Ich habe vielfach auch mit Kollegen zusammengearbeitet, um deren Einschätzung mit in die Beurteilung einfließen zu lassen. Selbstverständlich trifft letztlich der Auftraggeber, in der Regel das Gericht, die Entscheidung, allerdings entlastet das nicht, denn dieses muss sich natürlich auf den Gutachter verlassen können. Das Gericht prüft auch noch einmal, ob das Gutachten qualitativ gut ist, etwa vor dem Hintergrund der seit 2006 vorliegenden »Mindestanforderungen für Prognosegutachten«[73], und wie es selbst die Prognose einschätzen würde. In der Regel nimmt auch noch die Vollzugsanstalt Stellung, sodass mehrere Beurteilungen vorliegen.

Prognosegutachten werden seit Jahren mehr und mehr angefordert, einerseits vor dem Hintergrund des gesteigerten Sicherheitsbedürfnisses, andererseits aber auch aufgrund veränderter gesetzlicher Bestimmungen. Die entscheidenden Instanzen sichern sich verständlicherweise dadurch ab, dass sie ein Prognosegutachten einholen. Man kann geradezu von einem boomenden Markt sprechen. Die gesteigerte Nachfrage hat zur Konsequenz, dass vielfach nicht genügend erfahrene Gutachter zur Verfügung stehen, was dazu führen kann, dass die Gerichte auf teilweise noch unerfahrene Psychologen oder Psychiater zurückgreifen (müssen). Die Folgen sind, dass es zu Fehlprognosen kommt, wobei diese Gutachter sich vielfach dadurch »in Sicherheit« bringen, dass sie »false Positives« produzieren.

Teilweise werden bei Prognosegutachten auch Kriterien herangezogen, deren Validität fraglich ist und durch neuere Untersuchungen nicht bestätigt werden konnte. So zeigen wissenschaftliche Untersuchungen etwa, dass das Leugnen einer Straftat bzw. Teilen davon nicht zwangsläufig auf eine hohe Rückfallgefahr hinweisen muss. Auch das Verhalten in Haft muss differenziert gewichtet und beurteilt werden, nicht jeder »auffällige« Insasse hat zwangsläufig eine hohe Rückfallgefahr. So hatte ich vor Jahren einen in einer norddeutschen Vollzugsanstalt langjährig Inhaftierten zu begutachten. Die Vollzugsanstalt stellte ihm eine eher negative Prognose aus, berief sich dabei vor allem auch auf sein »renitentes« Verhalten in der Haft. Er stelle dauernd irgendwelche Anträge, deren Bearbeitung viel Zeit in Anspruch nehme. Der Ärger der Anstalt über diese »Zeitverschwendung« ist verständlich – eine genaue Prüfung der Anträge des Inhaftierten erweckte in mir allerdings den Eindruck, dass die meisten von ihnen eine gewisse Berechtigung hatten. Er beschwerte sich immer wieder über Anstaltsentscheidungen, die mir durchaus »diskussionswürdig« schienen. Ein Gespräch mit einem Anstaltspsychologen, das nach seiner Auskunft nie stattgefunden hatte, hätte die Situation vielleicht bereinigen können.

Es gibt Täter, die zum Zeitpunkt der Begutachtung als so gefährlich eingeschätzt werden, dass sie zumindest jetzt noch nicht entlassen werden können. Das muss dann allerdings überzeugend begründet werden. Ich habe auch schon Prognosegutachten erlebt, in denen der Gutachter lediglich mehr oder weniger aus vorliegenden Vorgutachten abgeschrieben und sich deren negativem Votum angeschlossen hat.

Ferner sollte ein Prognosegutachten in derartigen Fällen meines Erachtens auch detaillierte Hinweise dazu erhalten, wie man bei solchen Inhaftierten weiterkommen kann, d.h. was geschehen sollte, um die Prognose zu verbessern. Ein Ergebnis, dass lediglich feststellt, die Prognose sei zu ungünstig, als dass eine Entlassung verantwortet werden könnte, ist aus meiner Sicht nicht ausreichend. Man muss dabei ja auch berücksichtigen, dass der Gutachter, hat er seriös gearbeitet, den Täter in mehreren Gesprächen gut kennengelernt und seine Defizite und Probleme kennt. Dieses Wissen sollte dann auch genutzt werden, um möglichst genaue Hinweise auf das weitere Vorgehen zu geben. Ich bespreche ein solches Vorgehen nach Möglichkeit mit den zuständigen Anstaltsvertretern, etwa Psychologen oder Sozialarbeitern, um auch deren Meinung, etwa über Behandlungschancen, einzuholen. Am Schluss teile ich auch das für den Betroffenen ungünstige Ergebnis, wie erwähnt, dem Insassen selbst mit, einerseits um ihm zu vermitteln, dass er ernst genommen wird, andererseits aber auch, um ihn zu motivieren, an sich zu arbeiten. Bei Prognosegutachten muss es primär um die Frage gehen, wie groß die Gefahr eines schweren Rückfalls (noch) ist. Es sollte gleichzeitig aber auch – und zwar immer – um die Frage gehen: Was kann gemacht werden, in oder außerhalb der Haft (etwa im Freigang), um die Rückfallgefahr zu senken?

Ein Beispiel: Vor ein paar Jahren wurde ich mit der Begutachtung eines Sexualstraftäters beauftragt, der wegen sexuellen Kindesmissbrauchs verurteilt worden war. Er galt als »hoffnungsloser Fall«, leugnete alles. Für seine aktuelle Prognose war er bereits von einem Gutachter »unter die Lupe genommen worden« – und als weiterhin gefährlich eingestuft worden. Ich war der zweite. Wie sich schnell herausstellte, hatte der Erstgutachter den Inhaftierten insgesamt nur zwei Stunden exploriert, in dieser Zeit auch die Gefangenenpersonalakte durchgesehen und einige »psychologische Tests« durchgeführt. Ich sprach mit ihm an drei Tagen jeweils mehrere Stunden lang. Nach Ansicht des Straftäters hatte der vorherige Gutachter ihm gar nicht zugehört. Wie die meisten Häftlinge brauchte er eine Weile, um sich im Gespräch zu öffnen. Schließlich gestand er nun im Lauf des Gesprächs von sich aus erstmals den Großteil der Taten, deretwegen er verurteilt worden ist, ein. Das veränderte seine Situation deutlich. Denn – ich erwähnte es schon – ein Täter, der leugnet, gilt auch meist als »behandlungsunfähig«. Nun konnten wir auch konkrete Überlegungen über eine Behandlung, der gegenüber er durchaus offen war, anstellen.

Der Ansatz dieses Buches besteht keinesfalls darin, Täter und ihr Handeln zu entschuldigen oder zu bagatellisieren, es geht vielmehr darum, zu einem rationalen Umgang mit diesem gesellschaftlichen Problem aufzurufen. Nur wer sich mit den Hintergründen von Straftaten, auch mit der Biografie eines Täters auseinandersetzt, hat die Chance zu verstehen, warum es zu der Tat oder den Taten gekommen ist. Verstehen zu wollen bedeutet nicht, dass man die Taten entschuldigen oder verharmlosen möchte. Viele Straftaten sind für die Opfer schrecklich und schädigen sie lebenslang. Deshalb muss von der Seite der Wissenschaft alles getan werden, um solche Taten möglichst zu verhindern. Es muss aber auch darauf hingewiesen werden, welche Maßnahmen wenig oder gar nicht helfen. Die Ursachen von Straftaten sind komplex und haben meist lange Vorgeschichten, sind in gesellschaftlichen Bedingungen oder auch besonderen Persönlichkeitseigenschaften zu suchen, geschehen in vielen Fällen dann aus einer spezifischen Situation heraus. Von daher überrascht es nicht, wenn auch die Prävention von Straftaten schwierige Fragen aufwirft und einfache Lösungen meist »zu einfach« sind. Eine Gesellschaft muss sich fragen, welche Risiken sie selbst schafft, wenn bei vernachlässigten, missbrauchten, misshandelten Kindern und Jugendlichen weggesehen wird. Hierbei geht es nicht nur um körperliche, sondern auch um psychische Gewalt. Denn diese Kinder und

Jugendlichen machen einen Großteil der später durch straffälliges oder sonstiges »abweichendes« Verhalten Auffälligen aus.

Schon vor mehr als 30 Jahren schrieb der Psychoanalytiker und Sozialforscher Tilmann Moser[74] zu Recht: »Erstaunlich ist, in welchem Ausmaß die Gesellschaft diesen Kindern Zeit lässt, sich zu Kriminellen zu entfalten. Sie kümmert sich kaum um sie, solange sie Opfer sind. Erst wenn sich die Gesellschaft selbst als Opfer fühlen oder wenigstens darstellen kann, greift sie ein. Dann aber so wie verwahrloste und unreife Eltern, die blind zuschlagen, wenn ihnen das Gezeter und die Streiche der von ihnen vernachlässigten Kinder auf die Nerven gehen, wenn das zornige Bedürfnis, sich Ruhe zu verschaffen, zum Hauptmotiv des Eingriffs wird.«

Die Forschung hat inzwischen in zahlreichen Studien die für das weitere Leben vielfach katastrophalen Auswirkungen von Kindesmisshandlung und Vernachlässigung belegt. Die Indizien einer Fehlentwicklung sind nach Moser »am Kind noch leichter als Zeichen des Leidens zu erkennen und zu deuten als später, wenn das selbst zugefügte Leid in den Vordergrund rückt, wenn sich Entbehrung in Gier, Ablehnung in Aggression, Unaufrichtigkeit in Niedertracht und Brutalität in Gewissenlosigkeit verwandelt haben«.

Kriminalpolitische Maßnahmen setzen in der Regel erst dann ein, wenn eine Person (schwer) straffällig geworden ist. Das wird von der Mehrzahl der Kriminologen seit Jahren kritisiert. Es ist bis heute erstaunlich – wie Tilmann Moser, wie dargelegt, schon vor Jahrzehnten betonte –, in welchem Ausmaß die Gesellschaft lange Zeit wegschaut, obwohl Probleme in der Entwicklung in manchen Familien deutlich werden. Es kann vor dem Hintergrund vorliegender internationaler Ergebnisse kein Zweifel darüber bestehen, dass primärpräventive Maßnahmen in Problemfamilien effektiv zur Verhinderung sozial auffälligen Verhaltens, auch von Kriminalität, sind. Vor allem aber sind sie billiger als das Zuwarten und spätere Abstrafen der Betroffenen.

Kann durch eine Verschärfung der Sanktionen, des Strafrechts, etwas erreicht werden, was von politischer Seite oft suggeriert wird? Einfach härtere Strafen zu verhängen ist eine »einfache« Lösung, aber ist sie auch wirksam? Inhaftierung kostet Geld, die Kosten für einen Hafttag liegen in Deutschland im Regelvollzug bei ca. 80 Euro. Bei ca. 58 000 Gefangenen und Sicherungsverwahrten belaufen sich die täglichen Kosten somit auf ca. 4 640 000 Euro, für ein Jahr ergibt das eine Summe von ca. 1,7 Milliarden Euro. Da ist es berechtigt die Frage zu stellen, ob das Geld vernünftig, im Sinne einer wirksamen Prävention von Straftaten ausgegeben wird. Verbessert eine Haftstrafe die Situation?

Studien zeigen, dass vor allem bei schweren Straftaten nicht Gesetzesverschärfungen zum Rückgang von Kriminalität führen, sondern dass ein entscheidender Faktor in einer funktionierenden Kinder-, Jugend- und Familienpolitik liegt und darüber hinaus auch in einer funktionierenden Kinder- und Jugendpsychologie/-psychiatrie, die sich schwer gestörter Kinder früh genug annimmt. Dafür braucht es Experten, die in Kindergärten und Schulen arbeiten. Und es braucht erheblich besser ausgestattete Jugendämter mit mehr Handlungsspielraum. Die Gesellschaft macht es sich zu einfach, wenn sie die Ursachen von Straffälligkeit einfach beim Täter festmacht und ihren eigenen Anteil nicht sehen will – auch wenn einige Medien das immer wieder so darstellen. Eine Verschärfung des Strafrechts führt nicht weiter. So betonte der kürzlich verstorbene frühere Vorsitzende des Zweiten Senats und Vizepräsident des Bundesverfassungsgerichts, Winfried Hassemer, in seinem Band: »Warum Strafe sein muss« [75]: »Das Strafrecht bewegt sich, wie andere Bereiche unseres Lebens auch, im Spannungsverhältnis von Sicherheit und Freiheit seit geraumer Zeit hin zum Pol der Sicherheit. In dieser Bewegung verschärft sich das Strafrecht, es verbessert sich nicht. Es dehnt sich aus durch mehr und kompliziertere Verbote, durch höhere Strafandrohungen und Strafen, durch Verschärfung der Ermittlungsinstrumente, durch Abbau von Garantien, die den Zielen von Schutz und Schonung dienen, das Verfahren aber verzögern können. Es antwortet damit auf eine wachsende Angst der modernen Gesellschaften vor unbeherrschbaren Risiken, auf verbreitete Kontrollbedürfnisse, auf Prozesse normativer Desorientierung, in denen Gewissheiten verblassen, auf die wir uns früher blind verlassen haben.«

Was, wie erwähnt, gern unter den Teppich gekehrt wird, ist die Tatsache, dass die Straffälligkeit, die psychischen Krankheiten oder Verhaltensstörungen, die auf Sozialisationsschäden folgen, eine Gesellschaft eine Menge Geld kosten. Der amerikanische Kriminologe L.P. Dalley brachte es am Ende eines wissenschaftlichen Aufsatzes, wie oben erwähnt, auf den treffenden Nenner: »Kurz gesagt, die verbleibende Frage ist eine einfache: Zahlen wir jetzt oder später? Man könnte nach inzwischen vorliegenden Kosten-Nutzen-Rechnungen noch hinzufügen: später wird es teurer.«[76] Genauer gesagt: wenn der Täter im Gefängnis sitzt.

Eine bessere Familienpolitik kostet verständlicherweise Geld. Kosten-Nutzen-Analysen zeigen allerdings international einhellig, dass Primärpräventionen in Familien, Kindergärten und Schulen sich »rechnen«. Letztlich geht es nicht nur um die Prävention späteren straffälligen Verhaltens, sondern auch weiterer, nicht strafbarer »Auffälligkeiten« wie psychischer Krankheiten, die zumindest teilweise verhindert werden können.

Friedrich Schiller schildert in seiner Novelle *Der Verbrecher aus verlorener Ehre* aus dem Jahre 1786 den realen Fall eines Menschen, der auch durch widrige Umstände sich mehr und mehr in schwere Straftaten verstrickte. Der Dichter betont, dass es wichtig ist, mit dem Täter bekannt zu werden, »eh' er handelt; wir müssen ihn seine Handlung nicht bloß *vollbringen*, sondern auch *wollen* sehen. An seinen Gedanken liegt uns unendlich mehr als an seinen Taten, und noch weit mehr an den Quellen seiner Gedanken, als an den Folgen jener Taten. Man hat das Erdreich des Vesuvs untersucht, sich die Entstehung seines Brandes zu erklären; warum schenkt man einer moralischen Erscheinung weniger Aufmerksamkeit als einer physischen? Warum achtet man nicht in eben dem Grade auf die Beschaffenheit und Stellung der Dinge, welche einen solchen Menschen umgaben, bis der gesammelte Zunder in seinem Inwendigen Feuer fing?«[77]

Ich nehme regelmäßig an Kongressen und Diskussionspodien teil, wo immer wieder darauf verwiesen wird, dass mehr für inhaftierte Täter getan werden müsse. Vertreter von Opferorganisationen betonen teilweise: »Nein, es muss mehr für die Opfer getan werden.« Vollkommen richtig. Für beide Seiten muss mehr getan werden, und das Ausspielen der einen gegen die andere Seite ist eine beliebte Methode populistischer Politiker, die immer dann lauthals aufschreien, wenn eine besonders schreckliche Gewaltstraftat begangen wurde, aber sobald der mediale Rauch sich verzogen hat, für keinen wirklich etwas tun. Was von fachmännischer kriminologischer Seite immer wieder gefordert wird – mehr Hilfen im Sinne einer Primärprävention –, wird bestenfalls versprochen, in der Regel aber dann doch wieder »vergessen«.

Politiker wollen wiedergewählt werden, was verständlich ist, denn wer nicht wiedergewählt wird, kann politisch weniger bewirken. Allerdings führt das auch zu dem problematischen Nebeneffekt, dass in der Öffentlichkeit »unerwünschte« Lösungen, vielleicht auch aus Unkenntnis der Hintergründe, wie das gerade auch für das Thema Straffälligkeit zutrifft, nicht aufgegriffen und somit auch keiner Lösung nähergebracht werden. So unterstützte beispielsweise die früher bayerische Staatsministerin der Justiz, Beate Merk, in einer Veröffentlichung[78] »bei Heranwachsenden, die wegen besonders grausamer oder anderer besonders schwerer Mordverbrechen verurteilt werden«, die Erhöhung der Maximal-Jugendstrafe von zehn auf 15 Jahre. Wissenschaftliche Ergebnisse deuten allerdings weitgehend einhellig darauf hin, dass die Erhöhung des Strafmaßes nicht weniger Kriminalität bedeutet, sondern lediglich mehr Kosten. Es bedeutet nicht, dass Straftaten zurückgehen oder Täter, die in Haft waren, nicht doch rückfällig werden könnten. Höhere Strafen sind gerade für Täter schwerster Straftaten offensichtlich keine Abschreckung – auch das zeigen Untersuchungen. Um eine fundierte Kriminalpolitik betreiben zu können, ist es wichtig, die neuesten Ergebnisse der Kriminologie zu berücksichtigen und möglichst umzusetzen. Das gilt auch für andere Bereiche, wie etwa die Medizin. Wenn der frühere Bundeskanzler Schröder vor Jahren hinsichtlich Kinderschändern empfohlen hat, »einfach wegsperren«, dann mag das bei vielen in der Öffentlichkeit »ankommen«, ob es im Sinne einer Kriminalprävention weiterhilft ist eine andere Frage. Da kommt man systematisch eher weiter, wenn man entsprechende Untersuchungsergebnisse berücksichtigt, die auch hier vielfach ein anderes Bild zeichnen.

Ein Freiheitsentzug kann aus Sicherheitsgründen und um den Täter zum Nachdenken zu bringen, ihn aus seinem »kriminellen Milieu« herauszulösen, wichtig sein. Allerdings sollte es nicht dabei bleiben, die Inhaftierungszeit sollte vielmehr genutzt werden, den Täter mittels vorhandener Resozialisierungsprogramme zu »bessern« und möglichst bald wieder in die Gesellschaft zu integrieren und ihm zu einem Leben in Rechtstreue zu verhelfen. Das genau ist, wie betont, die Aufgabe des Strafvollzugs nach Paragraf 2 des 1977 in Kraft getretenen Gesetzes über den Vollzug der Freiheitsstrafe und der freiheitsentziehenden Maßregeln der Besserung und Sicherung mit ergänzenden Bestimmungen.

Untersuchungen zeigen deutlich, dass gerade auch Opfer von Straftaten, sieht man einmal von solchen sehr schwerer Taten ab, nicht primär an einer harten Bestrafung des Täters interessiert sind, sondern eher an einer Wiedergutmachung des erlittenen materiellen und vielfach auch vorhandenen psychischen Schadens. Der Schaden kann durch Alternativen zu (harten) Kriminalsanktionen vielfach besser behoben werden. In Deutschland hat man sich in den letzten Jahren vielfach bemüht, solche Alternativen weiterzuentwickeln. Beim klassischen Strafverfahren wird das Opfer in aller Regel nur als Zeuge »benutzt«, welches das Verhalten des Täters beschreiben soll, um so dem Gericht hinsichtlich der Beurteilung der Tat und der Strafzumessung zu helfen. Das ist zweifellos ein wichtiger Aspekt. Hat das Opfer seine Aussage vor Gericht gemacht, hat es seine Schuldigkeit getan und wird entlassen. Als »Genugtuung« wird ihm in aller Regel die Bestrafung des Täters »angeboten«. Täter-Opfer-Ausgleichsprogramme, wie sie mehr und mehr diskutiert und vielfach auch angewandt werden, können hier ergänzend zur Befriedigung zwischen Täter und Opfer beitragen.

Zwar gibt es in Deutschland nach ausländischem Vorbild bereits seit 1976 ein Gesetz über die Entschädigung für Opfer von Gewalttaten – Opferentschädigungsgesetz (OEG) –, das inzwischen mehrfach verändert und ergänzt wurde; eine staatliche Hilfe erhalten aber offensichtlich nur relativ wenige Opfer. Nach Paragraf 1 des OEG wird entschädigt, »wer im Geltungsbereich dieses Gesetzes oder auf einem deutschen Schiff oder Luftfahrzeug infolge eines vorsätzlichen, rechtswidrigen, tätlichen Angriffs gegen seine oder eine andere Person oder durch dessen rechtmäßige Abwehr eine gesundheitliche Schädigung erlitten hat«. Der Schaden und die eigene Unschuld an dessen Entstehung müssen nachgewiesen werden, was vielfach ausgesprochen schwierig ist. Wie der Kriminologe Hans-Dieter Schwind[79] in Bezug auf eine Veröffentlichung des Weißen Rings betont, wurden 2011 20 435 Anträge nach dem OEG gestellt, von denen letztlich nur 7579, also 37 Prozent, anerkannt wurden.

Hierbei ist auch zu beachten, dass ein Großteil gerade auch schwerer, die Opfer besonders beeinträchtigender Straftaten in der eigenen Familie bzw. dem engeren sozialen Umfeld begangen wird. Birte Rohles von Terre des Femmes brachte es am 25. November 2013, dem Internationalen Tag gegen Gewalt an Frauen, auf den Punkt: Die Familie sei der »gefährlichste Ort«. Ja, sie kann es sein. Vor allem Frauen und Kinder, die (körperlich) Schwächsten, werden hier vielfach Opfer. Etwa 20 000 Frauen und fast genauso viele Kinder suchen jedes Jahr Zuflucht in einem der bundesweit 350 Frauenhäuser, wie Stefanie Föhring von der Zentralen Informationsstelle Autonomer Frauenhäuser – ZIF – betont. Oft endet diese Gewalt für die Opfer auch tödlich. 2012 etwa wurden 106 Frauen von ihrem Ehemann, Partner oder Ex-partner getötet.[80]

Bei den meisten Morden, die in Deutschland verübt werden, handelt es sich um Beziehungstaten. 85 bis 90 Prozent der Tötungsdelikte werden von Männern begangen. Was die Taten von Männern und Frauen gleichermaßen betrifft: Bei 80 Prozent aller Gewaltdelikte spielt der Alkohol eine wesentliche Rolle. Dass Alkohol Gewaltdelikte und Missverhalten »begünstigt«, gilt für viele Bereiche – vom Straßenverkehr bis hin zu Tötungsdelikten. Alkohol spielt vielfach auch bei den Taten von Jugendlichen eine Rolle.

Meine Explorationen enden immer mit demselben Punkt: Ich sage dem Täter, ob seine Prognose für ihn positiv oder negativ ausfällt. Der Umgang des Prognostikers mit seinem Klienten kann auch einen kleinen Beitrag zu dessen Resozialisierung leisten. Ein erheblicher Teil der Insassen von Justizvollzugsanstalten wird auch ohne spezifische Behandlungsmaßnahmen nicht mehr rückfällig werden, weil ihn die Haft entsprechend geprägt hat, er vielleicht auch älter und damit »vernünftiger« geworden ist oder draußen ein ihn unterstützendes soziales Netzwerk hat. Vielleicht konnte er inzwischen auch eine qualifizierte Ausbildung erlangen, sodass er auf ihn befriedigendere Weise in das Berufsleben integriert werden konnte. Ein Teil benötigt allerdings konkrete Hilfe und Unterstützung. Es liegen eventuell schwere psychische Schädigungen vor oder ein kriminelles Verhalten unterstützende Einstellungen. Diese Menschen haben vielleicht draußen niemanden mehr, der sich um sie kümmert, haben keine Lebensperspektive. Hier sollten konkrete Hilfsangebote, etwa in Form von gezielten Behandlungsprogrammen, einer intensiven Entlassungsvorbereitung und vor allem auch Nachbetreuung, zur Verfügung gestellt werden können. Vielfach mangelt es weniger am guten Willen als am Fachpersonal.

Dank

Der Verfasser dankt Anne Ameri-Siemens für ihre vielfältige Hilfe bei der Arbeit an diesem Buch.

Des Weiteren geht sein Dank an Wolfgang Gartmann, Ulrich Wank und Nele Mengler vom Piper Verlag für die sorgfältige Herstellung des Buches.

Anmerkungen

1   Saimeh, Nahlah (2013). *Jeder kann zum Mörder werden. Wahre Fälle einer forensischen Psychiaterin.* München: Piper.

2   Zimbardo, Philip (2007). *Der Luzifer-Effekt. Die Macht der Umstände und die Psychologie des Bösen.* Heidelberg: Spektrum akademischer Verlag.

3   Vgl. etwa Bliesener, T. (2007). »Psychologische Instrumente für Kriminalprognose und Risikomanagement«, *Praxis der Rechtspsychologie* 17, S. 323–344.

4   Schmucker, Martin (2004). *Kann Therapie Rückfälle verhindern? Metaanalytische Befunde zur Wirksamkeit der Sexualstraftäterbehandlung.* Herbolzheim: Centaurus Verlag.

5   Elz, J. (2002), *Legalbewährung und kriminelle Karrieren von Sexualstraftätern – Sexuelle Missbrauchsdelikte.* Wiesbaden: Kriminologische Zentralstelle.

6   Kury, Helmut (2008). »Heute Opfer – morgen Täter? Prävention von Gewalt im sozialen Nahbereich aus Sicht der Kriminologie«. In: Landespräventionsrat Niedersachsen – LPR (Hrsg.), *Betrifft: Häusliche Gewalt. Perspektiven für die Prävention. Ein Handbuch für Fachkräfte in Schulen, sozialen Diensten, Frauenunterstützungseinrichtungen, Polizei und Justiz.* Hannover: Landespräventionsrat, S. 21–36.

7   Thomas Darnstädt (2013). *Der Richter und sein Opfer. Wenn die Justiz sich irrt.* München: Piper.

8   Kröber, H.-L. (2010). »Leugnen der Tat und Tatbearbeitung in der prognostischen Begutachtung«, *Forensische Psychiatrie, Psychologie und Kriminologie* 4, S. 32–38.

9   Grawe, Klaus, Donati, Ruth, Bernauer, Friederike (1994). *Psychotherapie im Wandel. Von der Konfession zur Profession.* Göttingen u. a.: Hogrefe.

10   Vgl. etwa Wischka, B., Pecher, W., Boogaart, H. Van den (Hrsg.) (2012). *Behandlung von Straftätern.* Herbolzheim: Centaurus.

11   *Polizeiliche Kriminalstatistik für das Jahr 2012* (2013), Bundeskriminalamt (Hrsg.). Wiesbaden, S. 134.

12 *Weltgesundheitsorganisation (1991). Internationale Klassifikation psychischer Störungen. ICD-10 Kapitel V (F). Klinisch-diagnostische Leitlinien.* Herausgegeben von H. Dilling, W. Mombour und M.H. Schmidt. Bern u.a.: Hans Huber Verlag.

13 *Polizeiliche Kriminalstatistik 2012* (2013). A.a.O., S. 132.

14 Hestermann, Thomas (2010). *Fernsehgewalt und die Einschaltquote. Welches Publikumsbild Fernsehschaffende leitet, wenn sie über Gewaltkriminalität berichten.* Baden-Baden: Nomos.

15 Kury, Helmut, Dörmann, Uwe, Richter, Harald, Würger, Michael (1996). *Opfererfahrungen und Meinungen zur Inneren Sicherheit in Deutschland.* Wiesbaden: Bundeskriminalamt.
    Ludwig, Heike, Kräupl, Günther (2005). *Viktimisierung, Sanktionen und Strafverfolgung.* Mönchengladbach: Forum Verlag Godesberg.

16 *Polizeiliche Kriminalstatistik 2012* (2013). A.a.O., S. 143.

17 Vgl. Sato, Mai. (2013). *Public opinion and the death penalty in Japan: measuring tolerance for abolition.* Heidelberg: Springer; Roberts, Julian V. und Hough, Mike, (2005). *Understanding public attitudes to criminal justice.* Maidenhead, UK: Open University Press.

18 Aslan, R. (2013). *Zelot. Jesus von Nazaret und seine Zeit,* Reinbek: Rowohlt.

19 Aslan, a.a.O., S. 82.

20 Aslan. a.O., S. 130.

21 Aslan a.O., S. 201.

22 Ebd.

23 Vgl. Dölling, Dieter, Entorf, Horst, Hermann, Dieter, Rupp, Thomas (2011), »Meta-Analysis of Empirical Studies on Deterrence«. In: Kury, Helmut, Shea, Evelyn (Hrsg.), *Punitivity. International Developments.* Band 3: *Punitiveness and Punishment.* Bochum: Universitätsverlag Dr. Brockmeyer, S. 315–378.

24 Martinson, Robert (1974). »What works? Questions and answers about prison reform«. *The Public Interest* 35, S. 22–54.

25 Lipton, D., Martinson, R., Wilks, J. (1975). *The Effectiveness of Correctional Treatment.* New York: Praeger.

26 Wößner, Gunda, Hefendehl, Roland, Albrecht, Hans-Jörg (Hrsg.) (2013). *Sexuelle Gewalt und Sozialtherapie.* Berlin; Duncker & Humblot.

27 Spieß, Gerhard (2013). »Wenn nicht mehr, wenn nicht härtere Strafen – was dann? Die Modernisierung des deutschen Sanktionensystems und die Befunde der Sanktions- und Rückfallforschung«. In: Kury, H., Scherr, A. (Hrsg.), »Zur (Nicht-)Wirkung von Sanktionen. Immer härtere Strafen – immer weniger Kriminalität?«, *Soziale Probleme.* Schwerpunktheft, 24, S. 87–117, hier S. 108.

28 M. Kaiser, Günther (1996). *Kriminologie,* Heidelberg: C.F. Müller, S. 986.

29 A. a. O., S. 986 f.

30 Jehle, Jörg-Martin, Heinz, Wolfgang, Sutterer, Peter (2003). *Legal-
    bewährung nach strafrechtlichen Sanktionen. Eine kommentierte Rückfall-
    statistik.* Berlin: Bundesministerium der Justiz.

31 A. a. O., S. 7

32 Ebd.

33 Ebd. S. 7.

34 Dölling, Dieter, Feltes, Thomas, Heinz, Wolfgang, Kury, Helmut
    (2003) (Hrsg.). *Kommunale Kriminalprävention – Analysen und Perspekti-
    ven. Ergebnisse der Begleitforschung zu den Pilotprojekten in Baden-Würt-
    temberg.* Holzkirchen: Verlag für Sozialwissenschaften.

35 *Polizeiliche Kriminalstatistik 2012* (2013). A. a. O., http://www.bka.de

36 Neubacher, Frank (2013), »Normalisierung im Geschlechterver-
    hältnis. Zur Entwicklung der Kriminalität von Mädchen und
    jungen Frauen«. In: Boers, Klaus, Feltes, Thomas, Kinzig, Jörg,
    Sherman, Lawrence W., Streng, Franz, Trüg, Gerson (Hrsg.), *Krimi-
    nologie – Kriminalpolitik – Strafrecht.* Tübingen: Mohr Siebeck, S. 157–
    170.

37 A. a. O., S. 164.

38 A. a. O., S. 160.

39 A. a. O., S. 163.

40 Ebd.

41 A. a. O., S. 159.

42 A. a. O., S. 160.

43 A. a. O., S. 164.

44 A. a. O., S. 167.

45 Dalley, L. P. (2002). »Policy Implications Relating to Inmate Mothers
    and their Children: Will the past be prologue?« *The Prison Journal* 82,
    S. 234–268; Zitat S. 262.

46 Calliess, Rolf-Peter, Müller-Dietz, Heinz (2000). *Strafvollzugsgesetz.*
    Beck'sche Kurz-Kommentare. München: Verlag C. H. Beck. Zitat auf
    S. 135.

47 Statistisches Bundesamt – DeStatis (2012). *Rechtspflege. Strafvollzug.*
    Wiesbaden: Statistisches Bundesamt. S. 13. www.destatis.de/kon-
    takt.

48 Scheerer, S. (1978). »Der politisch-publizistische Verstärkerkreis-
    lauf. Zur Beeinflussung der Massenmedien im Prozess strafrecht-
    licher Normgenese«, *Kriminologisches Journal* 10, S. 223–227.

49 Dölling, Dieter, Entorf, Horst, Hermann, Dieter, Rupp, Thomas
    (2011). »Meta-analysis of empirical studies on deterrence«. In: Kury,
    Helmut, Shea, Eevelyn (Hrsg.), *Punitivity. International Developments.*
    Band 3: *Punitiveness and Punishment.* A. a. O.

50 Wittmann, W. (2012; 2013). »Sexuelle Viktimisierung von Jugend-
    lichen in amerikanischen Haftanstalten«, *Zeitschrift für Jugendkrimi-
    nalität und Jugendhilfe* 12, 13, S. 281–295, S. 377–388.

51   Sessar, Klaus (2013). »Vom Bösen (und vom Guten). Einige kримinologische Betrachtungen mit literarischer Unterstützung«. In: Boers, K., Feltes, T., Kinzig, J., Sherman, L.W., Streng, F., Trüg, G. (Hrsg.). *Kriminologie – Kriminalpolitik – Strafrecht*, A.a.O., S. 237–248, hier S. 247.
52   Saimeh, Nahlah (2013). *Jeder kann zum Mörder werden. Wahre Fälle einer forensischen Psychiaterin*, A.a.O., S. 245.
53   *Polizeiliche Kriminalstatistik 2012* (2013). A.a.O., S. 6.
54   Ebd.
55   Kürzinger, Josef (1978). *Private Strafanzeige und polizeiliche Reaktion*, Berlin: Duncker und Humblot, S. 125.
56   Darnstädt, Thomas (2013). *Der Richter und sein Opfer. Wenn die Justiz sich irrt*, A.a.O.
57   A.a.O., S. 14.
58   A.a.O., S. 15.
59   Oba, S. (1908). *Unverbesserliche Verbrecher und ihre Behandlung*, Berlin: Noske Verlag.
60   Meyer, K. (1941), *Die unbestraften Verbrechen*, Berlin: Beck.
61   Dijk, J.J.M. van, Mayhew, P., Killias, M. (1990). *Experiences of Crime across the World. Key findings from the 1989 International Crime Survey*, Deventer: Kluwer.
62   Dijk, J.J.M. van, Manchin, R., Kesteren, J. van, Nevala, S., Hideg, G. (2007). *The Burden of Crime in the EU. Research Report: A Comparative Analysis of the European Crime and Safety Survey (EU ICS) 2005*, Brüssel: Gallup Europe. Vgl. auch: info@gallup-europe.be
63   Müller, U., Schröttle, M. (2004). *Lebenssituation, Sicherheit und Gesundheit von Frauen in Deutschland. Eine repräsentative Untersuchung zu Gewalt gegen Frauen in Deutschland*, Bielefeld: Interdisziplinäres Frauenforschungszentrum der Universität Bielefeld in Zusammenarbeit mit dem Bundesministerium für Familie, Senioren, Frauen und Jugend.
64   A.a.O., S. 10.
65   A.a.O., S. 11.
66   Heiskanen, M., Piispa, M. (2002). *The costs of violence in a municipality*, Helsinki: Ministry of Social Affairs and Health; Walby, S. (2004). *The Cost of Comestic Violence*, London: Women and Equality Unit.
67   Kury, H., Dörmann, U., Richter, H., Würger, M. (1992). *Opfererfahrungen und Meinungen zur Inneren Sicherheit in Deutschland. Ein empirischer Vergleich von Viktimisierungen, Anzeigeverhalten und Sicherheitseinschätzung in Ost und West vor der Vereinigung*, Wiesbaden: Bundeskriminalamt.
68   Kürzinger, J. (1996). *Kriminologie,* Stuttgart u.a.: Boorberg, S. 181.
69   Rückert, Sabine (2000). *Tote haben keine Lobby. Die Dunkelziffer der vertuschten Morde*, Hamburg: Hoffmann und Campe.
70   Scheib, Klaus (2002). *Die Dunkelziffer bei Tötungsdelikten aus krimino-*

logischer und rechtsmedizinischer Sicht. Berlin: Logos Verlag Berlin, S. 284 f.

71 Heide, Steffen, Stiller, Dankwart, Hilbig, Franziska, Lessig, Rüdiger (2013). »Effizienz der Krematoriumsleichenschau im Bereich des Universitätsklinikums Halle«. *Archiv für Kriminologe* 232, S. 161–177. Zitat: S. 174.

72 Alex, Michael (2010). *Nachträgliche Sicherungsverwahrung – ein rechts-staatliches und kriminalpolitisches Debakel.* Holzkirchen/Obb.: Felix-Verlag. Zitat: S. 134 f.

73 Boetticher, Axel, Kröber, Hans-Ludwig, Müller-Isberner, Rüdiger, Böhm, Klaus M., Müller-Metz, Reinhard, Wolf, Thomas (2006). »Min-destanforderungen für Prognosegutachten«. *Neue Zeitschrift für Straf-recht* 26, S. 537–544.

74 Moser, Tilmann (1978). *Jugendkriminalität und Gesellschaftsstruktur,* Frankfurt/M.: Suhrkamp, S. 289.

75 Hassemer, Winfried (2009). Warum Strafe sein muss. Ein Plädoyer. Berlin: Ullstein. S. 285 f.

76 Dalley, L. P. (2002). »Policy Implications Relating to Inmate Mothers and their Children: Will the past be prologue?«, *The Prison Journal* 82, S. 234–268; hier S. 262.

77 Schiller, F. (1786). *Der Verbrecher aus verlorener Ehre,* Mannheim. Die Erzählung erschien erstmals 1786 unter dem Titel »Verbrecher aus Infamie« in der Zeitschrift *Thalia.*

78 Merk, B. (2012), *Zeitschrift für Rechtspolitik* 5, S. 157.

79 Schwind, H.-D. (2013), *Kriminologie. Eine praxisorientierte Einführung mit Beispielen,* Heidelberg: Kriminalistik Verlag, S. 445.

80 dpa; vgl. *Badische Zeitung* vom 25. 11. 2013, S. 12.